实用小儿呼吸疾病诊疗思维

聂 磊 ◎著

中国纺织出版社有限公司

图书在版编目（CIP）数据

实用小儿呼吸疾病诊疗思维 / 聂磊著. --北京：
中国纺织出版社有限公司，2020.7
ISBN 978-7-5180-7676-5

Ⅰ.①实… Ⅱ.①聂… Ⅲ.①小儿疾病—呼吸系统疾
病—诊疗 Ⅳ.①R725.6

中国版本图书馆CIP数据核字（2020）第129173号

责任编辑：闫 婷 责任校对：高 涵 责任印制：王艳丽

中国纺织出版社有限公司出版发行
地址：北京市朝阳区百子湾东里A407号楼 邮政编码：100124
销售电话：010—67004422 传真：010—87155801
http://www.c-textilep.com
中国纺织出版社天猫旗舰店
官方微博http://weibo.com/2119887771
三河市宏盛印务有限公司印刷 各地新华书店经销
2020年7月第1版第1次印刷
开本：787×1092 1/16 印张：12.5
字数：290千字 定价：68.00元

前　言

　　小儿呼吸病的研究是儿科临床各专业中最活跃的领域之一,正在日新月异地发展。小儿呼吸专业担负着全国近四亿儿童最常见和危害最大的疾病的诊疗任务,然而呼吸工作者队伍却极不适应,因此迅速普及呼吸病防治知识,壮大呼吸专业人员队伍,不断提高儿科医师呼吸病的诊疗水平,是广大儿科工作者的愿望,也是时代赋予我们的光荣任务。这项任务是紧迫而艰巨的。

　　全书共十一章,先从小儿呼吸系统疾病的基础知识讲起,然后对临床小儿常见的呼吸疾病进行了详细阐述,包括呼吸系统急性传染病、小儿肺结核病、上呼吸道疾病、气管与支气管疾病、肺部感染性疾病、胸膜疾病等内容。本书以常见病、多发病和新技术、新疗法为重点,内容全面、层次清楚,具有新颖、科学和实用的特点,反映了当代小儿呼吸病诊治的水平和概貌,是儿科医师进行医、教、研工作的必备参考书。

　　愿本书在小儿呼吸病防治中发挥更大的作用,由于时间仓促以及我们的水平有限,难免有疏漏之处,热切盼望同道们不吝赐教,以供将来再版时参考。

编　者

目　录

第一章 呼吸系统疾病基础

第一节 小儿呼吸系统疾病概述

随着临床实践的不断深入和科学技术的不断提高，医学取得飞跃发展，对于呼吸疾病的认识和研究也跃上一个新的台阶。儿科是临床医学的缩影，小儿呼吸专业也不例外。比如，对急性呼吸窘迫综合征的新认识和机械通气治疗的新进展，对支气管哮喘发病机制的新理论和治疗方法的更新，对咳嗽和胸腔积液发生机制的新见解、间质性肺疾病的新分类、睡眠呼吸暂停综合征研究的新观念、社区获得性和医院获得性呼吸道感染（尤其是肺炎）的诊治指南的制定、小儿肺炎病原学的研究和疫苗的研制等，这一切不断改变我们既往对这些疾病诊断和防治的认识和观念。此外，当代科学技术的迅猛发展使小儿呼吸疾病专业也在发生革命性变化。例如现代影像学技术（CT、MRI 和核医学技术）已成为呼吸系统疾病诊断的重要手段，机械通气的新技术和新模式、重症监护病房（ICu）的建立大大提高了呼吸系统危重患者的救治成功率。

小儿时期常见疾病中，呼吸道感染占有极其重要的地位，不仅发病率高，病情也较重。1975—1976 年全国 7 个重点城市调查材料显示，呼吸道感染占患病人数的 39.0％～65.5％；在住院患者中，肺炎年平均占 24.5％～56.2％。随着生活水平的提高，有效抗菌药物和疫苗的使用，感染性疾病的发生率和严重度在不断下降。但在今天，呼吸道感染仍然是小儿最常见和多发的疾病，肺炎仍然是我国儿童死亡的第一位死因。当前，小儿呼吸专业面临着巨大任务和严重挑战。尤其是 2003 年 SARS 的突如其来和近两年的人禽流感的不断出现，给我们以考验。这些都是呼吸道感染的新发疾病，我们总结了小儿 SARS 的临床特点并制定了诊治指南，并且发现小儿发生的人禽流感与小儿 SARS 有很大的不同，值得我们不断总结和进一步研究。这属于新发传染病的范畴，虽然对病原学而言，属于本来就能感染人的冠状病毒和流感病毒，但其病原学和发病机制上有一些不同。近年来还发现一些新的病毒，如人偏肺病毒（human metat Fieumovirus virus）和人博卡病毒（human boeavirus）分别在 2001 年和 2005 年发现，国内已经有相应研究报道。对常见的呼吸道病毒病原如腺病毒、RSV 早在 20 世纪 60 年代国内就进行了研究。腺病毒肺炎曾经在我国北方地区流行数十年之久，目前已不多见；RSV 病毒引起的毛细支气管炎仍然是常见婴幼儿下呼吸道感染，威胁着儿童健康。

国人以往对呼吸道细菌病原研究重视不够，近十几年来，对流感嗜血杆菌（haernophilus influenzae）和肺炎链球菌（streptoccus pneumoniae）的研究不断增多，已经认识到它们是小儿肺炎的主要病原和致死的主要原因。预防小儿这两种细菌感染的疫苗已经在国内应用，国际上大多数国家已经纳入儿童计划免疫中。近年来，人们开始注意甲氧西林耐药金黄色葡萄球菌（methicmin-resistant staphylococcus aureu，MRSA）在国内的出现，虽然国内还未发现万古霉素耐药金黄色葡萄球菌(vancomycin-resistant staphylococcus aureu),但也应该引起警惕。与上述社区获得的呼吸道感染不同,医院获得的感染有不同的病原,即使是同一种病原,也有不同的特性,如 MRSA 就有 CA-MRSA 和 HA-MRSA 两种,我们要关注这个问题。结核分枝杆菌引起的结核病基本上属于呼吸专业的范围,由于最近 20 年艾滋病的蔓延和多重耐药菌株的出现,结核病有抬头趋势,也必须引起关注。其他呼吸道感染还可以由非典型病原如支原体、衣原体、军团菌以及寄生虫引起。麻疹、百日咳、风疹、腮腺炎和白喉被列入国家法定传染病,也是由呼吸道感染引起;虽都有相应疫苗进行计划免疫,但前两者近年有增多现象,所以呼吸专业医生应该注意鉴别。

我们注意到国内儿科分离的呼吸道细菌的抗生素耐药率逐年增高,这与我国严重存在滥用抗生素的情况息息相关。因此,已经将合理应用抗菌药物提到议事日程上来。并需要制定相应指南予以严格执行,并以此对儿科医生进行指导。

哮喘是儿科呼吸的另一种常见病,全球哮喘病患者估计超过 3 亿。哮喘的患病率在全球范围内呈上升趋势,以每十年 10%~50% 的速度增加。造成哮喘患病率差异的因素包括种族、遗传因素、性别、年龄、环境、社会经济状况等。2000 年调查显示,我国儿童哮喘累计患病率为 0.25%~4.63%(平均为 1.97%),相比于 1990 年调查结果,儿童哮喘患病率平均增长了64.8%。哮喘发病是遗传因素和环境因素共同作用的结果。支气管哮喘是由多种细胞(如嗜酸性粒细胞、肥大细胞、T 淋巴细胞、中性粒细胞及气道上皮细胞等)和细胞组分共同参与的气道慢性炎症性疾患。儿童哮喘有其特点,与遗传、环境和感染等因素有关。喘息发病的年龄越早,复发的危险性越大。感染与儿童哮喘的相互关系引人注目,尤其是 RSV 和鼻病毒。因此,婴幼儿时期诊断哮喘须与呼吸道感染,如毛细支气管炎相鉴别。根据全球哮喘防治创议(Global Initiative for Asthma,GINA)的指导意见,各国应结合本国哮喘发病状况及社会经济发展水平,制定符合本国特点的哮喘防治指南并予以执行。我国也制订了相应儿童哮喘指南来规范诊断、治疗与管理。

儿科医生比较容易遇到呼吸道先天性异常,诸如先天性喉喘鸣、气管支气管软化、肺隔离症、肺血管畸形、纤毛活动不良综合征等。呼吸睡眠障碍是近年来进展较快的领域,表现有呼吸障碍,病因方面多与局部呼吸系统和中枢神经系统有关。有很多全身性疾病(如结缔组织病和肿瘤)可以表现为肺部异常,有些肺部疾病由于免疫异常,或者原因不明,如特发性肺纤维化和间质性肺炎等。国外将那些发生率<1/2000 个儿童的疾病统称为孤儿罕见肺疾病(orphan or rare lung diseases),包括先天性囊性肺疾病、不明原因的支气管扩张、闭塞性毛细支气管炎、肺泡蛋白沉积症、肺乳头状瘤病等,欧美国家已经有相应网络进行登记并协作研究。

呼吸系统是全身的一部分,与其他各专业联系密切。肺活检与胸腔镜多由小儿外科医生完成,呼吸科医生必须掌握适应证、禁忌证。ICU 的建立分离了原本属于呼吸专业的内容,但作为呼吸科的医生必须认识与掌握,如心肺复苏、辅助机械通气、急性呼吸衰竭、急性肺损伤和ARDS 等。血气分析、酸碱平衡与呼吸系统功能密切相关,小儿肺功能有其特点,是呼吸专业医生必须掌握的基本功。纤支镜广泛应用于小儿呼吸系统疾病的诊断与治疗,新近用它来进行介入治疗在国外已经广泛开展,国内儿科也已经开始应用。

提倡基本功训练,了解呼吸道症状体征,结合检验和影像学结果做出诊断与鉴别诊断。病原学诊断是呼吸道感染的难题,不被广大临床医师所重视。只有找到病原才可确诊,不论是病毒、细菌、支原体、衣原体还是真菌、寄生虫。细菌培养和病毒分离应该是黄金标准,无菌部位(血和胸水)的培养结果才最有意义。要逐步做到每一个肺炎患儿在使用抗生素前都要做血培养,可以明确诊断,也可以根据药敏试验结果来指导用药,合理使用抗生素。分子生物学进展迅速,它不仅可以用作病原学诊断,还可以用于与遗传有关的呼吸系统疾病的辅助诊断,在科研工作中更经常应用。

小儿容易发生呼吸道疾病,尤其是呼吸道感染,与其呼吸系统解剖生理特点有关。总的来说,呼吸系统的解剖学发育从胎儿开始,出生后还处于不断发育的过程中,越小越不成熟。比如外耳道短,易患中耳炎;鼻咽部的淋巴组织(也称腺样体)丰富,易患反复上感的病儿可明显增大,腺样体过度肿大,可引起阻塞性呼吸困难、睡眠障碍等;小儿喉部组织娇嫩,轻微的炎症或刺激极易引起喉部黏膜下组织肿胀,导致喉梗阻;小儿喉部神经敏感,受刺激易发生喉痉挛。小儿气管、支气管的特点是:管腔窄,气管软骨柔弱,气管黏膜血管多,管腔弹性组织发育差和纤毛功能相对弱。因此,小儿容易发生下呼吸道感染。小儿肺脏结构的特点是弹力组织发育较差,血管丰富,整个肺脏含血多而含气少,间质发育旺盛,肺泡数量少,且易被黏液阻塞,故易发生肺炎、肺不张、肺气肿与肺下部坠积性瘀血等。

第二节　小儿呼吸系统解剖发育学

一、胎儿呼吸系统的发育

呼吸系统中,鼻腔上皮起源于外胚层,咽、喉、气管和肺的上皮起源于内胚层。

【鼻的发生】

胚胎第4周时,额鼻突的下缘、口凹上方的外胚层增厚为嗅板,后者内凹成嗅窝,继而成为原始鼻腔,其外口将来成为外鼻孔。原始鼻腔后来与口腔相通,相通处为原始后鼻孔。正中鼻突向原始鼻腔正中线长出鼻中隔,以后又与腭连合而将原始鼻腔与口腔分割开来,形成左右两个分隔的鼻腔。

【咽、喉与气管、肺的形成】

胚胎第3周时,胚盘向腹侧卷折成圆柱形胚体,与黄囊的背侧于胚体内形成纵行管道,即原肠。分前、中、后三部分,前肠头端的膨胀部分即为原始咽。胚胎第4周时,咽的尾端近食管处的底壁向腹侧突出一纵沟,成为喉气管沟。不久,此沟从尾段开始向头段逐步闭合成管而与食管分隔开来,其头端开口于咽而发育为喉;中部发育成气管;末端增大,分为左右两支而成肺芽;肺芽连同其周围所包绕的间充质(来自中胚层)反复分支形成左、右支气管和肺内支气管及支气管树、肺间质,支气管树末端形成肺泡。右侧原始支气管比左侧稍大,分出的方向也较直,出生后两侧仍有此差异。

【肺的发育】

肺芽先是在纵隔中发育,周围的间充质分化为各级支气管壁上的软骨、平滑肌和结缔组织;以后肺发育加快,突入两侧胸腔之后,肺表面的和衬在胸壁内侧的间充质分别分化为胸膜的脏层和壁层。胚胎期的肺经历4个时期而发育成熟,即假腺体期(胚胎第5～17周)、管道形成期(第13～25周)、终末囊泡期(第24周～出生时)和肺泡期(胎儿晚期至生后8岁)。从终末囊泡期开始肺泡上皮分化成Ⅰ、Ⅱ型细胞。Ⅱ型细胞可分泌表面活性物质。文献报道,人肺亦可能有Ⅲ型细胞,可能具化学感受器作用。胎儿出生前已有呼吸运动,能将羊水吸入肺内,加之周围组织渗出的液体,故肺内各腔隙均含有液体,这对胎儿肺和胸腔的发育有促进作用。出生时产道挤压胸部而将部分液体从口、鼻挤出,其余液体可吸收入血管和淋巴管;也可有少量的无感染的羊水滞留而无妨。

二、出生后呼吸系统的发育

(一)小儿上呼吸道解剖发育特点

小儿的上呼吸道是气体进出的通道,起气体的滤过、加温、加湿功能,有保护下气道的作用。上呼吸道包括鼻、咽和喉。

【鼻】

鼻可分为外鼻(external nose)、鼻腔(nasal cavity)和鼻窦(paranasalsinuses)三部分。儿科气管插管和软式支气管镜临床应用多从外鼻和鼻腔插入。

外鼻为颜面中央隆起的器官。由鼻骨、各种鼻软骨、鼻肌和外鼻皮肤构成,形如倒置的锥体,上端较细为鼻根,往下为鼻梁,远端为鼻尖。

新生儿期,鼻的发育与面部相适应。面下部在发育上相对落后,外鼻支架骨和软骨发育较差或不发育。因此,新生儿的鼻较成人鼻短、扁,而且相对较宽,鼻根低,鼻梁不明显,鼻尖分不清楚,鼻孔为斜卵圆形。

幼儿2岁时,鼻软骨迅速发育,鼻梁、鼻背和鼻翼可进一步分辨。但鼻骨仍是软骨状,鼻根仍呈扁塌状。

儿童7～8岁时,鼻的外形接近成人。

到青春期时过渡到成人状态,外鼻和面部迅速发展。

鼻腔分鼻前庭(nasal vestibule)和固有鼻(nasal canity proper)两部分。鼻腔始于鼻前庭,前起前鼻孔,向后经鼻内孔(choanae)与鼻咽部相通。

小儿鼻前庭的黏膜无鼻毛,富于皮脂腺及汗腺,是疖肿的好发部位之一。由于此处缺乏皮下组织,皮肤直接与软骨膜紧密相贴,发生疖肿时,疼痛较为剧烈。若插管、进镜不按鼻道曲度走行时,会损伤患儿鼻道。小儿鼻腔的高度、长度和宽度的发育有一定的周期性,并与相邻器官的发育密切相关。一般来说,从出生到成人,鼻的发育有三起两落,即出生到1岁发育迅速,后渐缓。至学龄前再迅速发育,几乎达出生时的2倍,再缓慢:青春期后又出现一个高峰,近出生时的3倍。鼻前庭皮肤与固有鼻交界处为鼻内孔,为阻力最大处。其外侧壁有弧形隆起,是鼻前庭最狭窄处。

鼻腔被鼻中隔分为左右两侧,每侧鼻腔包括鼻前庭和固有鼻腔,鼻中隔是鼻腔的隔障。新生儿的鼻中隔很低,居正中线者较少,往往偏向一侧,尤以偏向右侧者居多,使两个鼻孔不等大。随年龄的增长,鼻中隔偏移率增高。据统计,在头半年为23%,半岁后为37.5%,2～5岁为44%,6～10岁为75%,11岁后为100%。鼻中隔的轻度弯曲属正常状态,有利于患者一侧鼻部损伤阻塞而经鼻呼吸和经鼻给药,使插管手术者易于操作和插入。显著的弯曲则属病理情况,鼻中隔严重弯曲时可出现鼻出血、鼻塞及头痛。

鼻中隔外侧由小至大有上、中、下 3 个穹隆结构突入鼻腔称作鼻甲,同时形成上、中、下三个鼻道,每一个鼻甲的下面有鼻窦开口。上鼻甲位于鼻中隔外侧壁的后上方,其位置最高最小。中鼻甲在筛骨外侧。下鼻甲为卷曲状的独立骨片。上中下鼻甲的存在增加了鼻黏膜和毛细血管的面积,有利于吸入气体的迅速加温,使吸入气体通过时呈湍流(terbulent flow)。这些结构使≥5μm 的颗粒及异物被阻挡而不能进入气道内。鼻黏膜丰富的毛细血管网,使吸入空气很快被湿化和加温,但当感染或过敏原刺激时也易引起鼻部毛细血管网充血。特别是小婴儿,很容易鼻塞而影响呼吸。临床上称为黎氏动脉区(Little's area)的部位,是在鼻中隔的下部。该区也称"易出血区",该处毛细血管轻微损伤即鼻出血。

乳儿的鼻道不是很清晰,呼吸时一般只能利用总鼻道,气体在鼻中隔与鼻甲之间的间隙通行。下鼻道在 3 岁时对呼吸略有帮助,中鼻道在 4 岁时被完全利用,到 7 岁时整个鼻道完全利用。平对两侧下鼻甲,各有一个三角形的漏斗样开口,称咽鼓管咽口(pharyngeal opening of auditory tube),下鼻甲肥大可妨碍咽鼓管通气引流而致耳鸣、听力下降等症状。

鼻道内有鼻窦(paranasal sinuses)及鼻泪管开口。鼻窦为鼻腔周围含有空气与鼻腔相通的骨腔,共有四对,又称鼻窦,呈左右对称排列,依其所在骨的部位分别称额窦(frontal sinus)、筛窦(ethmoidal sinus)、蝶窦(sphenoidal sinus)和上颌窦(maxillary sinus)。各鼻窦被大小不同的骨隔或黏膜皱襞隔成两个到数个小房。其中筛窦分前、中、后小房。筛窦的前中小房、额窦及上颌窦开口于中鼻道,筛窦的后小房开口于上鼻道,蝶窦开口于碟筛隐窝。

【咽】

咽(pharynx)分为鼻咽(nasopharynx)、口咽(oropharynx)和喉咽(laryngopharynx)三部分。

咽向前与鼻腔、口腔和喉相通,向后与第 1、2 颈椎相邻,咽顶部是颅底,咽底端在环状软骨水平与食管口连接。咽腔的最宽部位是鼻部,最窄部位是喉部与食管相移行处。鼻咽、口咽和喉咽三部分相互交接处为缩窄部。

咽腔(cavity pharynx)是呼吸道中连接鼻腔与喉腔之间的要道,也是消化道从口腔到食管之间的必经之路。因此,咽腔是呼吸道与消化道共用的一段管腔。

上咽部(也称鼻咽):上起自颅底,下止于软腭游离缘,其前方经后鼻孔通向鼻腔,下方通向口咽。上咽顶的后壁有腺样体。在鼻咽的两侧各有一个咽鼓管开口,也称"欧氏管"(eustachian tube),该管与鼓室相通。咽鼓管的作用是维持内耳气压与大气相通,以保证听觉清晰。乳儿的耳咽管宽,直且短,呈水平位。外耳道也短,故易患中耳炎。4 岁小儿,平均每人患中耳炎 1.6 次。

咽鼓管开口的后方有一隆起,称作咽鼓隆枕,也就是咽鼓管隆突。咽隐窝(pharyngeal recess)是隆突后上方的一个凹陷,是成人鼻咽癌的好发部位。由于咽隐窝邻近破裂孔,因此,鼻咽部的恶性肿瘤可经此入颅。

小儿鼻咽部的特点是淋巴组织(也称腺样体)丰富,在儿童期增生明显。易患反复上感的患儿可明显增大,腺样体过度肿大,可引起阻塞性呼吸困难、睡眠障碍等。儿童在经鼻插管或用支气管镜时易碰到该腺体引起出血或阻塞,腺样体一般在青春期以后即可萎缩变小。

咽部(也称口咽部):上起自软腭游离缘,连接鼻咽,下达会厌上缘,通向喉咽至喉。软腭后部与舌根之间的腔称为咽门(fallees)。由悬雍垂、软腭游离缘、舌背、腭舌弓及腭咽弓形成咽颊。悬雍垂悬于软腭,是气道中央的标记,以悬雍垂为准有助于直接喉镜或气管镜的顺利插入。腭咽弓沿口咽腔的侧壁下行,逐渐消失于咽侧壁。腭咽弓与前方腭舌弓之间构成扁桃体窝,容纳腭扁桃体。腭扁桃体在 6 个月以后开始发育,2 岁以前患儿很少患化脓性扁桃体炎。

咽后壁黏膜下有散在的淋巴滤泡。口咽部慢性淋巴结肿大,可以导致慢性气道阻塞,夜眠鼾声,严重时发展成右心衰竭。

喉咽部:起自第 4 颈椎止于第 6 颈椎,位于喉部后方,向前通喉腔,上连口咽,下接食管,是由软骨及韧带肌肉等组成的肌肉组织管,上宽下窄形似漏斗。甲状软骨在喉咽部前,环状软骨在喉咽部后。

环状软骨上缘连接食管处是咽部最狭窄处,加上声带的阻挡,在做支气管插管或镜检通过此部位时很容易损伤黏膜或声带,造成声带麻痹或会厌狭窄。应小心不要损及黏膜,以免引起纤维增生和进一步狭窄。

环状甲状骨膜(crieothyroid membranes)的软组织很少,腔径也较窄,但可通过小号导管插入,有利于急性缺氧患者插管给氧。当需要气管切开时,在此部位施行较颈部气管施行为好,因气管较深且周围血管组织多易出血。

在咽门下方,喉上部介于舌根至会厌前面有舌会厌正中襞,舌会厌外侧襞,以及在皱襞之间形成的空隙,称会厌谷。咽喉两侧为梨状窝(piriform reeess),是异物停留的常见部位。两侧梨状窝之间环状软骨板的后方称为环状后隙。

咽、喉是气体通道和食物进入通道的交叉部位,它们的主要生理功能是保证呼吸通气和食物进入互不干扰顺畅进行。防卫性咳嗽和喉痉挛,可以防止吞咽时食物进入气道并将其排除。

【喉】

喉(larynx)为咽的下段,包括会厌(epiglottis)、喉腔、声襞(vocal fold)、前庭襞(vestibular fold)以及喉室(ventriculuslaryngis)。喉上连口咽,下接食管,并与气管相通,是呼吸道的门户。喉由不成对的甲状软骨(thymid cartilage)、环状软骨(cricoid cartilage)、会厌软骨(epi-glottic cartilage)和成对的杓状软骨(arytenoicl cartilage)、小角软骨(corniculae cartilage)及楔状软骨(cuneiform cartilage)共 9 块喉软骨和喉肌构成。喉软骨借关节、韧带和纤维膜连接,构成支架,防止塌陷,以利气流通过。

喉的上口叫喉口(aditus larynges),由会厌软骨上缘、杓状会厌襞和杓状软骨间切迹围成。出生时两个小角结节多互相接触,使杓状软骨间切迹呈闭合的裂隙,两个小角结节至乳儿期以后才逐渐离开。楔状结节肥大而明显突出,且左右两个很靠近,与会厌之间形成一闭合袋。乳儿期该闭合袋已开放,以后逐渐退缩成为扁平的隐窝,两个楔状结节也渐渐地相互离开,突起不再那么明显,并且逐渐向后移,使喉口也渐向下开放。

由于会厌向后倾,故其人口平面与声带平面构成一个向后开放的锐角(在成人则为直角)。1 岁时喉口因会厌的竖起而增高,主要特点是会厌缘卷曲。10 岁时会厌缘完全不卷曲。

喉口的下方称作喉腔(laryngeal cavity)。喉腔是呼吸道最狭窄的部位,在小儿尤为明显。喉腔借前庭裂和声门裂分为上部的喉前庭,下部的喉下腔及中间部的喉中间腔。喉中间腔向两侧突出的间隙称为喉室。喉室内有声带,是发音器官。声带之间的裂隙称作声门,声门裂发育过程中,声带部和软骨间部二者的发育是不平衡的,出生时声门裂约长 6.5mm,其膜间部和软骨间部分别为 3.0mm 和 3.5mm;1 岁时,声带发育至 8mm,膜间部仍为 3mm。以后膜间部增长较快而声带发育相对慢。声门裂在 3 岁时长约 10mm,成人达 24mm 左右。声门是成人呼吸道的最狭窄处。

喉腔声门人口处形似三角形。小儿的喉腔呈漏斗形,幼儿声门高度约为底部横径的 2 倍。声门以下至环状软骨以上是小儿呼吸道最狭窄处。喉腔的位置随年龄的增长而下移:新生儿喉口的位置较高,声门位置相当于颈椎 3～4 水平。婴儿喉的位置相当于第 1、2 胸椎交界处至第 4 颈椎下缘平面之间。6 岁时,声门降至第 5 颈椎水平,仍较成人为高。喉腔的最狭窄部位在咽与食管相移行部的咽腔,咽腔约位于颈前正中,会厌软骨至环状软骨下缘之间。

正常人呼吸时,喉向下,会厌向前,声带外展扩大腔径,会厌声门开放,使吸入气道阻力减低。吞咽、咳嗽和屏气时,会厌关闭喉顶,声门会关闭,使食物不误吸入气管。

小儿喉部组织娇嫩,软骨柔弱,黏膜及黏膜下组织松弛,含有丰富的血管和淋巴组织,轻微的炎症或刺激即易引起喉部黏膜下组织肿胀。当小儿喉腔内黏膜肿胀 1mm 时,其声门人口因黏膜肿胀,其通气面积就会减少到原面积的 35%,导致喉梗阻。小儿喉部神经敏感,受刺激易发生喉痉挛。此外,在甲状软骨与环状软骨中间有环甲膜,是穿刺部位。

(二)小儿下呼吸道解剖发育特点

下呼吸道从环状软骨以下气管开始,依次为:气管、隆突,向下分支为左、右总支气管,肺叶支气管,肺段支气管,亚段支气管等,各支越分越细,总共 23 级分支。从总气管分支至毛细支气管,如同一棵树,称为支气管树(tracheobronchial tree),支气管树是气体进出肺脏的通路,也被称为气道。

根据支气管树的生理功能,临床上将其分为:传导性气道(0～16 级气管、支气管)和呼吸性细支气管。传导性气道是指从总气管到终末细支气管(14～16 级细支气管)的气管、支气管树分支,其分支数为 32768 个。

呼吸性细支气管是指 17 级以下细支气管,数目达 262144 支。从呼吸性细支气管继续分支到毛细支气管,也称为呼吸性毛细支气管、肺泡管、肺泡囊及肺泡,数目可达 3 亿支左右。呼吸性细支气管最终止于肺泡,完成气管分支。

呼吸性细支气管除了与肺泡相通,细支气管之间还有侧管(lambert canal)相通。每个呼吸性细支气管有 4～11 个侧通管,侧通管的直径为 1～30μm。侧通管在维持肺的呼吸功能上具有重要作用:当呼吸性细支气管由于炎症或其他因素被阻塞时,侧通管起到代偿作用,执行其功能。因此,这些毛细支气管不仅是气体通道,而且具有气体交换的功能,与肺泡同为换气的部分。

小儿气管、支气管的特点:①管腔窄;②气管软骨柔弱;③气管黏膜血管多;④管腔弹性组织发育差和纤毛功能相对弱。因此,小儿容易发生呼吸道感染是由解剖和生理特点所决定的。

【气管】

气管(trachea)(0 级气管)是一个上起自环状软骨下缘,紧接喉下段的软骨膜性管。气管上接喉,下至胸骨角平面分叉。体表位置相当于第 6 颈椎水平至第 4～5 胸椎上缘。气管由

16～20 个 C 型软骨环以及平滑肌和结缔组织构成。气管的 C 型软骨缺口向后,软骨环起支撑作用,约占气管周径的 2/3,软骨环之间由结缔组织和平滑肌连接,构成气管膜部(memhranous wall)。平滑肌控制气管管径的舒缩。

气管基本处于正中线与胸骨柄相对。气管以胸骨柄上缘平面为界,分颈段(cervical pottion of trachea)和胸段(thoracicportion of trachea)两部分。成人的气管位于颈部与胸内,各占一半。气管的颈段比较粗,位置表浅。在颈前正中线处的喉部下行至颈下部。气管的胸段完全位于上纵隔,前有胸腺、左头臂静脉、主动脉弓,后有食管。气管的下段略向右侧偏移,在小儿主要因右肺有较大的牵引力,在成人多被主动脉弓略推向右侧。

气管与周围组织的关系较疏松,结构固定不牢。因此,气管两端均有一定的活动范围。当肺、淋巴结、胸膜腔病变时,可牵拉或压迫气管,导致气管易位。当头后仰时,气管的位置上升。沿气管正中线可扪到气管环、环状软骨、喉结和舌骨。做气管切开手术时,要保证使气管固定于正中矢状位,不致由于气管因活动度大而影响手术操作。因此,需要将患者的头后仰,保证下颏、喉结及颈静脉切迹处于一条直线上。儿童气管较细软,头稍有转动,气管即不易扪到,因此固定头位更重要。

气管的长度和口径因年龄、性别和呼吸状态的不同而异。成人的气管长 10～12cm,由切牙至分叉处长约 27cm。气管左右直径 2～2.5cm(横径比矢径大25%),前后直径为1.5～2cm。

小儿气管的长度依年龄、身高而不同。1965 年,郝文学测量 50 具新生儿尸体气管长度:最长 6.0cm,最短 2.1cm。足月儿78%气管长度为 3.5～5cm。气管长度在活体较尸体为长,主要与呼吸的深浅、膈肌上下的活动有关。

气管横径在 2 岁以前为 0.5～0.9cm,2～10 岁为 0.7～1.5cm。从新生儿到成人,气管的长度增加 3 倍,直径增加 4 倍。

气管、支气管随年龄的增长而逐渐成长。儿童支气管的生长在出生后第一年最快,右支气管比左支气管生长更快。以后变慢,但 14～16 岁时增长又加快。

小儿气管的横径也随年龄和个体的不同而有差异,在不同的解剖平面也有区别。气管的横径大于前后径,这两个径在成长过程中保持1:0.7的比例均衡增大。1～5 岁小儿气管前后径、横径及上切牙至隆凸的距离。

气管的位置及长度受人的体位变化和运动影响。如头部前屈时,环状软骨只能超出胸骨柄上凹 1cm,而头后仰则可超过 7cm。吞咽时气管的颈段可上移 3cm,而隆突只上升 1cm。仰卧位呼气时,总气管的分叉部位于第 5 胸椎水平上端,而俯卧时隆突可前移 2cm。吸气时,隆突除下移一个脊椎水平外,还从脊椎处前移 3cm。

【主支气管】

主支气管(principal bronchus)(1 级支气管)是位于气管杈(tracheal bifurcation)与肺门之间的管道。管壁的构造与气管相同,有马蹄状软骨环作为支架结构,只是软骨环相对较小,膜壁相对较大,其远端软骨变稀疏、不规则。

主支气管左右各一,为左、右主支气管,在第 5 胸椎平面成 65°～80°角,称气管杈交角,其大小与胸廓的形状有关,胸廓宽短则夹角较大,反之则小。

右主支气管(right principalbronchus)有 3～4 个软骨环,较粗壮,自气管杈向右下延行,恰似气管的直接延续。该支与气管中线成 25°～30°角,比较陡直,异物易于落入其中。同时,支气管镜或气管插管时易置入右支气管。右支气管也有分裂现象,位置也可不规律。右主支气管约在第 5 胸椎处经右肺门入肺,分为上、中、下叶支气管(2 级支气管)。

左总支气管与气管中线成 50°角,略成水平趋向,左总支气管自气管的侧方分出。左主支气管(left principal bronchus)有 7～8 个软骨环,较右支气管细长,左主支气管由气管杈起始向左下外方约在第 6 胸椎处经左肺门入左肺,与气管中轴延长线的夹角为 40°～50°分为上、下叶支气管。主动脉弓绕过左主支气管中段的上方,在气管镜检查时,可见主动脉弓的搏动。

【肺叶支气管】

左右主支气管在肺门处以肺叶分级的支气管叫肺叶支气管(lobar bronchi)(2 级支气管)。右肺分为三叶,即上、中、下叶,左肺有二叶,上叶及下叶,左肺无中叶,但左肺上叶前下部称为舌叶,相当于右肺中叶。

左主支气管进入肺门后,由前外侧壁发出左上叶支气管(left superior lobar bronchus)。左主支气管发出上叶支气管后继续下行进入下叶,称为下叶支气管(left inferior lobar bronchus)。由于上、下叶两支支气管均位于左肺动脉下方,故又称动脉下支气管支。

左上叶支气管开口于左主支气管下段前外侧壁,呈弧形弯曲向前外方经过继续分支,分为左上叶上支气管(又称升支)和左上叶下支气管(又称降支)。左上叶上支气管较短,为左肺上叶的固有支,分布于左肺上叶的上部,范围与右肺上叶相当。左上叶下支气管起自左上叶支气管的前下部,与左主支气管并行向前下外侧方,下支分布于左肺舌段,故又称舌段支气管。左上叶支气管与左主支气管之间约成 110°角,其分布范围相当于右肺的上叶及中叶。由于左主支气管位于肺动脉下方,故左肺上叶支气管比右肺上叶支气管长,其开口部位也较右肺上叶支气管低。

左上叶支气管常可见的变异有:①左上叶的上支和舌支各自单独由左主支气管分出;②由于前支的移位,使左上叶支气管形成三分支;③由于前支分裂或尖支分裂,使上支分裂成三支型等。

左下叶支气管(left inferior lobar bronchus):为左主支气管的延续,进入左肺下叶。

右上叶支气管(right superiorlobar bronchus):右主支气管进入右肺门后,由右外后侧壁发出短的右肺上叶支气管,于肺动脉右支的上方进入上叶,开口部可能与隆突等高,其长轴与右主支气管之间约呈直角,向外上方行进,入右肺上叶后多数分为三支。

右肺中叶支气管(right middle lobar bronchus):右主支气管发出上叶支气管后继续下行,延续成为叶间干进入斜裂。上叶支气管至中叶支气管起点之间的主干称为叶间干,右中叶支气管为起自叶间干前壁的支气管。右中叶支气管短而细,其起点周围有三组淋巴结,分别位于它的前、外、内三面。当慢性病发生淋巴结肿大时,可从前、外、内三面压迫中叶支气管,使其逐渐闭塞,严重时发生右肺中叶肺不张。

右卜叶支气管(right illferior lobar bronchus):为右主支气管的延长部分,叶间干前壁发出右肺中叶支气管后行向前下外方进入右肺下叶,成为右肺下叶支气管。右下叶支气管开口于中叶支气管后下方,较中叶支气管开口对侧略低。

【肺段支气管】

肺段支气管(3级支气管)的分支形式和有关动静脉的分支形式,可有多达20种或更多的变异。这是由于在早期胚胎发生时,段支气管或亚段支气管常可有异常的起源,围绕支气管的动脉丛也常可发生异常支或副支所引起。

每一叶支气管经肺门入肺后,再分为称为3级的肺段支气管(segmental bronchi)。左侧肺由于段支气管往往出现共干,例如尖段与后段,内基底段与前基底段,常有一个共干的段支气管分布,故左肺分为8个或10个肺段支气管两种。

左上叶上支气管发出后,分为两支,即尖后段(apicoposterior segrrlental bronchus)(简称BⅠ+Ⅱ)支气管与尖前段(anteriorsegmental bronchus)(简称BⅢ)支气管。也有分为三支:尖段(BⅠ)、后段(BⅡ)和前段(BⅢ)支气管。

左上叶下支气管又称舌段支气管。分布于左肺上叶的前下部(左肺舌段尖部),相当于右肺中叶的范围。舌段支气管绝大多数分成2支段支气管,分别称为上舌段支气管(靠外)和下舌段支气管(靠内下)。

上舌段支气管(superior lingular bronchus),简称BⅣ,分布于左肺舌段根部的肋面、内侧面及斜裂面的中部。

下舌段支气管(inferior lingular bronchus),简称BⅤ,分布于左肺舌段尖部。

左下叶段支气管来自左主支气管的延续,左主支气管进入左下叶后,继续向后外侧分出上段支气管(superior segmental bronchus)也称下叶背支(下叶尖支)气管,简称BⅥ,此支多分为2支或3支(亚段)支气管。分布于左肺下叶的尖端部分,面积大小不一,可占左肺下叶的1/2或1/3或2/3。

在左肺下叶上段支气管起点的下方,发自于基底干支气管一小的额外支为亚上段支气管,简称B sub 6,分布于上段和基底段间的肋面。此支有的只出现于一侧,有的两下叶肺都有或均无。

左主支气管下行分出下叶上段支气管后再发出的各分支,称基底段支气管(basal segmental bronchus)。基底段支气管由内而外逆时针方向再分出内基底段、前基底段、外基底段及后基底段支气管。

内基底段支气管(medial basal segmentalbronchus)又称心段支气管,简称BⅦ,多与前基底段支气管共干,分布于左肺下叶肋面的前下部和膈面,其内侧有肺韧带为与后基底段的分界线。

前基底段支气管(anterior basal segmerltal bronchus),简称BⅧ,起自于基底干的前外侧面,向前下方行进,分布于左肺下叶前面的下部和邻近肋面。前基底段与内基底段支气管共干占绝大多数,故前内基底段(BⅦ+Ⅷ)支气管为左下叶支气管的正常分支类型。

外基底段支气管(lateralbasal segmental bronchus),简称BⅨ,起自于基底干的末端,向前外下行进,继续分出亚段支气管分布于肋面的中下部及邻近的膈面。

后基底段支气管(posteriorbasal segmental bronchus),简称BⅩ,也起自于基底干的末端,比较恒定和粗大,好似基底干的直接连续,向后外侧行进,分布于下叶后部的2/3,即肋面和膈面的后部及内侧面的下部。后基底段与外基底段支气管共干占64%。

右肺的肺段比较恒定,分为10个段支气管,即上叶分成3段,中叶分成2段,下叶分成

5 段。

尖段支气管（apical segmental bronchus），简称BⅠ，来自右肺上叶支气管三个开口之一的内侧支，斜向外上方弯曲，分布于肺尖。此处通气较其他部位差，常为肺结核的好发部位，又由于此处引流通畅，不易形成肺空洞。

后段支气管（posterior segmental bronchus），简称BⅡ，来自右肺上叶支气管三个开口之一的后侧支，向后外并稍偏向上方，分布于右肺上叶的下部，为肺脓肿的好发部位。

前段支气管（anterior segmental bronchus），简称BⅢ，来自右肺上叶支气管三个开口之一的前侧支，行向前下方，分布于右肺上叶的前下部。

右中叶支气管进入中叶后大多数分为内外2支，分别称为外侧段支气管和内侧段支气管。少数为上下位开口，如同左肺上叶的舌段。

外侧段支气管（lateral segmental bronchus），简称BⅣ，伸向外侧，分布于中叶的外侧部。

内侧段支气管（medial segmental bronehus），简称BⅤ，伸向前下方，分布于中叶的内侧部。

右肺下叶支气管进入肺叶后首先由右下叶支气管的后外侧后壁发出上段支气管（superior segmental bronchus），也称下叶背段（下叶尖支）支气管，简称BⅥ，是下叶支气管分支中的大支。其起始部与右中叶支气管起始部相对峙，先水平行进，再向后上方弯曲，分布于左肺下叶的上部。

亚上段支气管，简称B sub 6，为右肺下叶基底段支气管分出的额外支，由右肺下叶基底段支气管的后壁或内侧底段支气管起始部的稍下方发出，为分布于上段与外基底段和后基底段之间的区域。此支的出现率为38%或48%，可不存在，如存在多为一支。

右肺下叶主干继续向后下外侧行进再发出的支气管，总称基底段支气管（basal segmental bronchus）或基底干支气管。基底段支气管顺时针方向分别称为内基底段、前基底段、外基底段及后基底段支气管。右下基底段支气管在临床上为异物容易坠入的部位，也是炎症和支气管扩张症的好发部位。

内基底段支气管（medial basal segmental bronchus），又称心段支气管，简称BⅦ，起始于基底干的内前壁，向下内方而进，分布于右肺下叶的内侧部肺门以下的部位。

前基底段支气管（anterior basal segmentalbronchus），简称BⅧ，多数直接起自于基底干的前外侧面，向前下方行进，分布于右肺下叶前面的下外侧部和邻近膈面及肋面的下部。

外基底段支气管（lateral basal segmentalbronthus），简称BⅨ，为基底干支气管的两个终末支之一，向外下行进，分布于肋面的后外侧部和邻近的膈面。

后基底段支气管（posterior basal segmeiltal bronchus），简称BⅩ，为基底干支气管的另一终末支，比较恒定和粗大，好似基底干的直接连续，此段支气管大多数与外基底段支气管共干，向下后方行进，分布于肋面的后下叶部和相邻的膈面及椎旁面。

【亚段支气管】

支气管树的基本分支方式为非对称性双分支形式，除左右下叶尖（背）段支气管各分出3个亚段支气管外，其余各段支气管均又分出2个亚段支气管（4级支气管）。

左下前基底段支气管发出后再分为2支，即内亚段支气管和前亚段支气管。

左下外基底段支气管向前外侧下行后再分为外侧支、基底支和后支,6级支气管为终末细支气管再分为两根呼吸性细支气管,其管壁上皮由单层柱状逐渐移行于单层扁平上皮,无纤毛,固有膜很薄,含有弹性纤维、网状纤维和平滑肌。上皮中没有杯状细胞。细支气管仍是气体传导部分。

【肺】

肺(lungs)是呼吸系统中最重要的器官,位于胸腔内,纵隔两侧,分为左肺和右肺。肺在胸腔的负压环境中呈膨胀状态。胸膜腔若受到损伤,由于大气的压力作用,可使肺回缩至原体积的1/3左右。肺内含有空气,能浮于水面,而未曾呼吸过的胎儿和新生儿肺内不含空气,质坚实,会沉至水底。肺是有弹性的海绵状器官,其重量多因个体差异、性别、年龄和肺内所含血液及浆液的多少而不同,其重量与其大小和容积也不相称,左肺轻于右肺。一般成人肺的重量约是其体重的1/50,胎儿肺约为体重的1/70。胎儿肺约占胸腔体积的一半,生后可增大至胸腔体积的2/3。出生后前3个月肺的生长最快,8岁时为出生时的8倍,至成人时为出生时的20倍。

人体有左肺两叶和右肺三叶,每个肺叶含50～80个肺小叶,各肺小叶之间有由结缔组织形成的小叶间隔,其中含有血管、淋巴管和神经纤维等。

肺内支气管分支直径低于1mm者称为细支气管(bronchiole)。也有称8级以下支气管为细支气管的,其特点是软骨支架变成许多软骨片,纤维膜中平滑肌相对增加,平滑肌收缩管壁内产生皱褶,杯状细胞逐渐减少,管壁更薄。细支气管反复分支管径在0.35～0.5mm(20级以下)时,为终末细支气管(terminal bronchiole),特点是黏膜上皮变为单层柱状纤毛上皮,杯状细胞减少至完全消失,基膜不易分清,平滑肌形成一完整的膜。终末细支气管在生理上有控制进入肺泡内气体流量的作用。此管继续分支后,管壁出现肺泡,开始有呼吸功能,称为呼吸性细支气管(respiratory bronchiole)。呼吸性细支气管再分支称为肺泡管(alveolar duct)。肺泡管末端膨大,称为肺泡囊(alveolarsac),在肺泡囊上出现更多的肺泡(alveolus)。

肺泡(pulmonary alveolus)是气体交换的场所。人肺泡直径为0.1～0.2mm,平均为0.15mm。成人肺泡有3亿～4亿个。肺泡含有上皮细胞(pulmonary epithelial cell)和肺巨噬细胞(alveolar phagocyte)两种细胞。

肺泡上皮细胞由肺泡Ⅰ型细胞(又称扁平细胞)和肺泡Ⅱ型细胞(又称分泌细胞,secretory cell)共同构成。肺泡腔内的气体与毛细血管血流内的气体进行交换时,必须经过肺泡上皮、上皮基膜、毛细血管内皮细胞的基膜和内皮。有些基膜的两层间,可有狭窄的间隙,有些则两层基膜靠在一起。这就是生理学所说的血液-空气屏障,是气体交换所必须透过的薄膜层。肺泡Ⅱ型细胞的分泌物涂布于肺泡表面,形成一层很薄的液膜,具有表面活性剂的作用,有利于降低肺泡表面张力,也可维持肺泡壁的稳定性,在呼气末时肺泡不致完全塌陷。

肺泡巨噬细胞具有明显的吞噬功能。它可以穿过肺泡上皮进入肺泡腔,在肺泡内吞噬吸入的灰尘颗粒和异物,再经过肺内各级细支气管,进入支气管。在支气管内借助纤毛的颤动,向咽部推动,最后随痰排出体外。

黏液纤毛装置(mucocillaryapparatus):在气道中,从咽部到终末细支气管,存在着黏液纤毛装置,它包括上皮细胞的纤毛表面和无纤毛黏液细胞、黏液下腺体以及覆盖在上皮表面的液体层。

1.呼吸道黏膜的特点

呼吸道黏膜具有两个特点,一是黏膜上皮细胞有纤毛,二是含有多种分泌细胞。大气道(气管和支气管)由假复层纤毛柱状上皮覆盖,以纤毛细胞(ciliate cell)和杯状细胞(goblet cell)为主,纤毛细胞与杯状细胞的比例为 5:1。纤毛细胞含有纤毛,杯状细胞能合成、分泌黏液。另外还有一些嗜银细胞(kulchitsky cell),它们是神经内分泌细胞,可能与生物活性胺(多巴胺及 5-羟色胺)的合成有关。黏膜层下有许多浆液腺及黏液腺,其腺管开口于黏膜上皮的游离面。在小气道(远端细支气管),柱状上皮细胞移行为立方上皮细胞,立方上皮细胞也有纤毛。此处杯状细胞和黏膜下腺体消失,代之以 clara 细胞。clara 细胞具有分泌功能,胞质内含有多种分泌颗粒,但其功能尚不清楚。

2.黏液纤毛清除系统

在呼吸道,纤毛细胞的功能是将分泌物推向喉部;分泌细胞主要是杯状细胞和黏液下腺所分泌的黏液,连续地铺盖在气道黏膜表面形成黏液毯,具有湿润和阻挡粉尘、异物等入侵的作用。黏膜上皮细胞的纤毛与分泌细胞产生的黏液和浆液共同构成了黏液纤毛清除系统。它对清除呼吸道异物、保持正常呼吸功能发挥重要作用。正常的黏液纤毛清除系统不仅要求有足够数量和结构完整的纤毛,而且要求黏液具有最佳的黏度和厚度。纤毛结构和功能异常或黏液流变学特征发生改变,均可使黏液纤毛清除系统的功能受损。

(1)黏液毯:气道黏液内含有包括分泌型 IgA、IgG、补体系统、干扰素、溶菌酶以及脱落的上皮细胞在内的多种物质,其主要成分为大分子黏液糖蛋白。黏液糖蛋白含有大量水分,易形成稳定的凝胶,在稀释溶液中它高度伸展,水化呈球形。其浓度在 20mg/mL 时分子伸展,黏度急剧上升,此时分子间相互重叠,以非共价键结合;在 50mg/mL 以上时形成凝胶。黏液糖蛋白分子中的糖与黏性在一定范围内时,黏液纤毛清除系统的清除能力最强。无论是黏液的黏性或弹性增高或降低,其清除能力均降低,其中黏液的弹性比黏性的影响更大。

气道黏液毯由两层液体组成,包括一层由黏液组成的黏性高的凝胶层,位于浅层,厚约 $2\mu m$,由支气管腺体及黏液细胞分泌;另一层为由浆液组成的黏性低的溶胶层,位于深层,厚约 $5\mu m$,浆液来源不明。黏液毯具有排出异物、保护黏膜及防止上皮细胞脱水、离子失衡、毒性物质穿透等作用。黏液毯分为两层,具有重要作用,凝胶层黏稠似固体,浮于浆液层上,因此纤毛摆动时可以推动凝胶层;浆液层稀薄而有利于纤毛摆动。纤毛摆动需要适当的条件,浆液层过薄或缺如时,纤毛无法正常运动;相反,浆液层过厚时,纤毛不能与凝胶层接触,无法将它推动。

黏液分泌受自主神经控制,迷走神经兴奋促进黏液、浆液细胞释放颗粒、水分,使黏液增加,对弹性无影响。肾上腺素能纤维选择性作用于黏液腺细胞,使水分分泌减少,黏性增加,弹性降低。

(2)纤毛细胞:纤毛细胞表面大约有 200 个纤毛,其长度约为 $6\mu m$,直径约为 $0.3\mu m$。纤毛浸浴在浆液层中,其顶端穿过浆液层而达凝胶层的底部。相邻上皮细胞的纤毛进行协同性的摆动,频率可达 17Hz。纤毛摆动时,其顶端能将上面的黏液层连同附着在其中的异物颗粒推向喉部。支气管黏液毯的移动速度可达 20mL/min。在鼻腔黏膜中纤毛运动的方向是向后的,因此,呼吸道纤毛运动最终使黏液汇集于咽部,而被排出体外。纤毛由称为轴丝的结构单位组成,直径约为 $0.2\mu m$,其长度在各器官有所不同,由细胞膜下的基粒发出,细胞膜延伸覆盖在表面。典型的纤毛轴丝断面在电镜下呈圆形,中心有一对中央微管,沿长轴走行,被中心鞘包围。在外周均匀地环绕着 9 对边周微管,每对边周微管由 A、B 两根微管构成,也称二联体。每个二联体之间由连接蛋白桥(nexin link)相连。有边周微管和中央微管的排列称为 9+2 构造,它们由微管蛋白(tubulin)组成。每个 A 微管伸出两个短臂(即内短臂和外短臂)和一个长臂,两个短臂由动力蛋白(dynein)组成,伸向邻近的 B 微管,作用类似粗肌丝的横桥,具有三磷腺苷(ATP)酶活性,能分解 ATP 释放能量,而使微管滑动。A 微管发出的长臂同中心鞘连接,因近中心端粗称为轴头。

纤毛节律摆动的机制尚不清楚,但常以微管滑行假说(sliding hypothesis)来解释。滑行假说认为,ATP 分解时,A 微管上的短臂与邻近的 B 微管发生滑动,由于长臂与中心鞘相互作用,活动受限,因而造成纤毛弯折。纤毛摆动时,仅为各二联体之间相对位移,微管滑动距离约 $15\mu m$,而微管长度不变,故为滑行。滑行过程更需要 Mg^{2+} 和 Ca^{2+} 的参与。纤毛摆动分为两相:向前摆动的快相、回复摆动的慢相。前摆与回摆所消耗的时间比约为 1:3。前摆时,纤毛耗能,故快而挺直;在回摆时,微管借弹性而回位,较为缓慢,且弯曲柔软。在气道的每一横断面上,纤毛呈同步摆动,它们与其前后断面上的纤毛摆动有时相差。因此,宏观时纤毛的摆动呈麦浪式波动。正常纤毛运动频率、振幅和协调性受多种因素影响,如凝胶层、黏液层的厚度、黏性、弹性、温度、湿度、pH、渗透压、Mg^{2+}、Ca^{2+} 和 ATP 浓度等。

第三节　小儿呼吸系统病理生理学特点

呼吸系统分为上、下呼吸道。上呼吸道包括鼻及鼻窦、咽喉和气管上部等,下呼吸道则由气管下部、不断分支的支气管直至肺泡各部分组成。但也有人将声门为界,分为上、下呼吸道。由于生后小儿呼吸系统各器官尚未完全发育成熟,因此有许多特点。

【鼻】

由于面部颅骨发育不全,小儿鼻腔相对短小。鼻气道阻力是鼻腔对呼吸气流的阻力,构成气道阻力的一部分。新生儿鼻气道阻力约为成人的 10 倍,几乎占气道阻力的 50%。产生鼻气道阻力的主要部位为鼻阈,它位于鼻腔软骨前庭与骨性鼻腔连接的狭窄区域。初生数月小儿几乎没有下鼻道,此后随面部颅骨发育,鼻道逐渐加长加宽,4 岁时下鼻道才完全形成。新生儿,尤其是早产儿以经鼻呼吸为主,其主要原因为:①舌相对较大,与软腭接触闭合于咽部;②喉的位置相对较高,会厌与软腭较接近。由于口咽部腭舌括约肌及腭会厌括约肌的存在,新生儿很少或不产生经口呼吸,在生后 1 个月才建立经口呼吸。因为新生儿鼻道狭窄,鼻腔黏膜富于血管和淋巴管,即使轻微的炎症充血,就可使窄小的鼻腔更为狭窄,甚至闭塞而出现呼吸困难,保持鼻气道通畅对以经鼻呼吸为主的新生儿十分重要。长期鼻呼吸障碍,形成上气道阻力综合征,可导致婴儿心脏增大甚至猝死。

乳儿没有鼻毛,鼻黏膜柔嫩,血管丰富,易发生感染。鼻黏膜易充血、肿胀而发生鼻塞,出现呼吸及吃奶困难、呛咳等症状,致使肺部症状加重或发生吸入性肺炎。婴儿期鼻黏膜下层缺乏海绵组织,以后逐渐发育,所以在婴幼儿期很少发生鼻出血,6～7岁后鼻出血才多见。

【鼻窦】

上颌窦出生时较大,15岁时接近成人的大小。筛窦出生时较小但发育迅速。额窦与蝶窦则分别在2岁及4岁时才出现。随着年龄的增长,面部和上颌骨逐渐发育,鼻窦才逐渐发育完善并充气。因此,婴幼儿很少发生鼻窦炎,6岁以后方可见到。不过小儿患急性鼻腔感染时,可伴有鼻窦的渗出性炎症。但在鼻腔感染控制之后即随之消退。年幼儿的耳咽管较宽,短而呈水平位,因此患感冒后易并发中耳炎或听力减退。在安静休息时耳咽管才闭合,若有黏稠分泌物或大量腺样组织增生,可使其闭塞,导致中耳及乳突内产生负压,使鼓膜内陷影响听力。

【咽喉】

鼻咽部及咽部由软腭分隔,喉部则有几组关节软骨、声带及韧带组成。在婴儿期鼻咽部相对狭小,但富于集结的淋巴组织,最大的是扁桃体。早期其腺体及血管均不发达,直到1岁左右随着全身淋巴组织的发育而逐渐增大,检查咽部时方可见到。4～10岁时发育达高峰,14～15岁时又逐渐退化,故扁桃体炎常见于学龄儿童,1岁以内很少见。鼻咽部集结的淋巴组织包括鼻咽部扁桃体(又称腺样体)、舌及腭扁桃体,它们呈环形排列,围绕咽部,故淋巴组织肿胀可引起气道部分阻塞。咽后壁淋巴组织感染可发生咽后壁脓肿。扁桃体具有一定的防御、免疫功能,故单纯肥大者不宜手术摘除,仅在反复发炎成为慢性感染病灶时或引起肾炎、风湿等疾患或致睡眠呼吸暂停时,才考虑手术摘除。小儿喉腔相对较狭窄,软骨柔软,假声带及黏膜薄弱,且富于血管及淋巴组织。因此,轻微炎症即可引起喉头肿胀,喉腔狭窄而致呼吸困难。

【气管和支气管】

支气管黏液腺在胚胎第24周开始有功能。纤毛在第13周出现。弹力纤维一般在出生时尚未发育好,仅在较大的气管壁上出现。生后4,5个月内,气管位置较成人稍高。新生儿气管位置上端相当于第4颈椎水平,其分叉处相当于第3胸椎水平。此后随年龄的增长而逐渐下降,至12岁时气管分叉降至第5、6胸椎水平,右侧支气管较直,似气管的延续,而左侧支气管则自气管的侧方分出,因此气管异物多见于右侧。由于小儿气管和支气管的管腔相对狭窄,软骨柔软,肌肉发育不完善,缺乏弹力组织,黏膜柔嫩纤细,且血管丰富,纤毛运动较差,所以不但易受感染,且易引起阻塞。气管分支为左右主支气管后,依次分为叶支气管、节段支气管、细支气管、毛细支气管、终末毛细支气管、呼吸性毛细支气管,最后连于肺泡囊。呼吸性毛细支气管以上称为传导区,以下称为呼吸区。呼吸性毛细支气管与邻近肺泡间有Lambert侧通道相连,炎症可通过孔道蔓延,而毛细支气管阻塞时,可形成侧支通气。

气管和支气管壁由黏膜层、黏膜下层和外膜构成。黏膜层有多层的纤毛上皮细胞,其深部为固有膜,其间有杯状细胞分泌黏液。黏膜下层有黏液腺分泌黏液和浆液。毛细支气管的纤毛细胞变成无纤毛的单层上皮。呼吸性毛细支气管纤毛完全消失。气道有软骨支持,气管与主支气管软骨为马蹄形,小支气管软骨呈分离的板状,毛细支气管软骨消失。气道肌肉为平滑肌,气管和主支气管肌肉主要在背侧连接马蹄形软骨的两端,小支气管壁围以平滑肌,毛细支气管的肌肉成螺旋状,收缩时毛细支气管腔直径可缩小1/4,长度缩短。婴幼儿细支气管平滑肌较稀疏,故支气管喘息并非完全由支气管痉挛所致,多由气道分泌物过多,气道阻塞所引起。因此,单用解痉剂效果不理想,需综合治疗。

在儿科疾病中,相当大一部分有呼吸道解剖畸形、发育不良,呼吸道感染性病变占绝大多数,气管、支气管异物甚至Ⅲ、Ⅳ级以下支气管异物等,都是影响儿童生活质量的重要障碍,这些呼吸系统的异常,都是儿科支气管镜诊治的适应证。

儿科支气管镜可以直接检查患儿的上下呼吸道部位,直观地了解病变情况。因此,了解和熟悉小儿上、下呼吸道的解剖和生理特点,特别是掌握不同年龄组儿童呼吸道的解剖和生理特点,是选择适宜的软式支气管镜和保证安全掌握使用软式支气管镜的必要的先决条件。

【肺】

从出生至生长完全停止,肺的重量约增长20倍,支气管直径至6岁时增加1倍,毛细支气管及气管约至15岁增加1倍。新生儿期气管、支气管、毛细支气管的壁层均相对较薄,肌肉及结缔组织较少;以后管壁的增厚主要赖于肌肉组织的增厚。从出生至成年,肺容积约增加20倍;8岁前增10倍是由于肺泡数量的增加(由新生儿的0.24亿个增至8岁时的2.5亿个),以后是由已生成的肺泡容积的增大所致。左肺两叶、8段,右肺三叶、10段。

肺泡壁上皮细胞主要有两型,Ⅰ型为扁平而较小的上皮细胞,约覆盖肺泡面积的95%;其间有Ⅱ型细胞,为立方形有颗粒的分泌细胞,能分泌肺泡表面活性物质。此外,尚有K细胞,能分泌5-羟色胺,调节气管平滑肌与血管舒缩;刷状细胞则功能不详。吞噬细胞来自肺泡间隔与血液中的大单核细胞,通过肺泡上皮细胞层达到液气层,Ⅰ型细胞亦有吞噬功能。液气层覆盖肺泡表面,上有一层活性物质,维持肺泡内压力均衡及气体分布均匀。如果活性物质减少,表面张力增加,即形成肺不张。肺泡隔有毛细血管网、胶原纤维、弹力纤维及网状纤维,以保持正常的弹性。肺炎和肺水肿时,其厚度增加,使肺泡内气体与毛细血管内血液间距离增加,气体交换发生障碍。肺泡的肌纤维分布在肺间质及肺泡壁。肌纤维反应缓慢而持久,生理状态下仅有部分肺泡扩张通气。

总之,小儿肺脏结构的特点是弹力组织发育较差,血管丰富,整个肺脏含血多而含气少,间质发育旺盛,肺泡数量少,且易被黏液阻塞,故易发生肺炎、肺不张、肺气肿与肺下部坠积性淤血等。

【胸廓】

它是脊柱、肋骨、肋软骨、胸骨及肋间肌等胸壁软组织共同围成的空腔,其上口与颈部相接,底部为膈肌所封闭。婴幼儿胸廓较短,前后径相对较长,与横径相近。肋骨呈水平位,整个胸廓呈桶状。横膈的位置较高,倾斜度较小,几乎呈横位,因而使心脏呈水平位,胸腔相对较小。小儿胸壁柔软,用力吸气时可使胸骨上部、胸骨下部、肋间及肋弓内陷,胸腔变小,致使呼吸效率降低。同时肺脏相对较大,且呼吸时胸廓运动不充分,致使肺的活动度明显减少,扩张受限,尤其是脊柱两旁、肺后下部,使肺通气与换气降低。随着年龄增长,小儿开始站立行走后,腹腔脏器下移,横膈下降,肋骨逐渐向下倾斜,形成椭圆形胸廓而接近成人。

【胸膜】

它是薄的浆膜。其脏层与壁层相连续构成胸膜腔。正常时胸膜腔内有少量浆液,呼吸时浆液起到减少两层胸膜之间摩擦的作用。小儿的胸膜对炎症的局限能力差,故炎症易于扩散而成为败血症、胸壁感染等。肋膈窦位置较低,深吸气时亦不能完全被肺充盈。胸膜炎时往往在此处发生积液,并多在此处形成胸膜粘连。右侧的肋膈窦较小,多被右肺充盈;左侧肋膈窦较显著,位于胸骨左缘第 4 肋间隙的后方及心包的前面。

【纵隔】

它是位于左右纵隔胸膜之间所有脏器及结构的总称。其内主要有心包、心脏及大血管、气管、支气管、食管、胸导管、神经、胸腺及其周围的结缔组织。小儿纵隔较成人大,占胸腔体积大,故吸气时使肺的扩张受限;同时纵隔组织柔软,结构疏松,故胸腔积液、气胸或肺不张时,极易引起纵隔移位。

【呼吸肌】

完成肺通气的动力基础是呼吸肌的舒缩运动。呼吸肌主要包括膈肌、肋间肌,还有一部分辅助呼吸肌,如胸部和颈部的肌肉。吸气时膈肌收缩使胸廓上下径增大;呼气时膈肌松弛,胸廓上下径缩小。膈肌的舒缩引起腹壁的起伏,称之为腹式呼吸。肋间外肌收缩时,胸廓上抬,胸廓的前后径及横径增大;肋间外肌松弛时,胸廓复位,口径缩小,称之为胸式呼吸。胸锁乳突肌及斜角肌收缩时,加强吸气。肋间内肌及腹壁肌收缩时,加强呼气。小儿呼吸肌发育差,肌纤维较细,间质较多,而且肌肉组织中耐疲劳的肌纤维所占比例小,故小儿呼吸肌肌力弱,容易疲劳,易发生呼吸衰竭。小儿膈肌较肋间肌相对发达,且肋骨呈水平位,肋间隙小,故婴幼儿为腹式呼吸。随着年龄的增长,至 4~7 岁时逐渐以胸式呼吸为主,7 岁以后接近成人的胸式呼吸。婴儿的膈呈横位,呼吸动度较小,且深呼吸时易牵拉肋弓,使胸廓内陷,肺扩张受限。同时如有明显腹胀,则膈肌活动度更低。这些因素都使肺的通气及换气功能降低,易致缺氧发生。

【血液循环】

鼻腔的血液供应主要来自颈内动脉的眼动脉和颈外动脉的上颌动脉。眼动脉分支筛前、筛后的中隔动脉和上颌动脉分支蝶腭动脉的鼻腭动脉,在鼻中隔的前下部与上唇动脉中隔支及腭大动脉吻合,在鼻黏膜下层形成网状血管丛,动脉丛称为黎氏区,静脉丛称为克氏区,此为鼻腔易出血区。肺的血液循环有两组。一组是完成气体交换的功能血管,即肺动脉和肺静脉;一组是肺的营养血管,即支气管动脉和静脉。两组血管间存在着广泛的吻合,在肺泡形成密集的血管网。含有饱和氧的血液,经肺静脉流入左心房,然后供给全身。

【淋巴循环】

新生儿淋巴结没有生发中心,2 个月后生发中心开始形成,至 2 岁左右发育完全。婴幼儿的淋巴结发育不成熟,被膜薄,淋巴滤泡及淋巴小叶未形成,故易发生淋巴结炎,且感染易扩散,引起周围组织炎。新生儿和小婴儿还易引起败血症。婴幼儿咽后壁有丰富的毛细淋巴网,尤以咽淋巴环和梨状隐窝处最丰富,大部分汇入咽后淋巴结,最后入颈深上淋巴结。至 3 岁时咽后壁淋巴结逐渐萎缩,7 岁时基本消退,故 3 个月至 3 岁的婴幼儿易发生咽后壁脓肿及喉梗阻、纵隔脓肿等严重并发症。喉的淋巴有两组,声门上区组的淋巴管非常丰富,声门下区组的淋巴管较少。肺的淋巴分为浅深两组,分别收纳肺周围、支气管和肺血管的淋巴,最后在肺门区相吻合,均汇入支气管肺门淋巴结。两组之间有小淋巴管相通。肺部炎症时,易沿肺内淋巴管引起肺门淋巴结的炎症性反应。部分肺门淋巴管伸入两肺的裂隙中,感染时可沿此引起叶间胸膜炎。

【神经支配】

咽的神经来自舌咽神经、迷走神经咽支及交感神经构成的咽神经丛。喉神经为迷走神经的分支,分为喉上神经和喉返神经。喉部的神经分布丰富,如有异物刺激,即发生防御反射性剧咳,迫使异物排出,具有保护下呼吸道的作用。肺的神经来自迷走神经和交感神经的分支,在肺门形成肺丛,随支气管及肺血管分布入肺形成神经网。迷走神经兴奋,支气管收缩,腺体分泌。交感神经兴奋,支气管扩张,血管收缩。小儿神经系统发育不成熟,功能不完善,神经反射不健全,故易发生喉、气管及支气管异物或呛奶等,尤多见于早产儿及小儿哭闹或嬉笑时。呼吸肌为横纹肌,其本身无自律性,必须依靠呼吸中枢的神经支配与调节。而新生儿及小婴儿呼吸中枢发育不完善,交感神经的兴奋性较高,故其呼吸节律不稳定,易出现呼吸节律不齐;同时小儿时期代谢旺盛,需氧量较大,而肺活量小,故其呼吸频率快,年龄越小,频率越快,尤以新生儿为著。小婴儿的呼吸调节能力差,呼吸储备力小,极易发生呼吸衰竭。

第四节　呼吸系统疾病与环境因素

呼吸系统是机体与环境持续接触表面积最大的器官系统,因此,呼吸器官易遭受环境空气中微生物、粒子等有害因子的侵袭,这些外源性物质可影响肺功能,引起各种呼吸系统疾病。小儿呼吸系统处在发育成熟期,发育中的肺脏非常容易受到环境毒物的损害,特别是呼吸系统成熟较晚,从宫内胎儿期的发育一直要持续到青春期。肺脏的发育包括气管分权的形成、细胞分化和增殖、肺泡形成、肺脏免疫系统、脉管系统和神经系统的成熟。因此,环境污染物在出生前和出生后肺发育的关键时期可以影响肺脏形成和成熟的过程,根据暴露的时间和组织的病理生理反应,环境污染物对呼吸系统的影响可以是长期的,从而导致儿童期甚至成人期呼吸系统结构和功能的受损。

一、环境空气污染与呼吸道疾病

空气污染对于儿童的危害比成人更严重。儿童呼吸系统的防御机制还不健全,更易受到空气污染的影响。按照体重计算,儿童比成人需要吸入相对更多的气体量,通气量是成人的两倍,在进行足球等较大强度运动时会增加 20%～50% 的通气量;同时儿童对于空气污染缺乏相关知识,缺乏自我保护的意识,即使在空气污染很严重的时候也不知道避开,户外活动的时间较长,并且活动量较大;儿童倾向于经口呼吸,减少了鼻腔的过滤作用;儿童身高低于成人,吸入比空气重的污染物的机会更大;儿童呼吸道相对狭窄,呼吸道口径很小的改变就可以对通气产生较大的影响,当吸入刺激物,即使少量的气道分泌物和轻微的支气管痉挛也可以出现明显的气道阻塞症状;小儿呼吸系统处在发育成熟期,80% 的肺泡是在出生后形成的,肺的发育一直要持续到青春期,空气污染对处于生长发育期的儿童危害更大。大气中 PM_{10}(大气颗粒物)浓度每上升 $10\mu g/m^3$,呼吸系统疾病发病率就会上升 3%～4%。婴儿和儿童早期的死亡率与环境微粒浓度有关,其中新生儿呼吸系统疾病死亡率与空气污染的关系最密切。母亲怀孕期间处于高度污染的环境里,胎儿也同样会受到空气污染的伤害。对于较大的学龄期儿童,空气污染可以引发呼吸系统症状,导致医院就诊率的上升、肺功能减低和哮喘药物使用增加。

室内空气污染主要来源于日用固体矿物燃料和环境烟草烟雾(ETS),还包括宠物的皮毛、分泌物以及家庭装修中的挥发性化学物质。居室处于交通要道附近以及家庭成员中有慢性呼吸系统疾病也是室内空气污染的因素。

室内空气污染可以增加儿童呼吸道感染的机会。WHO的调查显示儿童急性呼吸道感染的死亡人数占到5岁以下儿童死亡的19%。发展中国家贫困家庭的室内空气污染是引起急性呼吸道感染的主要原因,煤炭燃烧是室内空气污染的主要来源,在中国有相当多的家庭还是以煤炭作为日常做饭和取暖的燃料。对重庆、广州、兰州和武汉四城市儿童的调查显示煤烟增加了咳嗽、咳痰以及喘鸣的发生。室内空气污染还与儿童反复呼吸道感染有关,儿童免疫功能不健全,接触病原体的机会也较多,加之社会和环境因素在不同程度上的促进作用,导致呼吸道感染反复发生,这些因素包括入托、家庭成员较多、空气污染、父母吸烟、家里潮湿以及室内化学残留物的释放。

室内污染物中真菌的污染也应受到关注。对成人的调查发现,近期以及儿童期接触过真菌都可以导致慢性咳嗽和喘鸣。美国一所小学校发现真菌(包括曲霉菌、青霉菌和葡萄状穗霉菌)污染,学生中出现咳嗽伴有或不伴喘鸣的人数增加了1~2倍。而空气中真菌污染对于婴儿的肺损伤要严重得多,婴儿吸入真菌孢子可引起急性肺出血,特别是葡萄穗霉菌属和木霉菌,这些霉菌很容易在长期受水浸泡的房屋生长繁殖,其中有些急性肺出血的患儿治愈回家,再次接触霉菌后很快又会发生肺出血。婴儿出生后的最初几个月是肺脏生长发育的关键期,非常容易受到有害因素的损伤,并且损伤程度也较重。

室外空气污染物主要来自自然源(风沙等)和人为源(燃料燃烧产物和汽车尾气等)。包括大气颗粒物(airhorne particulates matters,PM)、总的悬浮颗粒(total suspended particals)、臭氧、SO_2和NO_x等。可吸入颗粒物对人体危害较大,分为粗粒和细粒。PM_{10}(粒径在$10\mu m$以下)的化学成分比较复杂,无机成分可有氧化硅、石棉或金属细粒及其化合物,还有燃烧不完全的碳粒,PM_{10}上还可吸附病原微生物。$PM_{2.5}$(粒径在$2.5\mu m$以下)因为其粒径小,表面积相对大,更易富集空气中有毒重金属、酸性氧化物、有机污染物、细菌和病毒,并能使毒性物质有很高的反应和溶解速度,且能较长时间停留在空气中,对呼吸系统影响较严重。空气中90%的氧化剂污染物是臭氧,机动车排放的NO_2和碳氢化合物在紫外线照射下,发生光化学反应产生臭氧。亚洲空气中臭氧和煤烟的污染是世界平均水平的2倍。对内蒙古、太原、兰州、北京、武汉、广州、重庆等空气污染较重地区的调查显示儿童呼吸道症状,包括咳嗽、咳痰、急性刺激症状和上呼吸道感染,随空气污染程度的加重而增加,其中可吸入颗粒PM_{10}的影响最明显。空气污染还可以导致儿童肺功能的损伤,表现为呼气峰流速(PEFR)的下降,但这种肺功能的改变只在部分儿童中发现,可能与儿童对污染物敏感性的个体差异有关。

空气污染物与肺损伤:可吸入颗粒进入肺部后,肺巨噬细胞将颗粒物吞噬,并释放一系列的细胞因子和前炎因子如TNF-α、NF-κB(核转录因子),使各类炎细胞聚集,导致炎症的发生,核转录因子又可以启动一系列炎症相关基因的表达,产生细胞因子级联瀑布放大效应,从而引起广泛弥漫的炎症。而大量的细颗粒物超过了巨噬细胞的吞噬能力,导致对支气管上皮细胞的持续作用,刺激炎症因子和氧自由基的释放。NO_2可以影响肺泡巨噬细胞和NK细胞的功能,使其对病毒和细菌的清除能力下降。臭氧(O_3)是强力氧化剂,当接触呼吸道表面,引起脂质臭氧化和过氧化以及活性氧簇和脂质臭氧化产物的形成,导致肺组织的损伤和炎症反应的发生。臭氧与氧气一样可以溶解在呼吸道表面的液体中,因此它可以渗透到气体交换膜、肺泡以及肺的深部,它的损伤部位主要在终末气道和肺泡近端的连接处,可以造成肺泡壁增厚,巨噬细胞增多,肺泡I型细胞受损从而减少,产生肺泡活性物质的II型细胞增生、替代,纤毛上皮超微结构改变,持续的损伤还可以加速肺脏的老化。正常生理状态下,这些上皮细胞在肺泡形成和肺的形态发育过程中要经历相当大的变化,因此婴儿和儿童对于臭氧的毒性作用更加易感。

二、儿童被动吸烟与呼吸道疾病

美国4岁以上的儿童大约91%可以检测到可替宁(cotinine),它是尼古丁的代谢产物之一,通常作为暴露在吸烟环境中的监测指标。环境烟草烟雾(environmental tobacco smoke,ETS)由主流烟雾和倾流烟雾构成。被动吸烟者吸入的是侧流烟雾。吸烟在中国是很普遍的,尤其是男性,吸烟率持续上升,目前三分之二的中国人暴露在ETS中。

(一)出生前后环境烟草烟雾对肺功能的影响

胎儿期孕母暴露在烟尘中,可以导致新生儿期肺功能减低、气道阻塞以及气道高反应性。对出生3日之内的新生儿肺功能检测,显示tPTEF/tE(peaktidal expiratory flow,呼气峰流速时间/呼气时间)在母亲吸烟的婴儿较低,且与吸烟量有依赖关系。tPTEF/tE与气道阻塞和发展为喘息性下气道疾病相关。VmaxFRC(功能残气位最大呼气流速)作为评价气道阻塞的指标,发现母亲吸烟的婴儿其VmaxFRC较正常下降一半。母亲吸烟的早产儿其tPTEF/tE和VmaxFRC都较正常减少14%和18%。新生儿还存在气道高反应性,表现出哮喘倾向。动物实验表明暴露在烟尘中的孕鼠,它们的胎鼠肺容量、张开的肺泡以及弹性组织均减少,间质密度增加,弹性蛋白和胶原发育不良,clara细胞分泌蛋白增加。ETS可以影响胎儿的肺发育,母亲被动吸烟,同样对胎儿肺的发育有影响。

尽管吸烟与早产有关,但同时还可以提高羊水中L/S的比值,使肺脏成熟提早1周。增高的L/S比值与羊水中的可替宁浓度相关,同时游离和结合的皮质醇以及总皮质醇的浓度增高。这也是吸烟母亲的早产儿发生呼吸窘迫综合征(RDS)风险较小的原因。

出生后被动吸烟同样对肺功能存在近期和远期的影响,咳嗽和喘鸣是生长在吸烟家庭中儿童的主要症状。不但近期接触ETS与咳嗽和喘鸣有关,以前的接触也会引起肺部症状,对不吸烟的新加坡华人后裔调查发现,儿童期暴露于ETS与成人的慢性咳嗽有关。

较大儿童的研究显示用力呼气流量(FEF_{27-75})和一秒用力呼气量(FEV_1)与肺活量的比值均有轻微减少。即使临床上没有发生哮喘,暴露在烟尘中的儿童气道反应性也是增高的,气道管径缩小。目前还不清楚ETS的影响是否存在性别差异。

(二)出生前和出生后ETS与婴儿猝死综合征和阻塞性呼吸暂停

对于婴儿猝死综合征来说,ETS是可以避免的主要病因之一。母亲在妊娠期间吸烟其婴儿发生猝死的危险性增加3倍,吸烟量越大,危险性越高。婴儿出生后母亲吸烟,发生猝死的危险性增加1.4倍。可能的机制是ETS使气道狭窄和出现阻塞性呼吸暂停。解剖发现猝死综合征的婴儿气道内壁增厚,导致气道缩窄。

多导睡眠记录仪显示母亲妊娠期间每日吸烟10支以上的婴儿发生阻塞性呼吸暂停的危险性增加1.76倍,在此基础上如果父亲也吸烟,危险性会更高。提示ETS的影响主要是在胎儿期。环境烟草烟雾还可以增加小儿喉痉挛的危险性。在一项回顾性调查中发现,给予氟烷麻醉的 310 名儿童,家庭中有吸烟的小儿近 1/10 发生了喉痉挛,而家中没有吸烟的小儿发生率只有不到 1%。挥发性麻醉剂刺激了辣椒碱敏感的喉神经元,而测流烟雾增强了 C 类神经纤维的辣椒碱活性(capsaicin-stimulated activity),从而更易引发喉痉挛。

　　总之,由于当前的社会环境因素,很多儿童出生前后暴露在环境烟草烟雾中。胎儿期来自母亲的主流烟雾以及侧流烟雾通过母亲到达子宫均可以影响胎儿肺发育,出生后不久就会表现出气道阻塞、气道高反应性以及肺成熟异常。儿童出生后暴露在环境烟草烟雾,主要症状表现为咳嗽、喘鸣和呼吸系统疾病,肺功能轻度下降,气道反应性增加。烟雾暴露还与婴儿猝死综合征、阻塞性呼吸暂停和麻醉剂诱导的喉痉挛有关。这些影响一般在婴儿和儿童早期最明显。实际上这些影响因素是完全可以避免的,最重要的就是母亲在妊娠期和孩子 1 岁之前必须戒烟。

三、气候变化与呼吸道疾病

　　天气和气候改变可以直接和间接影响到儿童。冬春季节易患呼吸系统疾病,在冬季主要因素是气温的变化和平均风速,在春季主要是气压和气温的变化、大风和冷锋面的出现,诱发了儿童急性呼吸道感染发病增加。受凉、寒冷、干燥是诱发感冒和呼吸道疾病的重要因素。寒冷降低了呼吸道疾病的抵抗力,干燥使黏膜极易发生细小的皲裂,造成病原体容易侵入。

　　气候改变对地面臭氧的影响要比对其他空气污染物的影响要大。臭氧与其他污染物呈负相关,因此臭氧水平相对较高,是其他污染物低水平的指标。在阳光充足的地区,尤其是夏季的中午和午后,空气中臭氧水平明显增高。

四、环境空气污染物对神经系统的影响

　　空气污染物,包括变应原、二手烟(SHS)和臭氧等刺激肺部和气道的感觉传入神经纤维,包括 c 类神经纤维和快反应受体(RARs)。传入信息从肺部的感觉神经末梢通过迷走神经到达脑干的 NTS(nucletls tractus solitarius)。在 NTS,C 类神经纤维和 RARs 与二级神经元形成突触,于是传入兴奋被 NTS 神经元和来自更高级中枢的下行纤维修饰。二级神经元传送兴奋到脑干中枢。传出兴奋导致咳嗽是产生正常呼气和吸气肌肉的增强运动。传出兴奋导致喘鸣是由于走行在迷走神经的副交感神经纤维与呼吸道神经中枢形成突触,产生支气管收缩和黏液分泌。另外,C 类神经元通过释放神经激肽(P 物质和神经激肽 A)在气道局部导致支气管缩窄、黏液分泌和微血管渗漏。

　　动物实验显示幼年期暴露在 SHS 中,导致咳嗽、支气管收缩和呼吸暂停是由于外周神经活性和 NTS 二级神经元活性的增强。P 物质增加了 RARs 的活性;C 类神经纤维的反应增强;NTS 二级神经元作用持续时间延长(从正常的 15 s 增加到 40 s);刺激产生的呼吸暂停延长。提示 SHS 改变了呼吸模式。NTS 的作用可能是通过 P 物质刺激 NK-1 受体实现的。臭氧可以使 NTs 的二级神经元静息电位去极化,使得这些二级神经元更容易兴奋。另外,臭氧、变应原和二者的联合都能增强动作电位的数目,增加 NTS 二级神经元原有的兴奋性。这些动物实验有助于揭示 ETS 引起儿童和成人咳嗽、喘鸣的机制。婴儿期和儿童期接触空气污染物可以导致以后较大年龄时的咳嗽和喘鸣,表明这种影响是个长期的过程,提示污染物可能影响神经系统的可塑性。

五、环境与哮喘关系

如卫生学说,见哮喘章节。

第五节　小儿呼吸系统疾病分子生物学进展

呼吸系统感染性疾病及支气管哮喘等非感染性疾病对儿童身心健康影响严重。此外,感染性因素或非感染性因素引起的急性肺损伤,也是严重威胁儿童生命的肺疾病,越来越受到研究人员的重视。

一、感染性疾病

(一)常见细菌感染的分子流行病学特征

结核分枝杆菌:全球约有 1/3 的人口感染结核,然而,在感染人群中仅 1/10 发病,发病人群中仅有部分个体发展为难治的结核病,另一些个体则可以根治或控制。由此可见,宿主遗传因素在结核的易感性和抵抗力方面具有重要作用。近年来的研究发现了一系列候选基因与机体对结核病的易感或抵抗相关,如自然抵抗相关巨噬细胞蛋白 1(NRAMP1)基因、维生素受体(VDR)基因、P2X7 基因、甘露聚糖结合凝集素(MBL)基因、IL-10 基因和 IL-12 基因等。

NRAMP1 蛋白位于静息巨噬细胞晚期细胞腔内,当巨噬细胞吞噬病原体后,转移到吞噬体膜上,并通过改变吞噬溶酶体的内环境(促进吞噬体内的 Mn^{2+} 和 Fe^{2+} 外排),使细菌无法合成防御酶系,最终限制病原体在胞内的繁殖。有研究表明,NRAMP1 基因靠近 5'的(CA)n 微卫星区的改变、第 4 内含子单个核苷酸的改变、第 543 密码子的天冬氨酸变为天冬酰胺以及 3'非翻译区的 TGTG 缺失等多态性与结核病相关。

维生素 D 的活性形式 1,25 二羟基维生素 D3 是一种重要的免疫调节剂,其与维生素 D 受体(VDR)形成激素受体复合物后与靶基因相结合,调节结构基因的表达,激活单核细胞,限制结核分枝杆菌的生长。研究表明,VDR 基因第二外显子处的 C/T 转换可能造成一个潜在的 ATG 起始位点,使编码的 VDR 多 3 个氨基酸,转录效率降低 1.7 倍,造成 VDR 不能有效地结合维生素 D 活性形式。VDR 基因上的其他多态性位点如 TaqI、FokI、BsmI 等也与结核相关联,而且上述位点变异的基因型并非单独作用,是作为一个单体型参与对结核易感性调节。

P2X7 基因编码是一种选择性离子通道型嘌呤受体,能够与 ATP 结合引起离子通透性改变,从而诱导细胞的凋亡;活化的 P2X7 还能够促进巨噬细胞内吞噬体溶酶体的融合,从而更快杀灭结核分枝杆菌。研究表明,P2X7 基因外显子 13 的单核苷酸多态性可导致 P2X7 受体功能明显改变,杂合性改变可使其功能下降 50%,纯合性改变则可使其功能完全丧失。

(二)常见病毒感染分子流行病学特征

1.流感病毒

流感病毒是人类感染最常见的病毒之一。研究表明,不同个体对流感病毒的易感性不同,对干扰素(IFN)治疗后的效果及预后也不相同,说明遗传因素在流感病毒感染的过程中起着重要作用。

IFN 对病毒的防御反应主要是通过其与 IFN 受体的结合介导信号通路的激活,导致一系列受 IFN 调控的基因的表达,生成多种抗病毒蛋白如粘病毒抗性蛋白(Mx),阻断病毒基因的复制,保护机体免受感染。人类发挥抗流感病毒作用的是 MxA 型,研究表明 MxA 基因启动子区的单核苷酸多态性(sNP)与病毒性疾病的发病密切相关,其中以-88G/T 位点的多态性研究最多。另有研究显示,即使没有 IFN,流感病毒感染也能诱导 MxA 基因的 mRNA 的合成,提示干扰素和病毒均能诱导 MxA 基因的表达。因此,不同个体的遗传因素可通过 MxA 基因多态性对病毒感染性疾病的发病、IFN 的治疗效果及预后产生重要影响。

另外,唾液酸(SA)受体是介导人/禽流感病毒感染机体的重要受体,通常以糖苷键形式连接在糖蛋白、糖脂和其他多糖的末端。唾液酸受体末端有两种构象形式——唾液酸 α-2,6 半乳糖(SA2,6GAL)和唾液酸 α-2,3 半乳糖(SA2,3cAL),分别主要识别人流感病毒和禽流感病毒。有研究发现,儿童呼吸道上皮细胞比成人更易结合唾液酸结合分子。唾液酸受体和流感病毒表面血凝素(HA)结合位点的结构是决定流感病毒宿主特异性的主要因素,结合后经胞饮作用,病毒被吞入宿主细胞内,并在胞内合成病毒的各种结构和非结构蛋白,然后组装病毒以出芽方式释放子代病毒颗粒到细胞外,从而导致宿主感染、发病。

2.呼吸道合胞病毒

呼吸道合胞病毒(RSV)是婴幼儿呼吸道感染最常见的病原。感染 RSV 以后多数患儿仅表现为上呼吸道感染,而少数则出现严重毛细支气管炎(毛支)和肺炎,并可进一步诱发支气管哮喘。近年来研究发现,多种因子如 IL-8、IL-4 和表面活性蛋白(SP)等的基因多态性与 RSV 毛支的疾病易感性及病情严重程度相关联。

IL-8 主要由单核巨噬细胞产生,在炎症反应中能够招募中性粒细胞,增强其浸润。研究表明,RSV 毛支患儿 IL-8 等位基因-251A 的频率明显增高,且-251A/781T 单倍体与严重 RSV 毛支明显关联。IL-4 则主要由辅助性 T 细胞 2 产生,可促进 B 淋巴细胞增殖,使 IgE 升高,直接或间接诱导巨噬细胞、嗜酸性粒细胞脱颗粒产生气道高反应性及炎症。研究表明,严重 RSV 毛支患儿 IL-4 基因启动子区等位基因-590T 过度表达,且与总 IgE 水平相关。SP 中的 sP-A 和 sP-D 与宿主的天然免疫有关,可直接清除普通的病原。SP-A 成员之一 SP-Al,能特异性识别 RSV-F 表面糖蛋白,对病毒具有调理作用。有研究表明,SP-Al 基因的多态性与 RSV 感染的疾病严重程度及住院时间相关;对 SP-D 的 MetllThr 的多态性位点的分析发现,RSV 感染组中 Met/Met 纯合子的频率明显增高,表明 SP-D 基因多态性与 RSV 毛支的易感性相关。

二、非感染性疾病

支气管哮喘:支气管哮喘又称哮喘,是全球范围内严重威胁儿童健康的主要慢性呼吸道疾病之一。其症状反复发作,对患儿身心健康与生长发育影响极大,尤其是近年来儿童哮喘的发病率在世界范围内呈增加的趋势,且趋向于婴幼儿期起病,故有关该病的发病机制和防治研究为国内外高度重视。支气管哮喘的主要特征为气道炎症、气道高反应性、黏液梗阻以及成纤维细胞和平滑肌细胞的增殖、杯状细胞的增生,其中杯状细胞增生与哮喘的严重性相关。

1.黏蛋白

死于哮喘急性恶化的哮喘患者的特征性标志是黏液过多导致气道完全性梗阻,其中黏液栓的形成是一个慢性过程。哮喘患者气道中黏蛋白产生的量、黏蛋白的构象及黏液的构成都发生了变化:首先,黏蛋白产生的量增加,有实验证明,在纤支镜和支气管活检获得的哮喘患者上皮标本中观察到 Muc5AC 表达明显增加;其次,黏蛋白上糖基化形式发生了改变造成黏蛋白的构象发生了变化,从而导致黏液理化性质的改变;最后,呼吸道黏液的构成也发生了变化,有实验证实 MuC7 黏蛋白存在于哮喘患儿的气道分泌物中,而在非哮喘患儿的气道分泌物中不存在。因此对黏液栓中黏蛋白的成分进行分析,可为哮喘恶化过程中被炎性反应激活的MUC 基因的调控提供指导意义。

2.肺泡表面活性剂

表面活性剂可通过抑制单核细胞中 NF-κB 的转录、翻译活性,使炎症因子产生减少,从而达到下调急性哮喘发作期间的气道炎症和对抗支气管收缩的作用。且研究也证明,预防性气道内注入表面活性物质可减轻致敏豚鼠的哮喘反应。

3.白三烯及其受体

白细胞三烯,简称白三烯(LT),包括花生四烯酸代谢的 5-脂氧合酶途径的产物家族,其中半胱氨酰白三烯 C_4、D_4 和 E_4(LTC_4、LTD_4 和 LTE_4)是发挥生物学活性的主要物质。其中,LTC_4、LTD_4 及 LTE_4 的受体为半胱氨酰白三烯 1 型受体($CysLT_1$)和半胱氨酰白三烯 2 型受体($CysLT_2$),这些受体定位于结构细胞和炎性细胞的质膜外侧。$CysLT_1$ 介导持续性支气管收缩、黏液分泌和气道水肿,选择性 $CysLT_1$ 拮抗剂可阻断 $CysLT_1$ 的促哮喘效应;$CysLT_2$ 则并不介导支气管收缩,其主要引起炎症、血管通透性增加和组织纤维化。白三烯与受体结合后,可引起细胞内钙的增加和细胞内环磷酸腺苷(cAMP)的减少,而后激活下游激酶级联反应,从而改变包括运动能力到转录激活等一系列的细胞活动。

因此,阻断白三烯合成和白三烯受体可作为治疗哮喘的机制。抗白三烯治疗对哮喘患者的益处在于能改善肺功能,减轻昼夜症状,减少哮喘恶化和提高生活质量。抗白三烯制剂适用于不能或不愿接受皮质激素治疗的患者,另外对阿司匹林敏感的和变应性鼻炎的哮喘患者尤其适用。抗白三烯制剂还可以改善气道重塑的作用。有实验证明,在慢性变应性哮喘小鼠模型中,使用抗白三烯制剂可逆转气道重塑的所有组织学特点。

4.哮喘相关基因

哮喘患者支气管活检标本的基因表达研究,发现许多与哮喘病理过程相关的基因表达改变,如一氧化氮合酶 2A(NOS2A)基因、谷胱甘肽过氧化物酶 3(GPX3)基因、组织蛋白酶.(CTS)基因、细胞因子(IL-5,IL-13)基因、细胞因子受体(IL-13RA,IL-4Rα,IFN-γR2)基因和花生四烯酸脂氧化酶-15(ALOX15)基因等。另外,还发现哮喘患者体内的 Na^+、K^+、Cl^- 协同转运体(NKCCL)表达比正常人增高 8 倍,这种新发现的与哮喘发病机制相关的转运体,其作用机制可能与黏膜分泌增多有关,有可能成为今后哮喘治疗的新靶点。

三、急性肺损伤

感染性因素和非感染性因素均可引起的急性肺损伤(ALI),其病理改变是以广泛性的肺泡上皮细胞和肺微血管内皮细胞的损伤,细胞因子和氧自由基的释放,PMN 在肺微血管内的滞留和激活,以及微血栓的形成等为特征。重症的 ALI 即是急性呼吸窘迫综合征(ARDS),ALI 还包括其他综合征,如新生儿或婴儿呼吸窘迫综合征(IRDS)、严重急性呼吸综合征(SARS)。

（一）肺泡表面活性剂

ALI肺泡—毛细管膜的损伤破坏了内皮屏障，造成了肺渗透压的升高、进行性炎症反应和非心源性肺水肿，使肺部气体交换和肺顺应性下降，伴随着肺泡渗出液的形成，造成了肺表面活性物质尤其是肺表面活性物质相关蛋白（SFTP）的失活或缺失。研究证实，ALI体内存在内源性SP-A代谢异常，BALF中SP-A异常低下的患者均发展为ARDS，SP-A可作为患者肺损伤程度的指标，并参与ALI和ARDS病理过程的发生与发展。Sftpb的缺乏也可引起婴儿和成人的呼吸窘迫综合征。sftpb基因全除的小鼠（Sftpb－/－）出生后立刻出现呼吸衰竭，而保留了一个Sftpb等位基因的小鼠（Sffpb＋/－）由于还可表达50％的Sftpb而存活。

（二）表皮生长因子受体

表皮生长因子/表皮生长因子受体（EGF/EGFR）的调节在ALI中发挥着重要的作用。EGFR通过与其配体（EGF、TGF-α及双调蛋白等）的结合，诱导EGFR发生自磷酸化并激活蛋白激酶/细胞外调节激酶（MAPK/ERK）等通路，引发不同细胞的功能性反应，从而在器官发育、组织保养和修复等方面发挥重要作用。

TCF-α作为ECFR配体中主要的一种，在肺损伤中发挥着重要的作用。TGF-α的成熟是通过受伤部位的蛋白水解酶完成的，成熟的TGF-α可诱导肺上皮细胞的增殖，对肺的发育起着重要的作用，因此在外源性TGF-α中和抗体或EGFR抑制剂的存在下，机体对肺泡上皮细胞的修复作用减弱。ALI时随着急性损伤所引起的肺纤维化的发展，肺成纤维细胞释放TCF-α量的增加，升高的TCF-α可减少肺水肿，所以大鼠通过吸入TCF-α盐雾化剂，可增强鼠肺渗出液的清除，加强肺泡上皮细胞Na^+K^+ATP酶的活性。另外，用EGF治疗大鼠肺炎发现，治疗组比未治疗组的肺生长得快。还有一些细胞因子如IL-1β、IL-13等，则可通过ECFR家族的介导，来实现其修复肺泡上皮细胞及促进支气管上皮细胞增殖的作用。大量的人类及动物实验研究均证明，EGFR配体尤其是TGF-α在肺损伤的诱导、发展和修复过程中起着重要作用。

（三）急性肺损伤相关基因

越来越多的研究显示，基因的多态性与ALI易感性和严重程度有关。但由于ALl复杂的病理学基础，以及诸多因素的影响，确定ALI相关遗传因子目前尚有许多困难，这使得ALI的遗传基础至今还未被完全了解。研究证实，SFTP基因的多态性（如编码SP-B基因的苏氨酸131异亮氨酸的突变）与ALI易感性有关。还有许多基因都与ALI的易感及严重程度相关，包括纤维蛋白原α基因、蛋白酶激活受体2基因、IL-1β基因、TNF基因、HSP70基因及血管内皮生长因子基因等。因此，ALI的易感性和严重性并不是由单个基因决定的，而是由许多复杂因素相互作用来决定的。

四、呼吸系统疾病诊断学技术

（一）病原体分离培养技术

1.细菌培养法

细菌培养法是诊断细菌感染性疾病的可靠依据，但是由于各种条件的限制，使得细菌阳性培养率低，无法满足目前临床诊断的需要。例如肺炎链球菌由于其培养时间长、营养要求高，再加上抗生素的使用以及标本留取不规范等原因，使得肺炎链球菌的培养阳性率远低于国外的报道。结核分枝杆菌则由于其遗传特性决定的生长周期长，细菌培养同样面临着诸多问题。

另外由于儿童结核病患者的细菌载量低,常常合并肺外结核,因此直接痰涂片阳性率也较低。我国有统计显示,儿童痰细菌学检查阳性的肺结核患病率仅为 12.3/10 万。

2.病毒分离培养技术

病毒分离培养技术是通过病毒感染敏感的组织细胞,并将其分离鉴定出来的一种方法,是诊断病毒感染如流感病毒、呼吸道合胞病毒感染最可靠的证据。但由于病毒分离一般需要1~2 周,且阳性率低,为 50%~60%,成本高,因此只能做回顾性诊断,同样不适合临床早期诊断的需要。

(二)免疫学检测技术

1.免疫荧光检测技术(immunofluorescence assay,IFA)

免疫荧光检测技术是用荧光素标记的抗体和相应的抗原形成免疫复合物,借助荧光显微镜观察细胞内相应病毒抗原及其存在的位置。IFA 分为直接法和间接法,其敏感性波动在40%~100%,特异性在 86%~99%,可用于各种病毒的检测。目前,免疫荧光检测技术已经是应用最为广泛的呼吸道合胞病毒快速检测技术,已被 WHO 推荐为快速诊断呼吸道合胞病毒的首选方法。基于间接 IFA 法推出的商品化免疫荧光检测试剂 Chemicon 能同时检测RSV、流感病毒 A 和流感病毒 B、副流感病毒 Ⅰ~Ⅲ型和腺病毒,该方法是一种简单、稳定、敏感、特异的检测病毒感染的方法,但是荧光显微镜特殊仪器限制了其在临床上的应用。

2.酶免疫测定(enzyme ilnmunoassav,EIA)

酶免疫测定是将酶催化作用的高效性与抗原抗体反应的特异性相结合的一种微量分析技术。其所包括的酶联免疫吸附试验(enzyme linked immunosorbent assay,ELISA)是目前应用较为广泛的诊断细菌和病毒感染的方法之一,具有较高的特异性和敏感性。

肺炎链球菌的感染,可通过 PLY-ELISA 检测尿样中完整形式的肺炎球菌溶血素(pneumolysin,PLY)分子,或通过 PsaA-ELISA 检测血清标本中抗肺炎球菌表面黏附素 A(PsaA)IgG,这两种方法敏感性和特异性都比较好,可作为肺炎球菌性肺炎流行病调查的理想方法。ELISA 同样可用于结核分枝杆菌感染患者血清、脑脊液、胸腹水中特异性抗原或抗体的检测,目前血清学诊断中常见的抗原有 38kDa 蛋白、Ag85 复合物等分泌蛋白,以及脂阿拉伯甘露糖(LAM)等非分泌蛋白。近年来,筛选成分单一、标准化、敏感性和特异性高的结核分枝杆菌抗原,并建立不同特性的抗原相结合的方法,是目前提高结核病实验室诊断技术水平的研究热点。另外,ELISA 可应用于病毒如流感病毒、RSV 感染后对病毒结构蛋白或患者血清抗体的检测。支气管哮喘患者也可采用 ELISA 对血清中的常见环境变应原特异性:IgE 抗体进行定性检测。

3.其他免疫学检测技术

如光学免疫分析法、免疫层析法及快速测流免疫检测技术等方法也被应用于儿童呼吸系统疾病诊断的各个领域。

(三)分子生物学检测技术

1.核酸分子杂交技术

核酸分子杂交技术的原理是利用特异的探针能与互补的核苷酸序列特异结合,通过测定探针上标记的信号来达到检测目的基因的目的。探针的标记物有放射性核素和非放射性标记物。目前常用的非放射性标记物有地高辛和荧光素等,其克服了放射性标记物有放射性、半衰期短及标记物不易处理等缺点,更具有应用前景。目前常用的核酸分子杂交技术主要有Southern 杂交、Northern 杂交、原位杂交(ISH)、荧光原位杂交(FISH)以及芯片杂交。在诊断学方面,核酸分子杂交技术可用于直接检测细菌(如肺炎链球菌)、病毒(如流感病毒、呼吸道合胞病毒等)的核酸,并可同时做出分型,且其阳性率与 IFA 大致相同,敏感性也有较好的相关性,是目前分子生物学中常用的传统基本技术。

2.PCR 技术

随着科学技术的飞速发展,PCR 技术已经成为分子生物学领域革命性的突破,被应用于几乎所有的生物学领域。其原理是在模板 DNA、引物和 4 种脱氧核糖核苷酸存在的条件下依赖 DNA 聚合酶的酶促合成反应,该技术可在数小时内对仅有几个拷贝的基因放大百万倍,大大简化了传统的分子克隆技术,显示出了无可比拟的优势。常用的方法有实时定量 PCR(RQ-PCR)、反转录 PCR(RT-PCR)和巢式 PCR(NPCR)等。其中利用实时定量 PCR 对呼吸道常见致病菌和病毒的扩增产物进行可重复性定量检测和实时监控,特异性和敏感性均较高,且其结果在抗生素治疗初期不受干扰,可为早期诊断提供较可靠的依据。应用 RT-PCR 方法针对病毒如流感病毒、呼吸道合胞病毒的核酸检测具有较高的特异性,并且可以区分亚型。巢式PCR 则以提高 RT-PCR 方法的灵敏性为宗旨,通过根据病毒的基因特性并结合进化资料,设计内外两对引物两步扩增反应来提高样品的检出率。PCR 技术虽具有较高的敏感性,但由于其易被污染,常常出现假阳性结果,且该技术尚未完全标准化,因此妨碍了其成为临床上诊断病原体感染的方法,主要作为实验研究的技术方法。

3.候选基因突变的筛查方法

(1)单链构象多态性检测(single strand conformationpolymorphism,SSCP):1989 年由Orita 首先报道,它是一种基于单链 DNA 构象差别来检测点突变的方法。SSCP 的原理是根据空间构象有差异的单链 DNA 分子在非变性聚丙烯酰胺凝胶中电泳时的受阻不同,从而将构象上有差异的分子分离开。PCR-SSCP 技术操作简单、灵敏且特异性高,不需要特殊的仪器,是目前检测点突变最简捷的方法,适合临床实验的需要,但是其只能作为一种突变检测方法,要最后确定突变的位置和类型,还需进一步测序。

(2)异源双链分析(heteroduplex analysis,HA):该方法类似于 SSCP,只不过它是一种基于异源双链 DNA 片段与同源双链 DNA 片段的差异来检测基因突变的方法。HA 的原理是在 PCR 循环中突变型和野生型 DNA 形成的杂合双链 DNA 分子即异源双链 DNA 片段,它与同源双链在聚丙烯酰胺电泳中呈现不同的电泳速率,从而达到诊断碱基突变的目的。该方法依赖于双链 DNA 分子序列依赖性的构象变化。对于小于 300bp 的小 DNA 片段其敏感性较好,且已在许多遗传性疾病中得到应用。

(3)化学错配裂解法(chemical mismatch cleavage,CMC):CMC 用于检测较大片段基因突变情况的一种方法。原理是放射性核素标记过 DNA-DNA 或 DNA-RNA 的异源杂交双链,在突变部位会产生凸起,对凸起处错配碱基进行化学修饰并使之从双链分子上断开,通过变性聚丙烯酰胺凝胶电泳及放射自显影即可确定是否有突变发生。CMC 法最大优点是能对放大片段进行“扫描”式分析,存在于序列中任何部位的突变都能被检出,多用于多基因突变的遗传病。

(4)测序:PCR 产物经克隆后测序或直接对 PCR 产物进行测序是所有基因突变检测方法中最灵敏、最直接、最全面的方法,不仅可以确定突变的部位,还可以确定突变的性质。但是 DNA 序列测定法所需的仪器和高昂的费用限制了它在临床诊断中的应用。

4.其他技术

如近些年来新近发展起来的基因芯片技术、DNA 指纹技术等,已被广泛应用于基因突变的检测、耐药的监测等各个领域。这些方法准确、快速,特异性高,信息量大,临床应用前景广阔。

第六节　呼吸道的防御功能

肺组织最基本的功能是气体交换以支持组织新陈代谢。每日肺需要进出大约 10 000L 气体以完成气体交换。吸入空气中的颗粒物质和微生物是呼吸过程中不可避免的,精准的宿主防御功能在微生物复制和侵袭宿主之前已具有清除吸入的微生物能力。微生物清除过程也能损伤细软的呼吸器,因此,这些反应必须通过平衡有效的气体交换和宿主抵抗力来调解。肺部免疫功能分布于整个呼吸道,细胞之间或细胞与可溶性因子相互作用的协调,是肺部抵抗力最主要的部分。肺部的防御功能可分为四个部分:结构上的防御功能、先天性免疫、炎症反应和特异性免疫反应。

一、结构上的防御功能(structural delenses)

1.鼻咽气道(nasopharyngeal airways)

鼻腔几乎可以完整捕捉直径>10mm 的颗粒,并且有效滤过直径>5mm 的颗粒。鼻咽还可以吸收可溶性和反应性气体。可溶性气体二氧化硫可以通过正常呼吸状态被鼻腔完全吸收。在鼻咽前部快速改变气流方向有助于大颗粒惯性沉积,随气流冲进的颗粒通过打喷嚏、咳嗽或吞咽被清除出鼻咽气道。

2.通气气道(conducting airway)

(1)黏液纤毛清除作用(mucociliaryescalator):气道上皮细胞形成一个连续的气道内衬。直径>2mm 的颗粒进入通气气道,被黏液捕捉。黏膜纤毛运动清除和咳嗽是从通气气道清除颗粒物质和微生物的主要方式。覆盖在大气道黏液层中吸入的微生物清除取决于纤毛协调拍打运动。单独咳嗽不能有效清除黏液。

通气气道的分泌物包含两层,上层的黏液层由上皮细胞合成的糖基化蛋白质(黏蛋白)组成;而下层是浆液层,提供极小的抵抗物以构成纤毛拍打运动的基础。纤毛拍打运动只是接触到较厚的凝胶层底部边缘,推进黏液向前运动,而黏蛋白可捕捉颗粒物质,并为特异性相互作用提供碳水化合物受体。流感嗜血杆菌、肺炎链球菌和金黄色葡萄球菌可逃避与黏蛋白结合。在正常黏液纤毛清除作用下细菌与黏蛋白结合可能增加细菌清除率。

黏液由覆盖在呼吸道的纤毛上皮细胞推动。每个纤毛细胞大约具有 200 根纤毛,每根纤毛拍打的频率为每秒钟 12～14 次,并可用 15 min 从大气管清除微生物,30 min 从远端气管清除微生物。

(2)气道分泌物(airway secretion):气道上皮细胞分泌各种参与重要免疫反应的非黏蛋白成分,包括铁结合蛋白、抗氧化物和抗蛋白酶。

大多数微生物的存活需要铁。正常情况下,铁被分隔在细胞内或固定在转移蛋白复合物上,微生物与转移蛋白竞争铁,由浆液性细胞释放的乳铁蛋白可逃避与铁结合。这一特性既可用于抑制黏膜表面铁依赖细菌生长,又可用于防止氢氧基诱导的组织损伤。

溶菌酶是人气道分泌量较大的酶,每日产量为 10～20mg,可在气道抵抗细菌和真菌感染,抗感染的机制是催化大多数细菌细胞壁成分中的水解键。溶解肺炎链球菌的溶菌酶能通过抑制中性粒细胞趋化降低炎症对组织损伤的作用,并通过刺激中性粒细胞产生有毒的氧原子基。

白细胞和细菌是人气道分泌物中蛋白酶的主要来源。中性粒细胞的弹力蛋白酶能降解各种细胞外基质成分,包括弹力蛋白、粘连蛋白、纤维结合蛋白和胶原蛋白。铜绿假单胞菌、金黄色葡萄球菌、流感嗜血杆菌和肺炎链球菌都产生细菌蛋白酶,这些蛋白酶可降解弹力蛋白、免疫球蛋白(Ig)、溶菌酶基础膜和补体成分。为了抗衡这些蛋白酶的破坏作用,气道分泌物包括血清衍生蛋白酶(抗胰凝乳蛋白酶-α1、抗胰凝乳蛋白酶-α2 和抗巨球蛋白-α2)和气道上皮细胞衍生蛋白酶(分泌性白细胞蛋白酶抑制因子、elafin)保护通气气道免受降解。

二、先天性免疫(innate immunity)

免疫系统分为先天性和适应性两个部分。所有多重细胞的有机体具有先天性免疫反应。两个系统问的根本差别是它们对微生物的识别方式不同。先天性免疫识别由干细胞系编码的受体介导,每个受体通过天然选择产生识别特异性感染的微生物。

1.先天性免疫识别(innate immunity recognition)

微生物的识别问题,因为微生物经常存在突变和异质性。先天免疫反应可以识别存在于大量微生物种群上的少量高度保守结构,这是受体识别分子模式而非特殊结构,因此被称为病原体识别受体(pathogen recognition receptors)。先天性免疫系统使用上百个受体完成免疫反应,由病原体识别受体识别模式称之为病原体相关的分子模式(PAMPs)。特征性 PAMPs 包括分别共享革兰阴性菌和革兰阳性菌上的脂多糖(LPSs)、磷壁酸(teichoic acids)、甘露聚糖(酵母菌细胞壁保守成分)和未甲基化的 Cpc 序列(特征性细菌有而哺乳动物没有的 DNA)。尽管 PAMPs 具有化学上的差别,但是有共同的特征。PAMPs 只能由微生物产生,是微生物存活或微生物致病性的基本条件,是病原菌分类所有的不变结构。

耐受先天性免疫或干细胞系编码病原体识别受体的细胞包括巨噬细胞、树突状细胞(DCs)、肥大细胞、中性粒细胞、嗜酸性粒细胞和天然杀伤细胞(NK 细胞)。模式识别受体主要功能包括调理作用、激活补体和凝固连锁效应、吞噬作用、炎症因子和凋亡诱导作用。模式识别受体激活这些效应细胞以便立即执行效应功能。

(1)模式识别受体(pattern recognition receptors,PRRS):根据功能分为三大类:分泌性PRRs、细胞内 PRRs 和信号传递 PRRs。在感染急性反应期甘露聚糖结合植物血凝素(MBL)、血清淀粉样蛋白(SAP)和 C 反应蛋白(CRP)在肝脏产生 PRRs 分泌。CRP 和 SAP都是五聚环蛋白家族成员,两者作为调理素随后与细菌表面的磷酰胆碱结合。CRP 和 SAP

也与C1q结合,并激活经典补体通路。MBL是凝集素家族成员,其也包括肺表面活性蛋白A和D(SP-A,SP-D)。MBL与许多细菌表面存在的大量甘露聚糖残基结合。MBL也与MBL相关血清蛋白酶(MASPs)有关,并激活MASPs,其通过裂解补体C2和C4蛋白启动补体植物血凝素通路。

PRRs也介导细菌的吞噬作用。巨噬细胞甘露糖受体(MMR)是C型植物血凝素家族成员。MMR与各种各样的革兰阴性菌、革兰阳性菌和真菌等病原体相互作用,介导吞噬作用,传递病原微生物进入溶酶体空泡内,在溶酶体微生物被溶酶体酶降解。巨噬细胞除垢剂受体(MSR)是另外一种吞噬细胞的PRR。MSR属于除垢剂受体A型家族,并对各种配体有广泛的特异性,这些配体包括双链RNA、脂多糖和脂磷壁酸(lipoteichoic acid)。MSR通过除去脂多糖而防止内毒素休克。MSR缺乏的小鼠对单核李斯特菌、单纯疱疹病毒和疟原虫感染的敏感性增加。MSR的作用是通过结合使脂质稳态和细胞内乙酰化低密度脂蛋白使脂质稳态。

(2)Toll样受体(toll-like receptors,TLRs):信号传递PRRs识别病原体相关的分子模式,并且激活信号传导通路,通路诱导各种炎症因子和共同刺激分子表达。Toll样受体(TLRs)是信号传递PRRs。

在人类和小鼠中已发现10种TLRs。TLRs是I型转膜蛋白,是昆虫与人类进化之间的保守蛋白。TLRs在配体特异性、表达型别和可能诱导靶基因方面与其他受体不同。TLR2/TLR1和TLR2/TLR6识别细胞膜LPs和脂磷壁酸;TLR3识别核内体中的双链RNA;TLR4识别细胞膜LPS和细菌因子[如肺炎链球菌溶菌素(Ply)];TLR5识别鞭毛素,其是细菌鞭毛的主要结构成分;TLR7/TLR8识别核内体中的单链RNA;TLR9识别细菌核内体DNA的未甲基化CpG序列,这种识别的理由是大多数哺乳动物基因组被甲基化,然而,细菌缺乏CpG甲基化酶。

TLRs激活诱导各种各样的炎症和免疫反应基因转录。由TLR激活诱导的分子包括炎症介导因子,如TNF-α、IL-1、IL-6、IFN-α、IFN-β等细胞因子和趋化因子;T细胞激活共同刺激分子,如CD80和CD86;调解淋巴细胞分化的信号,如IL-4、IL-5、IL-10、IL-12、TGF-β和IFN-γ等细胞因子。TLRs激活也造成杀菌机制的上调。TLR信号传递诱导可诱导的一氧化氮合成酶(iNOs)mRNA和一氧化氮(NO)产生。尽管TLR2刺激激活NO产生,但是NO抑制不阻断TLR2刺激的细胞间微生物的杀灭,这就提示TLR2也激活其他重要的杀菌机制。

2.肺泡巨噬细胞(alveolar macrophage)

肺部巨噬细胞的定居为抵抗肺泡表面微生物的第一道防线。肺部巨噬细胞定居出现在间质内、肺泡内衬、气道管腔和上皮细胞内衬里。这些巨噬细胞有两个来源:肺和肺泡。肺部巨噬细胞由血液循环进入肺的单核细胞分化而来。肺泡巨噬细胞也可以从肺间质中巨噬细胞前体繁殖和分化而来,其杀菌功能取决于4个关键步骤:信号识别、对刺激反应的移动、微生物摄取和消化、介质因子的分泌。巨噬细胞通过表面受体(PRRs)在其微环境中识别信号。巨噬细胞也对补体第三种成分(先天免疫主要可溶性蛋白效应因子)表达2种不同受体。补体受体1(CR1)优先与C3b结合,也与C3bi和C4b结合。补体受体3(包括CR3,CD11b/18,MAC-1,Mo-1)是β2整合家族成员,也是C3bi受体,但也识别脂多糖和纤维蛋白原。荚膜组织胞质菌直接与CR3结合。微生物直接与CR3结合是特异性免疫开始之前微生物的一个重要识别机制。有 CDl8 复合物基因缺陷患者经常患反复致命性感染,即 CR3 在抗宿主感染中起关键的作用。

识别微生物后吞噬作用出现。颗粒吞饮作用需要受体—配体相互作用,这提示巨噬细胞伪足从最初位点延伸与周围环境接触(zipper 假说)。因此,吞噬作用需要特异性受体的接触和跨膜信号的产生。

定居肺泡的巨噬细胞不完全激活杀菌作用,其激活刺激来源于以下 4 个方面:①微生物本身;②巨噬细胞的反应;③其他先天免疫细胞分泌的产物;④血浆蛋白质。随着吞噬作用的出现,微生物最初包含在吞噬体内,然后吞噬体与一个或多个溶酶体融合。

脂多糖是细菌细胞壁上成分,是重要的巨噬细胞激活信号。巨噬细胞与脂多糖相互作用能出现在微生物吞饮作用期间或通过细胞间杀菌和(或)消化释放脂多糖后。巨噬细胞激活刺激由巨噬细胞本身产生。由脂多糖诱导 IFN-α 和(或)IFN-β 释放提供初级信号激发巨噬细胞杀菌活性。同样,粒细胞-巨噬细胞克隆刺激因子(GM-CSF)也是巨噬细胞激活重要刺激因子。除巨噬细胞外的其他类型细胞也提供重要刺激因子。微生物之间的相互作用导致 NK 细胞产生 IFN-γ 非免疫产物。

氧化和非氧化程序通常出现于肺泡巨噬细胞杀死摄入的微生物。一般认为定居的巨噬细胞抗菌活性低于单核细胞。呼吸暴发等级降低和颗粒过氧化物缺失是抗菌活性降低的原因,因为定居的肺泡巨噬细胞含有极少量髓过氧化物酶(MPO),其 $MPOH,-O_2-$卤化物系统缺陷。

微生物也能通过巨噬细胞依赖非氧化机制被杀死。防御素是细胞毒多肽的多重家族成员,这种多肽可杀死多种革兰阳性菌(如金黄色葡萄球菌)和革兰阴性菌(如大肠埃希菌、肺炎克雷白菌、铜绿假单胞菌)。防御素也可以杀死真菌,并灭活某些病毒。

3.天然杀伤细胞(natural killer cells,NK 细胞)

肺含有 NK 细胞。巨噬细胞与 NK 细胞相互作用在先天免疫反应期间可能是激活巨噬细胞的关键。巨噬细胞与微生物相互作用产生 IL-12,IL-12 与 TNF-α 因子共同诱导 NK 细胞产生干扰素-γ(IFN-γ)。早期 IFN-γ 激活巨噬细胞并增加其杀菌活性。

4.补体(complement)

补体是先天免疫的重要可溶性蛋白效应因子,当替代通路与缺乏唾液酸的碳水化合物颗粒相互作用时或通过凝集素与某些碳水化合物结合启动经典通路时补体被激活。正常肺泡灌洗液含有功能的补体替代通路,补体激活产生 C3b,C3b 是一个促进受体介导巨噬细胞吞噬微生物的调理素。补体激活也产生 C5a,C5a 是一个重要的多形核粒细胞趋化因子。完整的补体通路的激活导致 C5b-C9 复合物在细菌表面装配,随后发生细菌溶解和死亡。

5.表面活性物质(surfactant)

肺泡上皮细胞分泌的表面活性物质在先天免疫反应中起重要作用。SP-A 和 SP-D 是称之为凝集素的一组蛋白分子成员。尽管 SP-A 可能没有真正意义上的调理功能,但是其易使肺泡巨噬细胞和 Ⅱ 型肺泡上皮细胞摄取包裹在脂-SP-A 复合物中的细菌。体外试验中,使肺泡巨噬细胞和 SP-A 接触导致吞噬金黄色葡萄球菌和铜绿假单胞菌作用增强。SP-A 直接与 a 型流感嗜血杆菌结合和调理,促进肺泡巨噬细胞趋化,增加 GM-CSF 和 IL-3 因子分泌,修饰巨噬细胞氧化物。Ⅱ型肺泡上皮细胞和非纤毛支气管 Clara 细胞产生 SP-D,其介导革兰阴性菌凝集反应。表面活性物质也具有细胞外杀死微生物的作用。

三、炎症反应(inflammatory responses)

大多数细菌清除需要双重吞噬系统,即定居肺泡巨噬细胞和集合来的多形核白细胞。当细菌量低和毒素量少时肺泡巨噬细胞能有效吞噬和杀死侵袭的细菌。然而,当细菌量大和毒素量高时,或有荚膜革兰阴性菌(如铜绿假单胞菌和肺炎克雷伯菌)进入下呼吸道时募集来的多形核白细胞起有效容纳和清除细菌作用。

募集来的多形核白细胞进入肺泡是由肺泡空间内的趋化因子产生而启动。补体激活出现在早期,是通过补体替代通路实现的,这条通路可被多种物质激活,如多糖复合物、脂多糖(细菌内毒素)和某些细菌、真菌表面成分。

补体替代通路的激活导致 C5 裂解,其裂解片段在早期肺组织抵抗微生物时起重要的趋化因子作用。在气管内接种肺炎链球菌、铜绿假单胞菌和流感嗜血杆菌后,C5 缺乏小鼠募集到肺组织的多形核白细胞比 C5 正常小鼠明显减少。

补体片段对巨噬细胞和多形核白细胞具有趋化活性。趋化因子的超基因家族具有对多形核白细胞和单核细胞相对高的特异性,并提供选择性募集末梢血白细胞到炎症特异部位的重要机制。4 种密切相关的趋化因子家族已被发现,即 CXC、CC、C 和 CXXXC 趋化因子家族。CXC 趋化因子家族包括 IL-8、MIP-2、GRO、ENA-78 和 NAP-2,主要对多形核白细胞产生刺激和趋化活性。CC 家族包括 MCP-1、MCP-2、MCP-3、RANTES、MIP-1α 和 MIP-1β,对巨噬细胞、淋巴细胞、嗜酸性细胞、嗜碱性细胞和肥大细胞有趋化和(或)激活效应。C 趋化因子只有淋巴细胞趋化因子。CXXXC 趋化因子只有 fractalkine。

当中性粒细胞与微生物接触时细菌颗粒被吞噬细胞摄入,然而吞噬细胞空泡内的酸性环境能限制某些细菌生长,有效的杀菌作用需要氧分子产物或颗粒成分,或两者。多形核白细胞产生过氧化氢及高度反应不稳定的中介物(如超氧离子基、氢氧基和单个氧分子)。尽管不完全清楚 MPO-H_2O_2-卤化物系统产物如何改变细菌和真菌生存力,但是已经建立这个系统的参与中性粒细胞氧依赖杀菌机制。

吞噬细胞通过氧和髓过氧化物酶-非依赖系统也能够有效杀死某些微生物。各种杀菌产物储存在细胞质颗粒中。乳铁蛋白限制细菌繁殖,其通过螯合铁的能力实现,铁是许多细菌基础生长因子。在人类中性粒细胞的特异性和嗜苯胺蓝颗粒中发现的溶菌酶有效地水解某些细菌细胞壁。在中性粒细胞嗜苯胺蓝颗粒中发现的弹力蛋白酶、组织蛋白酶 G 和其他阳离子蛋白具有杀菌能力。人类中性粒细胞包含的防御素杀灭真菌及许多种革兰阳性菌、革兰阴性菌。

四、特异性免疫反应(specific immuneresponses)

特异性免疫反应从功能上由两个主要效应系统组成:抗体和细胞介导的免疫系统,两者分别由 B 和 T 淋巴细胞产生。使用 RAG1 和 RAG2 基因产物,B 和 T 淋巴细胞重组,其 Ig 和 T 细胞受体(TCR)基因产生大约 1011 表达不同抗原受体的不同 B 和 T 淋巴细胞克隆。B 淋巴细胞受体识别裸抗原,裸抗原可能由简单的化学成分(碳水化合物或蛋白质)组成。T 淋巴细胞受体只识别蛋白抗原衍生的多肽,多肽抗原与主要组织相容性复合物(MHC)-Ⅰ类和-Ⅱ类的细胞表面蛋白结合。具有足够亲和力受体的淋巴细胞克隆通过抗原呈递细胞(APCs)激发而繁殖并发展成效应细胞。感染消除后,抗原特异性克隆保留为"记忆"淋巴细胞,当抗原第二次入侵时,其可提供更快速的反应。

1.特异性免疫反应抗原的选择(selection of antigens for specific immune responses)

T辅助淋巴细胞(TH细胞)通过巨噬细胞、B淋巴细胞产生的抗体和细胞毒T淋巴细胞的克隆变化促进细胞间杀菌作用而表现特异性免疫反应。呈递于APCs表面MHC-Ⅱ类与相关的膜蛋白的抗原多肽与T细胞的TCRs之间相互作用激发细胞免疫活性。多肽产生于外源抗原(如细菌、真菌和分枝杆菌),抗原通过吞噬作用和胞饮作用被摄入,蛋白质被消化分解为10~20个氨基酸大小的多肽片段。含有免疫显性表位的多肽与MHC糖蛋白复合物的抗原结合位点结合,并被传递到APCs表面。MHC-抗原-TCR相互作用提供T淋巴细胞激活特异性。第二个共同刺激信号需要激活T淋巴细胞产生细胞因子。CD28传递共同刺激信号,CD28是TH细胞的膜蛋白,并与TCRs一起共同刺激编码IL-2基因的转录和稳定IL-2的mRNA。APCs上的CD28配体,即B7.1(CD80)和B7.2(CD86)表达提供第二个信号。T淋巴细胞上的淋巴细胞功能相关抗原(LFA)分子与APCs上的细胞间黏附分子(ICAMs)相互作用促进细胞与细胞接触和跨膜信号传递。当CD2与LFA-3相互作用,CD4与MHCⅡ类分子相互作用时,通过APCs胞饮作用选择蛋白的过程激发B7.1或B7.2或黏附分子的表达,也决定抗原激活TH细胞。

2.树突状细胞的成熟和分化(dendritic cellmaturation and differentiation)

APCs提供先天性免疫和适应性免疫之间基本联系。对于T细胞来讲,树突状细胞是最主要的APCs。树突状细胞位于哺乳动物宿主上皮细胞周围,识别病原体和微环境组织损伤,并将"危险"信号呈递到适应性免疫细胞,树突状细胞捕捉抗原,移动到引流淋巴样器官,成熟过程完成后,选择抗原特异性淋巴细胞,树突状细胞呈递抗原到淋巴细胞,这一过程是最初的适应免疫反应。不同成熟阶段的树突状细胞可有不同的表型、功能和定居位置。至少有3个成熟阶段:包括血液和淋巴管中树突状细胞前体、组织定居未成熟树突状细胞和存在于次级淋巴样器官中成熟树突状细胞。

树突状细胞祖先细胞在骨髓和末梢血中是CD34$^+$造血祖先细胞的一小部分。GM-CSF和TNF-α因子刺激树突状细胞祖先细胞生长和分化为树突状细胞前体细胞。这一过程由多重细胞因子介导,包括cαKIT配体、Flt-3配体、IL-3、TGF-β、IL-4和IL-13。髓样树突状细胞与单核细胞密切相关,当与GM-CSF和IL-4一起培养时单核细胞产生髓样树突状细胞。相反,当与GM-csF一起培养时未成熟髓样树突状细胞分化成巨噬细胞表型。

3.树突状细胞的移动(dendritic cell migration)

趋化因子和趋化因子受体所起的重要作用是指示对的细胞到对的地方。未成熟树突状细胞和单核细胞表达多种多样的炎症趋化因子受体,如CCR1(PANTEs受体)、CCR2(共同享有MCP-1~MCP-4受体)、CCR3(eotaxin受体)、CCR5(MIP-1α、MIPα1β、PANTES受体)和CCR6(MIP-3α受体)。作为这些受体一配体相互作用的结果,未成熟树突状细胞和单核细胞快速募集到炎症反应器官。到达感染部位后,树突状细胞捕捉抗原。经过巨大吞饮作用内部消化的蛋白质被降解并变成多肽,伴随新的MHC-Ⅱ类分子合成,形成膜表达的复合物。

4.树突状细胞的成熟(detldritic cell maturation)

树突状细胞的成熟出现在炎症部位。肺部树突状细胞成熟可能经过接触抗原后出现两种不同的途径。第一,微生物产物,如脂多糖,可能与上皮细胞、巨噬细胞和树突状细胞上的TLRs结合,上皮细胞和巨噬细胞TLR配体相互作用导致细胞因子释放。TLRs也可诱导细胞因子表达和APCs表面的CD80和CD86分子表达。由于PAMPs只出现在病原体上,因此TLRs只在感染存在时诱导CD80和CD86分子。T细胞至少需要2种信号而被激活,一个是多肽与MHC分子的复合物,另一个是APCs表面的CD80和CD86分子介导的共同刺激信号。第二,如果T细胞受体与诱导CD80和CD86分子表达的病原体衍生而来的多肽结合,T细胞只需要接受上述2种信号而激活。这个机制证实通常情况下只有病原体特异性T细胞被激活。在CD80和CD86分子缺失时抗原识别导致T细胞永久灭活或凋亡。经过感染微生物的识别和特异性免疫激发所需的信号诱导先天免疫识别控制所有适应免疫反应的主要方面。

成熟过程也导致向次级淋巴样器官移动。成熟树突状细胞下调CCR1、CCR5和CCR6,相反,成熟树突状细胞上调趋化因子受体、CCR4、CCR7和CXCR4。CCR7可能在成熟树突状细胞进入淋巴管运动中起重要作用,因为次级淋巴样组织趋化因子(SLC)的配体由淋巴管内皮细胞产生。树突状细胞进入淋巴管病引流到淋巴结,最终定居在淋巴结T细胞区域可能由其他cCR7配体控制,这配体包括ELC,其由定居的成熟树突状细胞和MIP-3β产生。

5.巨噬细胞抗原呈递(macrophage antigen presentation)

肺泡巨噬细胞对裸T淋巴细胞或休眠记忆细胞是无效应的APCs,但能重新刺激最近激活过的T淋巴细胞。肺泡巨噬细胞不能有效地激活CD4$^+$T淋巴细胞,因为很少与休眠T淋巴细胞结合,并且不表达B7共同刺激细胞表面分子。

定居的肺泡巨噬细胞主动抑制T淋巴细胞激活和抗原诱导的繁殖。肺泡巨噬细胞删除急剧增加实验动物免疫反应的能力,在肺部这样下调稳定状态控制机制的潜在的价值是不言而喻的,因为肺经常被暴露于抗原。在肺实质内免疫反应必须被抑制和下调,因为免疫反应不可避免地导致气体交换表面明显损伤。另外,肺泡巨噬细胞抑制活性能被颠倒。GM-CSF和TNF-α因子明显降低肺泡巨噬细胞抑制活性,增加树突状细胞成熟。通过巨噬细胞和(或)肺泡和气道上皮细胞诱导的GM-CSF和巨噬细胞产生的TNF,微生物刺激(如脂多糖)降低肺泡巨噬细胞下调状态,并增加树突状细胞免疫刺激活性。总之,在面对微生物挑战,APCs上的脂多糖诱导改变使局部T细胞激活。

6.免疫反应类型的选择(selection of the type immune responses)

不同微生物的清除需要不同类型的免疫反应。Ⅰ型反应最初由激活的巨噬细胞介导,并参与吞噬作用和细胞间杀菌作用。Ⅱ型反应由非细胞毒抗体、肥大细胞和嗜酸性粒细胞介导。Ⅰ型免疫反应由TH1细胞介导,其分泌IL-2、IFN-γ、TNF-α和GM-CSF因子。Ⅱ型免疫反应由TH2细胞介导,其产生IL-4、IL-5、IL-6和IL-10因子。

第二章　症候学

第一节　发热

【概述】

正常小儿体温比成人略高。腋温(测 5min)36～37.4℃,口温和肛温依次高 0.3～0.5℃,且具有午后、进食、活动、哭闹后及环境温度升高时生理性波动现象。因病而致的体温升高是呼吸道疾病的最常见症状。发热是机体与疾病做斗争及适应内外环境温度异常的一种保护性反应。通常分为低(或微)热(37.5～38℃)、中度发热(38.1～39℃)、高热(39.1～41℃)和过高热(>41℃)。如发热持续 2 周以上则称为长期发热。还可根据热型分为弛张热、稽留热、间歇热、双峰热、不规则热和波浪热等。

【病因】

仅讨论与呼吸道疾病有关的病因。可归纳为感染性与非感染性两类。

(一)感染性发热

最常见,各种病原体可先后或混合存在。值得注意的是新生儿、极度衰弱儿等感染时可无发热。

1.细菌性感染

见于扁桃体炎、鼻窦炎、颌下淋巴结炎、中耳炎、咽壁脓肿、肺脓肿、支气管炎、支气管扩张症、各种肺炎(包括嗜肺军团菌病、L 型菌、厌氧菌、球形肺炎、VAP 等)、结核病及脓胸、膈下脓肿及猩红热、百日咳、白喉等传染病。

2.病毒性感染

感冒、鼻咽炎、咽喉炎、支气管炎和肺炎及麻疹、风疹、水痘、SARS、人禽流感病毒等传染病及偏肺病毒感染、传染性单核细胞增多症等。

3.其他感染

支原体、衣原体、肺寄生虫、钩端螺旋体及各种真菌感染等。

(二)非感染性发热

主要有:

1.变态反应性疾病

哮喘、花粉症、药物热、嗜酸性粒细胞增多性肺浸润等。

2.系统疾病累及呼吸系统

风湿热、类风湿病少年型(变应性亚败血症)、系统性红斑狼疮和硬皮病、皮肌炎、结节性多动脉炎、韦格纳肉芽肿、结节病及白血病、淋巴瘤、朗格汉斯细胞增生症、急性溶血等。

3.其他

呼吸系统肿瘤、出血、组织坏死、外伤和手术及输血、输液反应、吸入性肺炎、特发性肺含铁血黄素沉着症、川崎病、坏死性淋巴结炎等。

【诊断步骤及要点】

(一)详细询问病史

如发病季节、地区、年龄,起病缓急,热型与热程,有无寒战,曾否治疗及用药情况和效果等。急性短期发热以急性呼吸道感染及变态反应、输液反应和某些传染病为多见;慢性长期发热则多见于结核病、结缔组织病、慢性呼吸道化脓感染(如肺脓肿、化脓性胸膜炎、肺囊肿继发感染、支气管扩张等)。弛张热多见于严重化脓感染、腺病毒肺炎、变应性亚败血症等;稽留热常见于大叶性肺炎、脓胸等;不规则发热可见于各种呼吸道感染及结缔组织病。

(二)伴随症状与体征

通过全面系统查体,发现发热病因的线索。

(1)有严重感染中毒症状,一般情况较差,热退后仍精神萎靡,多见于严重化脓性感染;中毒症状较轻,一般情况较好,与高热程度不相一致时,结缔组织病等可能性较大。

(2)伴畏寒、寒战的弛张或稽留热,常见于大叶性肺炎、节段性肺炎、金葡菌肺炎继发肺脓肿或脓胸等。亦可见于输液、输血反应。

(3)伴多汗的发热见于风湿热、类风湿病;如系盗汗伴低热(或午后潮热)提示结核病。

(4)咳脓痰的发热多见于支气管扩张、肺脓肿、支气管肺囊肿继发细菌感染;慢性鼻窦炎时除脓痰外,常伴有头痛和(或)脓涕。

(5)伴咯血的发热,应想到肺结核、支气管扩张、过敏性肺炎、特发性肺含铁血黄素沉着症、肺寄生虫病、呼吸系肿瘤及肺肾出血综合征等。

(6)伴咳嗽、气喘或呼吸困难时,最常见于各种肺炎;呼气相延长者多为哮喘性支气管炎,哮喘并感染、毛细支气管炎,可闻及哮鸣音为其特点;吸气性呼吸困难常见于喉炎、会厌炎、气道异物继发感染等。

(7)伴有皮疹或出血点:应想到药物过敏、麻疹、猩红热等传染病、金葡菌肺炎或血液病合并呼吸道感染及结缔组织病等。

(三)辅助检查

1.周围血常规

若白细胞总数和中性粒细胞增多,尤其有核左移,中毒颗粒等,强烈提示化脓性感染;如出现幼稚细胞应行骨髓穿刺,排除白血病或类白血病反应。

2.痰液检查

脓性痰提示呼吸道化脓感染;泡沫血性痰多见于肺水肿、心力衰竭;白色泡沫样黏痰多为哮喘或百日咳等;果酱色痰或巧克力色痰则为肺阿米巴病等,铁锈色痰可在大年龄的大叶性肺炎患儿出现,但并不常见,如果痰中嗜酸性粒细胞增多支持过敏性疾患或肺蠕蚴移行症。

3.X线检查

对呼吸系统疾病的诊断极为重要,如异物、系统疾病的肺部表现及各种肺、气管、纵隔、胸膜等的疾患,可了解病变部位、程度、有无并发症等(详见第四章第二节)。

4.病原学检查

可进行血、痰、胸液细菌培养、厌氧菌、L 型菌培养及支原体、病毒病原学快速检验等（详见第四章第四节）。

5.其他检查

血沉、抗"O"、类风湿因子、C-反应蛋白、抗核抗体、狼疮系列、碱性磷酸酶积分等检查。

6.试验治疗

高度怀疑厌氧菌感染时可加用甲硝唑，疑卡氏肺孢子虫性肺炎时选用复方新诺明等治疗，疑药物热时可停用可疑药物观察。

第二节　慢性咳嗽

咳嗽是呼吸道或全身疾病最常见的症状之一，是延髓咳嗽中枢受刺激引起，是为了排除气道分泌物或异物而产生的一种保护性反射。若咳嗽持续 4 周以上或反复发生，可称为慢性咳嗽。有人则指以咳嗽为唯一或主要症状，持续＞3 周，无明显肺疾病症状者的咳嗽。其诊断往往较困难。

【病因】

（一）咳嗽发生机制

凡是咽喉至终末支气管黏膜上的咳嗽受体（鼻、鼻窦、耳鼓膜、胸膜、胃、膈肌及心包等处亦有）受到分泌物或粉尘、刺激性气体的刺激，均可通过迷走、舌咽、三叉神经等，将信息传入位于脑干上部和脑桥的咳嗽控制调节中枢，经分析后下达咳嗽信号，并通过迷走、膈、脊髓运动神经等传至效应器官（喉、肋骨、腹、膈肌等）引起咳嗽。

（二）咳嗽的病因

急性或短期咳嗽多见于上呼吸道、气管、支气管和肺的炎症及一些传染病的初期。慢性咳嗽的病因常随年龄不同而异。其中以反复上感所致的鼻咽炎、慢性鼻炎、鼻窦炎；过敏性鼻炎、支气管炎；哮喘病及慢性咽炎、扁桃体炎和（或）腺样体肥大为四大主要原因。

（三）按发生机制分类

1.呼吸道感染

最多见，如各种上感（包括各种慢性咽喉炎、咽壁脓肿等）；支气管炎；各种肺炎；支气管扩张症；肺脓肿、肺结核及肺寄生虫病等。

2.变态反应性疾病

哮喘病、嗜酸性粒细胞性支气管炎等。

3.异物或其他刺激

喉、气管等异物及烟雾、尘埃、刺激性气体等。

4.呼吸道受压

增生体肥大、甲状腺肿、肺门或支气管淋巴结肿大、胸腔积液、纵隔肿瘤、纵隔炎及膈疝等。

5. 循环系疾病

心力衰竭、肺淤血、肺水肿、肺栓塞及心脏扩大、心包积液等。

6. 神经精神因素

习惯性咳嗽、神经性咳嗽、迷走神经耳支受刺激(如外耳道炎、异物等)。

7. 先天畸形

气管软化症、气管狭窄、支气管肺发育不全、支气管肺囊肿、胃食管反流、气管食管瘘、肺隔离症等。

8. 其他

维生素 A 缺乏症、气温的刺激、肺含铁血黄素沉着症、肺泡蛋白沉积症、白血病或结缔组织病的肺浸润等。

【诊断要点】

在详细询问病史和细致认真查体基础上,结合辅助检查进行全面分析,绝大多数咳嗽可得到解剖与病因诊断。

(一)咳嗽的起病情况

小儿突然发生的阵发性呛咳,应想到异物吸入的可能,宜详细追寻病史;对那些不易解释的肺部固定性炎性病变,应做必要的检查排除异物。急性咳嗽多见于上感和气管、肺的炎症及麻疹、百日咳等传染病的初期阶段。慢性长期咳嗽则应注意患儿有无过敏体质、先天畸形、鼻咽部慢性病灶及结核等。

(二)咳嗽的声音和性质

声音嘶哑的咳嗽或有犬吠样声音,提示急性喉炎、咽白喉等;阵发性痉挛性连续干咳,往往伴有脸面涨红、鸡鸣样回声时为百日咳的典型表现;咳嗽伴有哮鸣音多见于哮喘病、哮喘性支气管炎或毛细支气管炎等,亦可见于各种原因引起的支气管狭窄。干性咳嗽常见于上感、支气管炎、肺炎和结核早期、胸膜炎及膈下脓肿等;湿性咳嗽则多见于肺炎、支气管扩张、肺脓肿、肺水肿等。还可根据咳出痰的颜色、性状、多少等进一步判断(见第四章第五节)。二重性咳嗽多见于支气管淋巴结结核、气管异物;金属音调的咳嗽偶见于开放性气胸者;有咳嗽动作但无声音或声音低微多提示声带麻痹、极度衰弱的小儿,亦见于先天性肌无力、严重腹腔积液、呼吸肌或膈神经麻痹的患儿,偶见于癔症者。咳嗽重、吸气性呼吸困难但无声哑者要注意会厌炎。

(三)咳嗽的时间与伴随症状

晨起咳嗽多见于咳嗽变异性哮喘、慢性支气管炎;夜间咳重者常为百日咳、急性痉挛性喉炎及支气管哮喘等。支气管扩张症患者的典型表现是早起或起床后咳出大量脓痰,伴胸痛者可见于大叶肺炎、胸膜炎、自发性气胸、肺真菌病及化脓性心包炎。此外,注意感染性疾病多伴有发热,如出现发绀、呼吸困难、鼻翼扇动或三凹征及啰音等,应想到肺部炎症或气道不畅等疾病,琼应注意有无呕吐、贫血等。痰中带血可见于支气管扩张、肺肾出血综合征、特发性肺含铁血黄素沉着症、肺结核、肺脓肿、吕弗勒综合征等。

(四)痰的性质与量

痰的性质可分为黏液性、浆液性、脓性、黏液脓性、浆液血性、血性等。急性呼吸道炎症时痰量常少；支气管扩张症、空洞性肺结核、肺脓肿等痰量常较多；当脓胸、肝脓肿或膈下脓肿穿破入支气管时，病人可突然咳出大量脓痰。支气管扩张症与肺脓肿患者痰量多时，痰可出现分层现象：上层为泡沫，中层为浆液或浆液脓性，下层为坏死性物质。痰有恶臭气味者，提示有厌氧菌感染。24h咳数百至上千毫升浆液泡沫样痰，还应考虑弥漫性肺泡癌的可能。

（五）全面体格检查

胸部的望、触、叩、听是重点检查部分，耳、鼻、咽喉、口腔也不可忽视。但咳嗽并非都是呼吸道疾病；心脏、腹部甚至结缔组织、自身免疫等全身性疾病均可引起咳嗽，故查体要全面认真。

（六）必要的辅助检查

除三大常规外，痰液、胸腔穿出液、X线、B超、病原学检查都是十分重要的。其他如OT/PPD、免疫功能、血气分析、肺功能及支气管镜和肺与淋巴结穿刺活检等可根据需要选用。

第三节　发绀

凡因血中还原血红蛋白含量＞50g/L或含异常血红蛋白衍化物，致口唇周围、舌、口腔黏膜、面颊及指、趾末端的皮肤或黏膜出现青紫色，称为发绀，亦称青紫。前者叫真性发绀，后者叫假性发绀。

【病因】

（一）还原血红蛋白增多

1.中心性发绀

系由呼吸及循环系统疾患导致SaO_2下降引起。

（1）呼吸系统疾患如各种原因致的气道狭窄或梗阻（新生儿窒息、后鼻孔闭锁、喉痉挛、喉水肿及异物等），肺部疾患（各种肺炎、肺不张、肺水肿、肺气肿、肺大疱、肺透明膜病等）及先天性膈疝、胸腔积液、纵隔气肿、张力性气胸、先天性肺动静脉瘘等，引起通气和换气功能障碍，肺氧合作用不全，使循环毛细血管中还原血红蛋白增多。

（2）心血管系统疾病见于各种先天性心脏病（如法洛四联症，大血管易位、艾森门格综合征、单心房、单心室、肺静脉畸形引流及主动脉狭窄、肺动脉瓣闭锁等），因部分静脉血未经肺进行氧合作用，直接分流至动脉血中，当分流量超过排出量的1/3时，即发生发绀。

2.周围性发绀

系由周围血流缓慢淤滞或供血不足等循环障碍所致，其SaO_2正常。

（1）全身性疾病如充血性心力衰竭、缩窄性心包炎及休克、严重感染、支气管扩张、中毒、惊厥、红细胞增多症等。

（2）局部血流障碍如上、下腔静脉梗阻及雷诺病等。

(二)异常血红蛋白血症

1.高铁血红蛋白血症

有遗传性和后天性两种,后者见于化学药品中毒、严重溶血和厌氧菌感染、绞窄性肠梗阻及食物中毒(肠源性青紫)等。

2.其他

血红蛋白 M 病和硫化血红蛋白血症等。

【诊断要点】

详细询问病史,注意发绀出现的年龄和程度、分布、持续时间及影响因素、伴随症状与体征,再结合必要的化验检查一般均可做出病因诊断。特别应指出的是,当血红蛋白<50g/L 的重度贫血患儿,不出现发绀。

(一)中心性发绀

多由心肺疾患引起。其特点是颜面、四肢、躯干等全身的皮肤和黏膜均受累,但皮肤温暖。若哭闹、深呼吸时发绀减轻或消失,提示有肺不张;发绀无改善或加重则多为有动静脉分流的先心病。若发绀伴咳嗽、呼吸困难者,呼吸系统疾病可能性大;若伴血压低、周围循环不良,则可能为休克所致。

(二)周围性发绀

系静脉淤血或毛细血管血流障碍所致,发绀见于颜面、耳垂或肢端,且皮肤发凉,而黏膜不受影响。对发绀部位给予按摩、加温后发绀消失也是与中心性青紫的区别之一。但有时可混合存在,如心力衰竭并肺水肿时,即皮肤、黏膜均发绀。

(三)异常血红蛋白血症的发绀

发绀重而症状轻.无阳性体征。

1.遗传性高铁血红蛋白血症

为常染色体隐性遗传,多于生后不久出现发绀,亦可在学童期发生。静脉血黑褐色,空气中振荡不变色,加 1‰氰化钾变鲜红色,分光镜检查有高铁血红蛋白(吸收带在 630nm 处),亚甲蓝、维生素 C 治疗有效。

2.后天性高铁血红蛋白血症

进食含亚硝酸盐的菜、井水及腌菜或服磺胺类、非那西丁、碱式硝酸铋、硝酸甘油等药物,可使血红蛋白变成高铁血红蛋白(达 15%)而出现发绀,当高铁血红蛋白>20%时可出现全身缺氧症状,甚至死亡。起病突然,指端、口唇青紫明显,与呼吸困难不相称。静脉血暗紫色,空气中振荡不变红,维生素 C 和亚甲蓝有速效。

3.血红蛋白 M 病

为显性遗传病,系患儿血红蛋白的珠蛋白肽链上有一异常氨基酸所致。静脉血为巧克力色,维生素 C 和亚甲蓝治疗无效,蛋白电泳可检出 M 血红蛋白。

4.硫化血红蛋白血症

在服用含硫化物或芳香族化合物、肠内形成大量硫化氢的基础上,若再服产生高铁血红蛋白的药物或食物,当硫血红蛋白达 5g/L 时可发生本症。其发绀持久不退,静脉血为蓝褐色,加抗凝剂在空气中振荡不变色,分光镜检查其吸收带在 618nm 处。亚甲蓝、维生素 C 治疗无效。

第四节　呼吸困难

呼吸困难是各种原因引起呼吸费力的一种症状,但小儿多不能诉说自己的感觉,而是以呼吸频率,节律和强度改变,伴有辅助呼吸肌参加运动,表现为三凹征、鼻翼扇动、点头呼吸等,是很常见的一种症状,严重时伴有发绀、烦躁不安,甚至惊厥或昏迷。

【病因】

（一）新生儿期

1.先天畸形或先天发育不足

如未成熟儿、鼻后孔闭锁、先天性喉蹼、血管环畸形、先心病、膈疝、先天食管闭锁及颌小裂腭畸形等。

2.分娩异常和产伤

如新生儿窒息、膈肌麻痹、新生儿气胸和纵隔气肿、新生儿颅内出血等。

3.肺部疾患

如新生儿肺透明膜病、羊水吸入、感染性肺炎、肺出血、湿肺症和持续性肺不张、肺发育不全或不发育等。

（二）小儿时期

1.呼吸系统疾病

①上呼吸道梗死:如先天性喉喘鸣、鼻后孔闭锁、舌骨一甲状腺囊肿、鼻甲肥厚、增生体肥大、咽壁脓肿、喉炎、会厌炎、喉乳头状瘤、喉痉挛等;②支气管与肺疾患:如气管炎、异物、气管食管瘘、哮喘、喘息性气管炎、支气管扩张、弥漫性泛细支气管炎等及各种肺炎、肺脓肿、肺气肿、肺不张、肺水肿、肺囊肿、肺间质纤维化、肺含铁血黄素沉着症等;③其他:胸腔积液、积气、积血、膈疝、纵隔肿瘤及膈肌等麻痹等。

2.循环系疾病

如肺栓塞、先天性心脏病、心包炎、心肌炎、心力衰竭、心内膜弹力纤维增生症、心律失常及风心病等。

3.严重贫血

包括失血、溶血及生血障碍和营养障碍所致的贫血。

4.中毒及代谢异常

如 CO 中毒、水杨酸盐中毒、氰化物中毒、酮症酸中毒、尿毒症及严重酸碱失衡等。

5.神经、肌肉疾病

如重症肌无力、格林-巴利综合征、脊髓灰质炎及进行性肌萎缩、脑水肿等。

6.其他

癔症、膈膨升、腹膜炎、大量腹腔积液及严重肠胀气等。

【诊断要点】

呼吸困难的程度可分为三度,即轻度:仅见呼吸加快或节律略不整,活动时可见轻微发绀,但不影响睡眠;中度:呼吸明显加速,可有节律不齐,三凹征阳性,辅助呼吸肌动作增强,点头呼吸,四肢末梢及口周有发绀。静息状况下吸氧可使呼吸困难减轻,但活动明显受限,且常伴有烦躁、影响睡眠;重度:上述表现更明显,呼吸甚速或过缓,呼吸表浅或深浅不等、暂停。发绀严重,吸氧不能改善。不同病因引起的呼吸困难的特点如下:

(一)肺性呼吸困难

是因呼吸系统病变致肺换气与通气功能障碍,肺活量降低,血氧下降及 CO_2 浓度升高。主要有三种类型:

(1)吸气性由上呼吸道炎症、水肿、异物、肿瘤等引起上气道狭窄或梗阻所致。其特点为吸气相延长、三凹征(+)、呼吸次数减少,伴有高调吸气性喘鸣。

(2)呼气性除由于过度活动、精神强烈刺激等所致的生理性之外,均为下气道炎症、水肿、痉挛、异物或受压而变狭窄或梗阻所致,其特点为呼气费力、呼气相延长、呼吸变快,多伴有呼气性喘鸣、呼吸音降低及哮鸣音等。

(3)混合性呼气与吸气均费力,呼吸浅快,多系各种肺炎、严重肺不张、气胸或大量胸、腹腔积液、腹膜炎等,使肺泡换气面积减少或通气量减少所致,常伴有大量水泡音或呼吸音减弱。

(二)心源性呼吸困难

主要见于心力衰竭,表现为混合性呼吸困难。左心衰竭所致者较右心衰竭者重,小儿期右心衰竭和左右心同时衰竭较常见。

(三)贫血、中毒及代谢异常性呼吸困难

严重贫血时血氧含量下降致呼吸浅快的呼吸困难,活动时明显,日久可致贫血性心脏功能不全而更加重呼吸困难。CO、氰化物中毒性呼吸困难与严重贫血相似,酸中毒时刺激呼吸中枢而出现深而快的呼吸。

(四)中枢性呼吸困难

见于各种原因的颅内高压症,尤其发生脑疝时,其呼吸困难的特征为呼吸快慢、深浅不均,长吸气,双吸气,下颌呼吸,潮式呼吸及暂停等节律与频率改变。癔症性呼吸困难,偶见于女性年长儿,常以发作性过度换气或屏气为特征,一般无发绀等缺氧征,但可因呼吸性碱中毒而致抽搐。

总之,应对病史、伴随症状、体征进行综合分析,尽力找出病因。密切观察病情对诊断很有帮助,如患儿表现潮式呼吸应考虑心、脑病变;如有毕奥呼吸,则提示颅脑感染或某些中毒;若见 Kussmaul 呼吸,多为酸中毒或尿毒症等。详细的物理和 X 线心肺检查及血生化、血气分析、纤维支气管镜、支气管造影、消化道钡餐透视等检查可帮助诊断,但需警惕极度衰竭状态的病人呼吸困难可不明显,而呈假性"静息"状态。

第五节 咳痰与咯血

咳痰也是常见症状。它是通过支气管黏膜的纤毛运动、支气管平滑肌收缩及咳嗽动作将气道分泌物送至口腔而排出的过程,咯血指喉部以下呼吸道出血,经咳嗽排出口腔,或痰中带血或大口咯血。

【病因】

（一）咳痰

主要见于急、慢性支气管炎、支气管扩张症、支气管哮喘、各种肺炎、肺结核、肺脓肿、肺水肿、肺寄生虫病及百日咳等，凡引起湿性咳嗽的病症皆可有咳痰。

（二）咯血

1.急、慢性呼吸道感染

是引起小儿咯血多见的原因，如支气管淋巴结核、大叶性肺炎、百日咳、肺脓肿、支气管扩张症、支气管肺囊肿并感染、肺吸虫、肺阿米巴、肺棘球蚴病、肺放线菌病、肺型钩体病等。

2.心血管疾病

急性肺水肿、肺栓塞、心力衰竭及房、室间隔缺损、动脉导管未闭等先心病伴肺动脉高压和二尖瓣狭窄、肺动静脉瘘等。

3.出血性疾病

如白血病、血友病、维生素 C 缺乏症、血小板减少性紫癜和再障及弥散性血管内凝血（DIC）、新生儿出血症等。

4.其他疾病

新生儿肺出血，喉、气管、支气管异物、胸部外伤、肺和纵隔肿瘤及特发性肺含铁血黄素沉着症、放射性肺炎、Kartagener 综合征、胰腺囊性纤维变性、肺肾出血综合征、结节性多动脉炎、系统性红斑狼疮、过敏性肺炎等。

【诊断要点】

（一）咳痰

1.痰量

痰多见于支气管扩张症、肺脓肿、脓胸或膈下脓肿、感染的肺囊肿等破入支气管时，且常有臭味。此外臭痰还多见于厌氧菌感染。

2.性质及颜色

①黏液痰：黏稠、无色、透明或稍白，多见于哮喘、哮喘性气管炎、百日咳等；②脓痰：黄或黄褐色，常见于支气管扩张症、肺脓肿等，痰量一般较多。绿色可见于绿脓杆菌感染及结核、葡萄球菌、流感嗜血杆菌等感染。哮喘患儿的黄痰不一定都是化脓菌感染；③其他：干酪样物为结核病的特征，豆腐渣样痰为放线菌病。铁锈色痰为大叶肺炎（但实际儿童少见）。咖啡色（或棕褐色）痰为肺阿米巴病。

（二）咯血

（1）首先除外口、鼻出血及呕血。还要注意排除服用利福平、酚酞等药物使痰液（同时泪、唾液、尿液）变红的现象。

（2）咯血量大咯血多见于胸部外伤、支气管扩张、肺型钩体病、IPH 及空洞型肺结核等。亦可见于出血性疾病及新生儿出血症、新生儿肺出血等。痰中带血的小量咯血则见于前述病因中各种疾病。

（3）性状及气味肺水肿咯出泡沫样痰中带粉红色血；百日咳、支气管炎多咳出黏稠血痰；大叶性肺炎可咳铁锈色痰或鲜血;肺脓肿、脓胸、肺囊肿感染、支气管扩张症、空洞型结核则咳有臭味的脓痰中带血;肺阿米巴病咳果酱样血痰;卫氏并殖吸虫病常见咳出有烂桃样臭味的血痰。

(4)病史及伴随症状:①反复咯血伴发热者多系肺脓肿、支气管扩张症、肺结核、肺坏疽、脓胸及支气管肺囊肿继发感染,上述疾病常有贫血;②卫氏并殖吸虫病可有食生蟹、喇蛄史,伴脓血便者应想到阿米巴病;③结核、百日咳和肺型钩体病则有相应的接触史等流行病学资料,且百日咳有痉咳史及球结膜出血、舌系带溃疡等;④支气管异物可有突然呛咳和异物吸入史;⑤伴胸痛、气急者多见于大叶性肺炎及脓胸、胸膜间皮瘤、肺栓塞、卫氏并殖吸虫病等;⑥伴恶病质者应考虑慢性感染或肿瘤,伴有皮肤出血点、淤斑者提示出血性疾病、维生素 C 缺乏等;⑦伴尿血者提示肺肾出血综合征或钩体病;⑧伴有胸闷、心悸者则提示二尖瓣狭窄或肺动脉高压;⑨年龄对病因诊断亦有帮助,如新生儿期多为肺出血、新生儿出血症、晚发性维生素 K 缺乏症等;婴幼儿期以百日咳、气管异物常见;年长儿则为支气管扩张症、结核病、脓胸、肺脓肿、IPH、二尖瓣狭窄等。

(5)辅助检查:①外周血白细胞总数增多,提示细菌性感染,有幼稚细胞,提示白血病;②痰和外周血中嗜酸性粒细胞增多,提示变态反应性疾病和肺寄生虫病,其痰中还可见蠕蚴,痰或粪便中可查到虫卵;如查到真菌、抗酸杆菌对诊断肺真菌病和结核病有帮助;③有全身出血倾向者可查出凝血时间、凝血酶原时间、血小板及骨髓检查;④疑心肺疾患时,应进行 X 线胸部透视、摄片或 CT 检查、支气管造影、支气管镜和超声波、心电图检查及肺血管造影等;⑤此外 PPD 试验,含铁血黄素细胞、血沉、抗"O"、类风湿因子、狼疮细胞检查等对结核、结缔组织病、IPH 等有较大诊断价值。

第六节　喘鸣

喘鸣即在吸气或呼气时,气流急速通过狭窄的气道产生的一种粗糙的高音调声音,是喘息性疾病的常见体征。

【病因】

(一)先天性喘鸣

1.咽性喘鸣

克汀病、21-三体综合征、舌肌肥大和糖尿病、血管瘤、淋巴管瘤等疾病时的巨大舌体及Pierre Robin综合征等均可引起。

2.喉性喘鸣

由于喉部异常所致,如喉盖缺损或披裂、先天性喉蹼、喉憩室、喉头囊肿、喉软化症、喉膨出、声门下狭窄、喉肌麻痹及腺瘤、声带息肉等。

3.喉外原因致的喘息

舌根部外伤、甲状腺外伤、异位甲状腺、腮囊肿;胸腺肥大或胸腺瘤和大动脉弓及其分支压迫呼吸道,重复大动脉弓、环状血管环、颈部大动脉、肺动脉瘤和腋动脉起始部异常等血管畸形亦可引起。

(二)后天性喘鸣

1.鼻性喘鸣

多见于鼻炎、鼻息肉、鼻窦炎等。

2.咽喉性喘鸣

见于扁桃体肥大、腺样体增生、舌下蜂窝织炎、咽壁囊肿及脓肿等及喉部非炎症性肿胀(各种变态反应、Quincke 水肿),低钙性喉痉挛及喉肌麻痹(感冒、白喉、甲状腺手术、胸腔肿瘤、大动脉畸形及铅中毒等引起的喉返神经麻痹),急性喉炎,咽白喉等。喉咽部异物也可引起。

3.气管、支气管性喘鸣

①哮喘性支气管炎、支气管哮喘、毛细支气管炎;②肺门淋巴结结核,气管、支气管异物;③肺及纵隔的原发性肿瘤(如甲状腺及胸腺的肿瘤、畸胎瘤、支气管肺囊肿、心包囊肿、神经纤维瘤)和转移瘤及炎症、白血病、淋巴肉瘤等的肿大淋巴结压迫气道。

【诊断要点】

除原发病表现外,喘鸣可分为三类:吸气型提示梗阻在声带以上;呼气性表明支气管及以下部位狭窄;混合性则多见于声门以下和大气管的阻塞及重症肺炎等。现结合伴随症状分析如下。

(一)上气道梗阻

主要伴有吸气性喉鸣及呼吸困难(特点为吸气相延长,呼气正常,呼吸频率不加快)。喉喘鸣的音调高低与梗阻程度平行,然而在呼吸趋向衰竭时的喘鸣反减轻,切莫误为病情好转。吸气性胸廓凹陷(胸骨上窝、锁骨上窝、剑突下部,此乃三凹征,严重者肋间隙亦凹陷,即四凹征)。声音嘶哑、犬吠样咳嗽、哮吼样(或击破竹样)咳嗽及失声为喉内病变的特征。当通气发生障碍时,可发生发绀、心率增快及烦躁等。低音调、随体位、时间变化的喘鸣多为先天性喉喘鸣。

(二)下气道梗阻

呼气性喘鸣为其主要特征,见于哮喘性气管炎、哮喘病(其特点为呼气相延长、吸气正常,往往见于夜间或突然出现)。重症肺炎时则有混合性呼吸困难,喘鸣可见于呼、吸两期。常有鼻翼扇动和发绀等。哮喘持续状态失代偿期呈呼吸衰竭,可伴血压降低,pH 值及 PaO_2 降低,$PaCO_2$ 升高。其三凹征主要为下胸部。一般无声音嘶哑、失声等。

(三)呼吸道异物的定位

声门以上者为吸气性;声音嘶哑或声音不大或伴有呼吸困难的喘鸣则多在声门下部。呼气性喘鸣提示狭窄部位在气管以下。

(四)辅助检查

周围血象检查有助于鉴别是否有感染。X 线胸部透视、胸片及直接喉镜、纤维支气管镜等检查对判定病变部位及原因非常有帮助。透视下有纵隔摆动、不透光阴影及听诊有撞击音则支持异物的诊断。血管造影和血气分析对血管病变和呼吸衰竭有较大价值。

第七节　胸痛

儿科较少见,主要是年龄小,不易准确表述。胸痛是由各种原因刺激肋间神经、膈神经、脊神经后根及迷走神经支配的气管、支气管、食管、心脏等处的神经末梢,而引起胸部的疼痛感觉。

【病因】

通常可分为四类。

【诊断与鉴别要点】

(一)病史

1.疼痛部位及性质

胸部局限性固定的疼痛伴压痛者多系胸壁病变所致;胸部刺痛、咳嗽或深呼吸时加剧者提示胸膜病变;胸骨后钝痛常见于食管或纵隔疾病;心脏疾患的疼痛可放射至腹部或左肩等;腹部疾病引起的胸痛多位于下胸部;白血病时的胸痛一般为胸骨压痛。肋间神经痛时呈阵发性刺痛或刀割样、烧灼样痛。膈疝时呈烧灼样或胀痛。

2.疼痛时间及伴随症状

下呼吸道疾病引起的胸痛常伴咳嗽、发热;食管疾病的胸痛常在进食时发作或加剧,多伴有吞咽困难;肺梗死的胸痛可伴咯血,且常有先心病或近期手术史。腹部疾病引起的胸痛,多有原发病的症状与体征。脊神经后根性胸痛往往在侧转身时加剧。心血管疾病的胸痛多在劳累、精神紧张时诱发。

(二)**体格检查与辅助检查**

对于胸痛病人详细全面查体非常重要。心、肺、腹疾病引起者可见有相应的体征。配合必要的辅助检查可协助诊断,如X线检查、心电图及超声检查等。

第八节　胸腔积液

正常人胸膜腔内有少量稳定的薄层润滑性浆液。若因炎症或其他原因致胸膜毛细血管的体液渗出和胸膜小静脉与淋巴管的再吸收之间的动态平衡失调,即发生胸腔积液。通常分为炎症性病因引起的渗出液和非炎症性病因所致的漏出液两类。还可分为原发性和继发性两类。

【病因】

(一)**感染性疾病**

包括细菌(普通细菌、结核菌)、病毒、支原体、真菌、寄生虫、原虫等。

(二)**结缔组织病**

风湿、类风湿、系统性红斑狼疮、结节性多动脉炎、结节病等。

（三）肿瘤

如胸膜间皮瘤、恶性淋巴瘤及胸膜转移瘤等。

（四）水胸（漏出性胸腔积液）

系血浆胶体渗透压下降、水钠潴留、静脉回流受阻等全身性疾病所致,如肾病综合征、右心衰竭、肝硬化、上腔静脉压迫综合征、严重营养不良、恶病质、纵隔肿瘤压迫及各种原因所致的低蛋白血症等。

（五）乳糜胸

见于丝虫病、纵隔肿瘤、淋巴结结核、恶性淋巴瘤等。

（六）反应性胸膜炎

如膈下脓肿、病毒性肺炎、食管穿孔、急性胰腺炎等。

（七）胆固醇性胸膜炎

见于结核病、糖尿病、卫氏并殖吸虫病等。

（八）血胸与气胸

血胸多见于外伤、肿瘤。亦见于结核病、肺炎、结缔组织病、白血病;血气胸则多见于胸壁外伤和自发性气胸等。

【诊断要点】

（一）病史

注意发病年龄,有无外伤、感染、营养不良、恶病质、心力衰竭、肾病史、结核接触史或非感染性发热等。

（二）胸腔积液量与症状、体征和 X 线征

1.小量积液

可无症状,但如为胸膜急性炎症时,则可有干咳、胸痛及胸膜摩擦音,X 线检查可确诊,立位胸透时见肋膈角变钝或消失。患侧呼吸运动减弱,改仰卧位透视时肋膈角重现。

2.中等量积液

若积液发生快,呼吸困难则明显;缓慢发生者多可适应,但运动后有呼吸困难。体检有患侧胸廓饱满,肋间隙增宽,呼吸运动减弱,叩浊或实音;语颤及呼吸音减弱或消失;X 线检查示大片外高内低的致密阴影,气管、心脏等向健侧移位(与胸膜粘连不同);坐位做腹式深呼吸时叩浊部位的呼吸音及语颤仍减弱,仰卧位透视积液散开而消失(与膈肌升高不同)。膈肌麻痹时可见膈肌矛盾运动。

3.大量积液

呼吸困难明显,可有发绀、心悸,上述体征更明显,但肺尖可见到含气肺组织。

4.特殊类型的积液

包裹性、叶间及肺下积液等,可借助 X 线与肺内及胸膜肿瘤、肺囊肿等鉴别。对不易确诊者,还可结合变换体位、体层拍片及 CT 等检查诊断。

5.不同病因胸腔积液的胸片特点

（三）积液性质

通过胸腔穿刺取积液化验可判定积液性质及病因。

1.渗出液与漏出液的鉴别

2.病因鉴别要点

①浆液性:多见于结核、结缔组织病,亦见于化脓性早期或肿瘤。结核性和结缔组织病、肿瘤及低蛋白血症等可引起心包膜、腹膜等多发性浆膜腔积液;②血性:可见于胸外伤、自发性气胸、主动脉瘤破裂等;③浆液血性:结核、结缔组织病、白血病、卫氏并殖吸虫病、胸膜间皮瘤及胸膜转移瘤;④脓性:见于原发或继发的葡萄球菌、肺炎链球菌、溶血性链球菌及结核杆菌等感染,如胸壁瘘管形成多为结核性脓胸、肋骨骨髓炎、肺胸膜放线菌病及慢性非特异性脓胸等;⑤以淋巴细胞为主的胸腔积液。

(四)其他检查

①血常规、血沉、PPD、CRP、ASO、RF、狼疮细胞、微丝蚴等检查;②超声波对鉴别胸腔积液、胸膜增厚、液气胸、胸膜肿瘤及包裹性积液等有较大价值、有助于治疗或诊断性穿刺定位;③胸膜活检对肿瘤或结核性疾病有较大帮助。

第九节　呼吸暂停

呼吸暂停是指小儿呼吸节律异常的一种体征,新生儿期尤为常见,多与呼吸中枢发育不成熟有关。婴幼儿期则多为各种严重疾病发生呼吸衰竭时的表现。

目前多主张把呼吸停止 20 秒钟以上,心率变慢(<100 次/分),伴有或不伴有发绀时,称为本症。

【病因】

新生儿可因呼吸中枢发育不成熟而出现呼吸不规则,每次暂停 15~20s,可伴心率减慢,但通常无发绀,此乃生理性呼吸暂停。本节指病理性呼吸暂停。

现将其原因列于后。

(一)神经系统疾病

①颅内出血、外伤、感染、脑病及肿瘤等中枢神经系统疾患;②破伤风、格林-巴利综合征和脊髓灰质炎等周围神经病变。

(二)呼吸道本身病变

①新生儿期的鼻后孔闭锁、先天性鼻、喉、气管发育不全、气管食管瘘、双侧声带麻痹、Pierre-Robin 综合征;②婴幼儿期的急性喉炎、喉头水肿、异物吸入、分泌物堵塞等上气道梗阻;③各种肺炎、肺透明膜病、肺不张、肺出血、毛细支气管炎、各种支气管肺炎、哮喘持续状态、肺水肿、肺气肿等;④张力性气胸、血胸、脓胸等病变亦可引起。

(三)早产儿的特发性呼吸暂停

见新生儿疾病中第七节。

(四)全身性疾病

如败血症、腹膜炎、出血性坏死性小肠炎等及低血糖、低血钙、低血镁、低钠血症等代谢性疾病及刺激咽后壁、吸痰、温度异常、胃食管反流、排便等。

【诊断要点】

(一)神经系统疾患

中枢性主要表现颅高压症状、呼吸节律不齐或暂停，但可见原发病特征及脑脊液改变；严重周围神经疾病则出现呼吸肌麻痹及暂停，主要表现为下运动神经元瘫痪及脑脊液改变。破伤风则呈阵发性强直性肌痉挛。

(二)呼吸道梗阻

上呼吸道梗阻除声音嘶哑、异物吸入史、呛咳等原发病特征外，主要有吸气性呼吸困难、三凹征，喉镜、气管镜及 X 线检查有助诊断；下气道梗阻及肺部病变可见呼气性、混合性呼吸困难，不同原发病可有不同体征和肺部 X 线表现。血气分析可见 pH 值和 PaO_2 下降，$PaCO_2$ 升高等改变。

(三)早产儿

主要见于胎龄小于 34 周者，其发生率高达 70%，系呼吸中枢发育不成熟，正常调节尚未建立所致，常在排便或喂奶之后。

(四)全身性疾病

临床多以感染中毒症状为主，亦可见严重腹痛、腹胀、腥臭的血便，甚至休克，但新生儿尤其早产儿则表现可不明显。电解质紊乱等代谢性疾病则常有惊厥及各自的生化改变等。

第三章　呼吸系统急性传染病

当前由于抗感染药物尤其抗生素的不断推广和广泛应用,呼吸系统急性传染病的疾病谱已发生了巨大变化,天花已消灭,麻疹等已被控制,但又有新的或变异的病原体向我们挑战,如SARS等。因此需要高度重视,提高警惕。除本章所介绍的传染病之外,尚有嗜肺军团病菌、衣原体、支原体、结核杆菌等感染,分别在有关章节介绍。此外,流脑系呼吸道传播,但主要引起脑部病变,故亦不在本章中介绍。

第一节　流行性感冒

一、病原学

此病简称流感,中医称为"时行感冒"。本病传染性强,常可造成大流行。病原体属正黏液病毒科 RNA 病毒,可凝集红细胞(S 抗原),有型的特异性,据此分为甲、乙、丙、丁四型。每型又分很多亚型。且易发生变异,如甲型流感病毒,在最近 40 多年中经历了 4 次大变异;乙型的抗原变异不如甲型明显,丙型相当稳定。流感病毒耐寒不耐热,56℃数分钟即丧失致病性,100℃1min 即被杀灭。不耐酸,pH 为 3 时即丧失致病力。对一般消毒剂如酒精、石炭酸、漂白粉及紫外线也都敏感。1‰盐酸、乳酸、醋酸或食醋都可作为消毒剂。

二、流行病学

(一)传染源及其传播途径

患者为主要传染源,尤其轻型患者更易于传播。病人潜伏期末至发病 1 周内分泌物可排出病毒,经飞沫直接传播。

(二)免疫力

人类对流感普遍易感,感染后可获得对同型病毒的免疫力,一般维持不超过两年。各型及亚型之间无交叉免疫。因而可反复罹患。气候失常、生活起居不当、小儿抵抗力低时容易发病。

(三)年龄与季节

儿童及少年患流感者较多,5～20 岁发病率最高,4～5 月以内的婴儿很少发病。甲、乙、丙型均能引起婴幼儿肺炎。甲型重,丙型最轻,丁型曾在北方引起过严重的新生儿肺炎。大都于冬末春初流行。热带可在雨季流行,我国南方曾在夏季流行。

(四)流行特点

甲型流感可呈小流行或世界大流行。大流行一般 10～15 年一次,每隔 2～3 年随着病毒新亚型的变异,可造成小流行。乙型流感以局部流行为主,4～7 年发生一次。丙型流感多为散发。流感最大的特点是突然发生和迅速传播,一般沿铁路线蔓延,先城市后农村,先集体后散居人群。

三、临床表现

一般经数小时至2～3天的潜伏期后,突然起病。有高热、部分中等热后迅速高热、畏寒、头痛、背痛、四肢疼痛、乏力等,继之出现咽痛、干咳、流涕、眼结膜充血、流泪、淋巴结肿大、腹痛、腹泻、腹胀、喘息,肺部叩诊浊音,呼吸音粗,闻及干、湿啰音或捻发音,少数可有胸腔积液等。婴幼儿流感与普通感冒相似,但炎症易波及喉、气管、支气管、毛细支气管及肺部。中毒症状较重,容易出现消化道症状,重者吐咖啡样液体,高热惊厥甚至呼吸、循环衰竭,需及时救治。白细胞总数大都减少,平均为 $4.0 \times 10^9/L$,中性粒细胞减少,淋巴细胞相对增加。并发肺炎时,白细胞总数可以增多。尿可见少量蛋白或白细胞。X线显示肺纹理粗重或紊乱、斑点状阴影,也可见片状或大片阴影。

四、并发症

除肺炎最为常见外,亦可发生鼻炎、咽峡炎、中耳炎、气管炎、支气管炎、喉炎、心肌炎、脑炎、腮腺炎等。

五、诊断及鉴别诊断

①可根据流行病学资料、临床表现、病毒分离和血清抗体试验(如恢复期效价比病初高4倍以上有诊断价值)及鼻咽细胞学(可见圆柱形上皮细胞,原浆内有各种包涵体)做出诊断;②与普通感冒鉴别较困难,确诊仍需依靠病毒分离和血清学试验。斑疹伤寒有时与流感相似,可做外-斐反应鉴别。流行性出血热可借免疫荧光抗体试验帮助鉴别。并肺炎时应与细菌性和其他病毒性肺炎鉴别,有胸腔积液时应与结核性胸膜炎鉴别。

六、防治

(一)预防

①建立疫情监测网,及时监测流感流行情况、病毒抗原变异、人群免疫力。及时报告疫情,预测流行的发生,及时采取预防措施;②平时注重体质锻炼及营养,预防佝偻病和营养不良,冬季居室的温度应保持恒定,空气要流通,经常做户外活动,增强身体耐寒力。患者应注意隔离,最好在家庭隔离治疗,呼吸道分泌物用0.2%漂白粉溶液喷洒,室内用食醋熏蒸消毒,连续3～4天。流行期间避免去公共场所或同室集中就诊,以减少传染机会。广泛向群众宣传防止传染流感的方法;③接种疫苗:流感灭活疫苗皮下注射或减毒活疫苗鼻腔喷雾及气雾法接种,可降低发病率。但婴幼儿、老人、孕妇及心、肾、肺、神经系统疾病和糖尿病患者禁用减毒活疫苗,必要时可用灭活疫苗;④口服金刚烷胺[1～9岁 4mg/(kg·d),分2次口服]或达菲可预防甲型流感。但癫痫、心血管病、中枢神经系统疾病、孕妇、哺乳期母亲禁用。利巴韦林、干扰素、聚肌胞也常作为预防用药。流行期间采用1:2000呋喃西林液、利巴韦林滴鼻、10%桉叶溶液喷咽。中药贯众、大青叶、板蓝根、紫草、金银花煎服亦有良好的预防作用。

(二)治疗

本病的一般、对症疗法与普通感冒基本相同,可参考第十三章第一节。抗病毒疗法、中药治疗可参阅人禽流感的治疗。

第二节　人类禽流行性感冒

一、病因与流行病学

本症简称人禽流感,是由禽甲型(A)流感病毒 H5Nl 等型引起的急性呼吸道传染病。1997 年 5 月,香港一名 3 岁男童体内分离出一株甲型流感病毒,同年 8 月经美国疾病防治和控制中心及 WHO 确诊为全球首例由 A 型禽流感病毒引起的人类病例。半年多时间,香港共发生 18 例,死亡 6 例。1999 年国人发现 5 例 H9N2 型病毒的人禽流感。以后在世界各地时有暴发流行,有很高的死亡率。2004 年亚洲地区大流行,日、韩、泰、越等疫情严重。我国已将其列为按甲类传染病管理的乙类传染病。此病毒属正黏液科 A 型,呈球形有囊膜,直径 80～120nm,基因组为双股负链 RNA,分为 16 个 H 亚型和 10 个 N 亚型。以致病力分为高中低三类。其中 H1、H3、H5、H9、Nl、N3、N2 等与人类感染有关。此病毒对乙醚、氯仿等有机溶剂、热、紫外线及常规消毒剂敏感,但在温湿条件下,存在于喉和粪便中的病毒有极大抵抗力。其传染源为病禽,通过接触传播,迄今尚无人之间传播的证据。人群普遍易感,但小儿更易患病。养禽业及其他与禽类接触的各类人员均为高危人群。

二、临床表现

人禽流感潜伏期一般为 1～3 天,通常在 7 天以内。急性起病,早期表现类似普通型流感,主要为发热,体温大多持续在 39℃以上,热程 1～7 天,一般为 3～4 天。可伴有流涕、鼻塞、咳嗽、咽痛、头痛、全身不适。部分患者可有恶心、腹痛、腹泻、稀水样便等,亦可见眼结膜炎。若体温持续>39℃,应警惕重症倾向。重症患者咳重伴呼吸困难、发绀及肺部闻及干湿性啰音等肺实变体征,大多数患者预后良好,病程短,恢复快,且不留后遗症。但少数患者特别是年龄较大、儿童、治疗过迟者病情会迅速发展成肺炎,并可因呼衰、ARDS、肺出血、胸腔积液、全血细胞减少、肝肾功能衰竭、败血症休克、Reye 综合征和嗜血细胞综合征等多种并发症而死亡。

三、辅助检查

①一般实验室检查:外周血白细胞计数一般不增多或减少,少数继发细菌感染而增多。淋巴细胞大多降低,血小板正常。重症患者多有白细胞总数和淋巴细胞减少。骨髓穿刺示细胞增生活跃,反应性组织细胞增生伴出血性吞噬现象。部分患者 ALT 升高。咽拭子细菌培养阴性;②病毒抗原及基因检测:采集病人的鼻、咽部分泌物、漱口液、痰或气管吸出物,用免疫荧光法检测甲型流感病毒核蛋白抗原及禽流感病毒 H 亚型抗原。用 RT-PCR 法检测禽流感病毒亚型的特异型 H 抗原;③病毒分离:从患者呼吸道标本中分离出禽流感病毒;④血清学检查:发病初期和恢复期双份血清抗禽流感病毒抗体效价有 4 倍以上升高,有助于回顾性诊断;⑤影像学检查:重症患者 X 线检查示单侧或双侧肺炎,少数伴胸腔积液。

四、诊断

主要根据流行病学史、临床表现和实验室结果,排除其他疾病后,可以做出人禽流感的诊断。

（一）人禽流感病例诊断标准

符合流感诊断条件,再加 A 型禽流感病毒感染病例条件:①在禽流感病区,患者发病前当地有大量家禽、飞鸟病死;或发病前 1 周内曾到过禽流感病区或与已确诊为 A 型禽流感病毒感染的家禽及禽流感患者有密切接触史;②从病人或死亡者身上分离到流感病毒,经鉴定为 A 型或查到病毒颗粒或核酸基因分析确认为 A 型禽流感病毒;③患者血清确认 A 型禽流感病毒抗体阳性或抗体效价恢复期比急性期高。

（二）具体诊断标准

①凡有流行病学史和临床表现,患者呼吸道分泌物标本中分离出特定病毒或采用 RT-PCR 法检测到禽流感 H 亚型病毒基因,且发病初期和恢复期双份血清抗禽流感病毒抗体效价有 4 倍或以上升高者,为确诊病例;②仅有流行病学史和临床表现,患者呼吸道分泌物标本采用甲型流感病毒和 H 亚型单克隆抗体抗原检测阳性者,为疑似病例;③凡有流行病学史,1 周内出现临床表现者或与人禽流感患者有密切接触史,1 周内出现临床表现者,为医学观察病例。

五、鉴别诊断

临床上应注意与流感、普通感冒、SARS、支原体、衣原体肺炎、细菌性肺炎等鉴别。

六、预防

WHO 官员警告说,禽流感对人类的威胁可能比 SARS 更严重,应当预防为主,防重于治。全社会都要高度重视,科学对待,又不必谈禽变色,惊慌失措。除与一般传染病预防相同外,注意以下几点:

（一）监测及控制传染源

农业部门与卫生部门共同合作,开展人类和禽类 H5N1 疫情监测。两种监测应互相协同,互通情报。一旦发现禽类或其他动物感染 H5N1 病毒,应按照《动物检疫法》有关规定,就地销毁,对疫源地进行封锁,并彻底消毒,对病人及疑似病人进行隔离。

（二）切断传播途径

对禽类养殖场、市售禽类摊档、屠宰场及患者所在单位、家庭进行彻底消毒,对死禽及禽类废弃物应销毁或深埋;医院收治病人的门诊和病房要做好隔离消毒,防止病人排泄物及血液污染院内环境及医疗用品,医护人员要做好个人防护。

（三）提倡健康文明的生活方式及良好的卫生习惯

平时加强体育锻炼,增强抗病能力,劳逸结合,避免过度劳累,不吸烟。发现疫情时,应尽量避免与禽类接触,鸡肉等食物应彻底煮熟,密切接触者可以口服金刚烷胺进行预防。

（四）疫苗

目前的甲型 H1N1、H3N2 以及乙型流感抗原尚不能预防 A（H5N1）型病毒感染。各国正在加紧研制 H5N1 疫苗,以备应急。

七、治疗

（一）一般治疗与对症治疗

同流感。

(二)抗病毒治疗

是最主要的病因治疗,应在发病48h内应用。可用下列药物:①金刚烷胺或金刚乙胺:金刚烷胺:成人100~200mg/d,小儿5mg/(kg·d),≯150mg/d,分2次服,连用5~7天。但易发生耐药,副作用较多,还可致畸。肝、肾功能不良者酌减慎用,孕妇及癫痫者慎用;②吗啉胍:对流感、副流感等病毒有效,可防治禽流感,但国外已不用;③奥司他韦(达菲):剂量为:成人每次75mg,儿童每次1.5mg/kg,每次≯50mg,bid,口服,连用5天;④泰米氟氯:国内尚未上市;⑤其他抗病毒药:上述抗病毒药无效或继发其他病毒感染时应用。如利巴韦林、更昔洛韦、阿昔洛韦、干扰素、聚肌胞等可试用,疗效尚待观察。

(三)中医药治疗

治疗原则:①早用;②辨证用;③清热、解毒、化湿、扶正祛邪等。

1.中成药

可辨证用,亦可与汤剂合用。①退热类:如紫雪、安宫牛黄丸(散)、瓜霜退热灵胶囊、新雪颗粒等;②清热解毒类:如清开灵、银翘解毒丸、双黄连、清热解毒口服液、抗病毒口服液、黄栀花口服液、板蓝根冲剂、返魂草、羚羊清肺散、葛根芩连微丸等口服。亦可用清开灵、鱼腥草、双黄连、炎琥宁、柴胡注射液等注射;③止咳化痰类:可用金振口服液、肺热咳喘口服液、鲜竹沥及百部止咳糖浆等。

2.辨证论治

①邪犯肺表:证见发热初起、恶风或恶寒、流涕、鼻塞、咳嗽、咽痛、头痛、全身不适、口干等,苔白或黄,脉浮数。可用:桑叶30g(先煎)、荆芥15g、菊花15g、杏仁10g、连翘15g、石膏30g(炒)、知母15g、大青叶10g、薄荷6g(后下),水煎服,日一剂;②邪犯胃肠:证见发热、恶风或恶寒、恶心、呕吐、腹痛、腹泻、稀水样便,苔白腻或黄,脉滑数。可用:葛根15g、黄芩15g、黄连10g、木香6g、砂仁3g(后下)、制半夏9g、藿香10g、柴胡15g、苍术10g、茯苓10g、马齿苋30g,水煎服,日一剂;③上述二证候,随症加减:见胸闷、气短、口干甚者,可加党参、沙参;咳痰不利加天竺黄;肺实变者加丹参、苡仁、葶苈子。见喘憋、气促、神昏、谵语、汗出肢冷、口唇发绀、舌暗红少津、脉细微欲绝者,去制半夏,加人参、炮附子、麦冬、五味子,亦可用生脉注射液、参附注射液或醒脑注射液等。

(四)预防和治疗细菌性继发感染

由于极易继发细菌、支原体或其他病毒感染,故一旦出现继发感染证据时,应尽快查清病原。细菌性可选用β-内酰胺和大环内酯类或氟喹诺酮类药物联合抗感染,后两类对支原体、衣原体等也有效。

(五)肾上腺皮质激素的应用

对于高热持续不退等感染中毒症状严重和出现肺实变或肺内病变进展快、胸腔积液、呼吸窘迫及多器官功能衰竭的危重病例,均可尽早、适量、规范使用皮质激素。琥珀酸钠氢化可的松、地塞米松或甲基泼尼松龙等,静脉注射,每日2~3次。可抑制全身炎症反应综合征进展,减少并发症,降低病死率。疗程5~7天,待病情稳定后,渐减量、停用。

(六)加强营养和支持疗法

可静滴丙球[200mg/(kg·d)],连用3~5天。如能用恢复期病人的血清则更好。也可用新鲜血浆等。其他参考流感的治疗。

（七）呼吸支持疗法

除吸氧外,应湿化气道、及时翻身、拍背吸痰、保持气道通畅。对以下情况可予机械通气:①呼吸困难、缺氧、发绀经吸氧不能纠正者;②呼吸费力、浅表,呼吸频率过快或过慢,血氧饱和度在吸氧情况下,仍低于85%者;③出现Ⅱ型呼吸衰竭者。

（八）Reye 综合征的治疗

主要表现为顽固的发热、惊厥、呕吐、颅内压增高、意识障碍、肝大、肝功异常及血氨升高等。又称脑病合并肝脏脂肪变性综合征。与病毒感染及中毒、阿司匹林等有关,主要应祛除病因和对症等综合治疗,如降颅压、控制惊厥、纠正脑衰竭与代谢紊乱等。

（九）噬血组织细胞综合征的治疗

人禽流感时可继发此征。表现为持续发热、贫血、肝、脾、淋巴结肿大及皮疹。亦可见全血细胞减少和不同程度 DIC 等。骨髓检查见增多的噬血性组织细胞。除积极治疗原发病外,病毒相关性的治疗主要用 VP16 每周 $150mg/m^2$,连用 3 周。此外,大剂量肾上腺皮质激素对本病有效。

第三节　严重急性呼吸综合征

严重急性呼吸综合征是新近由 WHO 命名的由 SARS 病毒引起的一种严重的新传染病,国人称为传染性非典型肺炎,被列为按甲类传染病管理的乙类传染病。

一、病因和流行病学

现已查清 SARS 病毒是一种新的冠状病毒或其变异株,至少有 6 个亚型。可能为一种动物源性传染病,并已在蛇、果子狸等动物体内查到该病毒。此病潜伏期 1～2 天(多为 4～5天),传染性极强,主要通过近距离空气飞沫传播,或者通过接触病人或带病毒者的呼吸道分泌物等经口、鼻、眼结膜及消化道传播。

二、临床表现

最常见症状为发热(常＞38℃),可伴寒战,持续 1～2 周。其次为干咳,无或少痰,或痰带血丝,严重者胸闷、气促、年长儿可有咽痛、流泪、头痛、乏力、全身酸痛、关节痛、胸痛、精神萎靡或烦躁不安及恶心、腹泻。偶可迅速出现呼吸困难,双肺多可闻及干湿啰音,亦可无啰音或实变体征。儿童病例有如下特点:①发病率低;②传染性低;③病情轻,较少发生呼吸衰竭,尚无死亡者;④血象及 X 线改变较成人轻;⑤诊断更加困难,接触史更为重要。

三、辅助检查

①白细胞总数正常或减少,淋巴细胞和血小板减少;②肝功、心肌酶常异常,肾功多正常;③血气分析示低氧血症;④继发细菌感染时 WBC 可升高,痰及血培养可阳性;⑤病理学检查:可见肺充血、实变或点、片状出血,气管、细支气管炎性改变。可有肺透明膜形成;⑥X 线改变:单或双肺片状或网状改变,亦可见大片状阴影,肺部阴影进展变化快,消散吸收慢。不典型病

例可早行 CT 检查,有助诊断;⑦病原学检查见第四章第四节病原学检查。

四、诊断依据

1.流行病学史

①与患者有密切接触史或属于群体发病者之一,或有明确的传染他人的证据;②发病前 2 周内曾到过或居住在有本病患者并出现新发患者的疫区。

2.症状与体征

有发热>38.5℃和下列表现之一者:咳嗽、胸闷气促、呼吸窘迫、肺部啰音及肺实变。可伴头痛、乏力、全身酸痛、腹泻等(少数有近期手术史或有基础疾病者可无发热的首发症状)。

3.实验室检查

早期 WBC 不高或降低;常有淋巴细胞减少。CRP<8mg/L。

4.胸部影像学检查

有不同程度的片状、斑片状或网状阴影,部分进展迅速,呈大片状阴影,可为单侧或双肺,且阴影吸收消散较慢。肺部阴影与临床症状和体征可不一致。对 X 线正常的疑似病例,应进行动态观察或 CT 检查。

5.抗菌药物治疗无明显效果

6.SARS 病毒抗体和 RT-PCR 检测阳性

五、诊断标准

中华医学会儿科学分会呼吸学组儿童 SARS 诊断试行标准如下:

1.医学观察病例

上述 1②+2+3。

2.疑似病例

1②+2+3 或 1②+2+4 或 2+3+4。

3.临床诊断病例

1②+2+3+4 或 1②+2+3+4+5。

4.如 6 为阳性即为确诊病例

5.重症 SARS 的诊断标准

凡诊断 SARS 符合下列任何一项条件者可做出诊断:①呼吸困难,发绀;②低氧血症:面罩吸 3～5L/min 氧的条件下,PaO_2<9.3kPa(70mmHg),或 SPO_2<0.93,或已可诊断为 ALI,氧合指数≤300,或 ARDS,氧合指数≤200;③肺部有多叶病变,或胸部 X 线片显示 24～48h 病灶面积进展大于 50%;④有休克表现者;⑤有 MODS 者;⑥有严重基础疾病者。

六、鉴别诊断

①临床上要注意排除其他病毒性、支原体、衣原体、细菌性或真菌性肺炎及肺结核、流行性出血热、肺嗜酸性粒细胞浸润症等疾患(有条件的要作相关病原学检查);②对临床疑似病例,应连续动态观察外周血象和胸部正、侧位 X 线片 3 天。

七、治疗

推荐诊疗方案如下。

（一）进行下列检查

①三大常规（入院后连续检测 3 天）和 PPD；②正、侧位胸部 X 线片（重者每天 1 次，连续3～4 次）；③心电图检查（阳性者定期复查）；④支原体抗体、衣原体及病毒、细菌等必要的病原学检测；⑤血沉、CRP、肝、肾功能、心肌酶及血电解质检测；⑥重症者进行血气分析。

（二）治疗

①严格隔离：医学观察者在指定地点或家中进行，每天测体温，当符合疑似或临床诊断标准时，按规定到指定医院治疗；②加强护理和一般治疗：卧床休息、加强营养、密切注意病情变化，及早吸氧，保持气道通畅等。参阅流感；③对症治疗：高热＞38.5℃者可予物理降温或给予布洛芬；禁用阿司匹林。用止咳化痰及镇静止痉药；④抗感染治疗：可用利巴韦林或更昔洛韦抗病毒，亦可用炎琥宁等中药针剂治疗，如继发细菌感染可用阿奇霉素等大环内酯类及安美汀或Ⅱ、Ⅲ代头孢，成人还可用喹诺酮类；⑤支持疗法：可静滴丙种球蛋白 400mg/(kg·d)，连用 3～5 天，亦可用血浆，康复病人的血清更好；⑥激素：危重病人在抗感染和无禁忌证前提下及早、足量应用；⑦其他：营养心肌药物如能量合剂和维生素 E 等及护肝药、抗自由基药物等；⑧呼吸衰竭等并发症参阅相关章节；⑨中医药治疗可辨证用中成药和煎剂（参阅人禽流感）。

八、预防

①发现可疑病人应早报告、早隔离、早治疗；②注意个人卫生，如通风换气、勤洗手脸、少去公共场所及人多而空气污浊处，加强锻炼、劳逸结合，必要时戴口罩；③服用中、西抗病毒药物预防，SARS 疫苗尚在研制中；④严格实验室管理。

第四节 麻疹

一、病因

麻疹是由麻疹病毒引起的急性呼吸道传染病，此病毒属副粘病毒中的 RNA 病毒，可凝集红细胞，不耐热，耐寒，一般化学消毒剂可将其灭活。经呼吸传播，可引起大流行。由于麻疹疫苗的普遍接种，已大为减少。

二、临床表现

①病前 1～3 周有麻疹接触史，且未患过麻疹，也未种过麻疹疫苗；②多见于 6 个月～5 岁小儿，四季均发，冬春多见；③第一次毒血症时仅表现为一般上感的卡他症状，发热、流涕、咳嗽、畏光、流泪、声音嘶哑、结膜充血等，即前驱期。在发热 1～2 天后，口腔颊黏膜出现小白点，周围有红晕，即麻疹斑，2～3 天后消退；④3～4 天后进入出疹期，即第二次毒血症，斑丘疹始于耳后发际，渐头面、颈、躯干、四肢和手足心。病情很快加重，高热、咳嗽频、呼吸困难、结膜充血等，双肺闻及细湿啰音；可继发细菌性感染；⑤恢复期：经 3～4 天疹出齐后，按出疹顺序渐消，遗留色素沉着和糠皮样脱屑。除继发麻疹肺炎或麻疹病毒性肺炎外，还可并发心肌炎、喉炎、脑炎等。极少数以后可并发急性硬化性全脑炎。在免疫功能低下患儿，皮疹少或无，个别为出血性斑疹。可发生严重的巨细胞性肺炎，病程长，病死率高，但已少见。

三、实验室检查

出疹期白细胞总数减少，淋巴细胞增多。继发细菌感染或有合并症时则白细胞可增多。X 线表现为间质性肺炎，可并发胸膜炎等。病原诊断：①取鼻咽、口腔、眼分泌物涂片染色，镜下可见多核巨细胞阳性；②病后 2~3 天查血清中麻疹病毒抗体 IgM 阳性；③早期和恢复期血清抗体效价上升≥4 倍，可作为回顾性诊断。

四、诊断

根据病史及临床诊断、出疹特点等，典型麻疹不难诊断。在患麻疹过程中，多数都存在不同程度的肺炎改变；疹前和发病初期多为麻疹病毒性肺炎，以后则多为继发的细菌性肺炎。如仅见轻度呼吸道症状，没有明显体征，一般不诊断肺炎；若呼吸道症状严重，肺部体征明显及发疹时可能为本病。但常仅诊断为麻疹肺炎。如不发疹，难和其他肺炎区别或被忽略。在麻疹流行区，不具有免疫性保护的易感儿，有肺炎的症状和体征，不管有无皮疹，均应考虑本病。双份血清、免疫荧光、酶标检查、病毒分离等可确诊。

五、鉴别诊断

应与风疹、幼儿急疹、猩红热、药物疹及肠道病毒感染的皮疹相鉴别。见本章第十节。

六、预防

按时接种麻疹疫苗。流行期间注意隔离等。易感接触者可注射 γ-GP 等。

七、治疗

①及时报告，隔离病人至出疹后 5 天（有并发症者延长至出疹后 10 天）；②更昔洛韦等抗病毒治疗；③加强口、眼等护理和对症支持疗法。如 IVIG 或血浆等；④积极防治并发症；⑤有细菌感染时选用敏感抗生素。

第五节　风疹

一、病因与流行病学

风疹是由风疹病毒引起的急性呼吸道传染病，在轻微上感症状后出现全身性发疹。孕妇在妊娠早期如感染，可致先天性风疹综合征。此病毒系小 RNA 病毒，属披膜病毒科，不对称，呈球形，直径 50~70nm，包膜上有血凝素。出疹前至出疹后数天，传染性最强。通过呼吸道飞沫传播。亚临床型患者亦可传染。冬季多，1~5 岁儿童多见。6 月内婴儿受母亲抗体保护可不发病，广泛使用疫苗后发病率下降，但发病年龄后延。

二、临床表现

(一)后天性风疹

潜伏期一般 14~21 天，前驱期 1~3 天。有低热和轻微的呼吸道卡他症状，经常被忽略。典型表现为颈、耳、枕后淋巴结肿痛，持续 7 天左右，淋巴结肿大 1 天内由面部、颈、躯干、四肢先后出现斑丘疹、猩红热样疹，伴发热，3 天出齐。极少脱皮。在出疹早期软腭处可见红色点状黏膜疹。可并发肺炎、感染后脑炎和血小板减少性紫癜等。成人在出疹前和出疹后可见多发性关节炎,表现红、肿、疼痛及渗出等,持续数日至两周。少有后遗症。亦可见睾丸炎和感觉异常等。

(二)先天性风疹综合征(CRS)

病毒通过抑制细胞有丝分裂,细胞溶解及胎盘绒毛炎等致下列病症:①一过性新生儿期表现:如肝、脾、淋巴结大,高胆红素血症、紫癜、脑膜脑炎等。亦可有早产、心肌炎、肝炎、间质性肺炎及溶血、低丙球蛋白血症、白细胞减少等;②先天性器官畸形和组织损伤:如宫内和生后发育不良、白内障、耳聋、小眼、视网膜病、动脉导管未闭、精神运动发育落后、行为异常、肌张力低等常见。亦可见青光眼、小脑、脑内钙化、牙齿异常及房、室间隔缺损和肾动脉、肺动脉瓣狭窄、高血压、孤独症等;③迟发病症:如智力障碍、糖尿病、慢性进行性全脑炎、间质性肺炎、性早熟、晶体吸收,圆锥形角膜及甲低或甲亢等。

三、实验室检查

①白细胞正常或偏低;②咽拭子及血中可分离出病毒,病原学检查详见第四章第四节。

四、诊断和鉴别诊断

据流行病学及典型皮疹和临床表现诊断不难,亚临床型则应行病原学检查诊断,鉴别诊断见本章第十节。CRS诊断标准为:①典型先天性缺陷如白内障、青光眼、CHD、耳聋等;②病毒分离阳性或血清学证据等。只有②者可为先天性风疹感染。

五、治疗

无特效药物,主要靠对症及支持疗法,或用利巴韦林等静滴治疗。一般治疗同其他病毒传染病,而CRS者可予康复训练与治疗,以提高其生存质量。

六、预防

①严格隔离病人至出疹后5天,如感染或接触风疹的孕妇不做流产时,可肌注或静注丙种球蛋白;②易感者可接种风疹疫苗。

第六节　水痘

一、病因

水痘是由DNA病毒中的水痘—带状疱疹病毒引起的小儿发疹性传染病。由接触和呼吸传播,传染性极强,易感者约90%发病,成人感染后可患带状疱疹,感染后可终生免疫,如母亲未受感染,新生儿也易感,如孕母临产期感染此病毒可经胎盘传给胎儿,出生后发病,而且病情严重,死亡率极高。

二、临床表现

一年四季均可发病,冬春季较多。接触病人或感染水痘—带状疱疹病毒后10~24天(多为13~17天)发病,可见轻微呼吸道卡他症状,无热或发热1天后躯干部见皮疹,向心分布,迅速变为丘疹和水疱疹,然后结痂,痂退不留瘢痕,同一部位可见不同阶段的皮疹。水疱疹可继发感染而化脓,有痒感。水痘肺炎多于出疹后5天(个别在出疹前和出疹后10天)出现高热、咳嗽加重,可有咯血和胸痛、呼吸困难及发绀等,肺部体征轻,可见喘鸣音及水泡音,极少发生肺实变征。与较重的X线表现不相称。小婴儿于皮疹前发生的肺炎极易漏诊而造成播散,甚至局部流行,应警惕。凡有接触史者,不管发病与否,均应隔离观察。

三、辅助检查

①典型病毒感染的血常规;②病原学检查取新鲜疱疹液涂片瑞氏染色、镜检可找到多核巨细胞,电镜下可见疱疹病毒颗粒。亦可取水疱液病毒分离,或鼻咽分泌物 PCR 检查水痘带状疱疹病毒 DNA,或行病毒抗体检测;③X线表现:可见肺纹理增多,肺门阴影粗乱等间质性肺炎改变,亦可出现弥漫性结节浸润影或网织状阴影,有的并发胸腔积液。轻者肺部症状病变1~2周即吸收。

四、诊断

流行病史和典型皮疹特点不难诊断,不典型病例需靠病原学检查确诊。应与疱疹性荨麻疹及带状疱疹、药物疹等鉴别。

五、防治

①可注射水痘疫苗预防。体弱易感儿在流行期或接触病人后可静注丙种球蛋白、血浆或恢复期病人血清等;②特效药物为更昔洛韦或阿昔洛韦。一旦用药,24h 即可改善症状;③忌用地塞米松等全身激素,以免引起全身性泛发性水痘;④隔离病人至全部疱疹结痂,加强护理预防继发其他感染,给足量水分和营养。注意皮肤清洁,以防继发细菌感染;⑤对症治疗:痒时可用抗组胺药,不要抓破;⑥水痘患者常继发细胞免疫低下,病后多发生反复呼吸道感染,我们加用转移因子或胸腺素等,可通过增强免疫力减轻症状,缩短疗程,并有预防 RRI 的作用,过去曾用肌注维生素 B_{12} 治疗水痘,现已少用。

第七节　手足口病

一、病因与流行病学

手足口病(HFMD)主要是由 CoXA16 和 EV71 引起的全球性常见传染性疾病。CoXA5.10.19 及 CoXB、ECHO 病毒等亦可引起。属微小 RNA 病毒科,人肠道病毒属。此类肠道病毒的共同特点为:①来源于人体,呈球形,直径 $20\sim30\mu m$,病毒核心为 RNA;②对阳离子稳定,对乙醇、乙醚、酸、来苏儿及已知的抗生素及化学治疗药物均不敏感,但对高热、干燥、紫外线及氧化剂、甲醛、碘酊等敏感,且易发生变异。

1957 年加拿大首次报告本病,此后在美、欧、澳、亚洲先后多次暴发流行。1978 年欧洲大流行时仅保加利亚就发现 750 余例,致瘫 149 人,死亡 44 人。1994 年英国流行时,监测到 952 例,多为 1~4 岁儿童。我国 1981 年在上海发生本病,以后全国各地均有报道,1983 年天津发生 7000 余例,1986 年再次暴发流行。托幼机构中发病率分别为 2.3% 和 1.9%,1998 年台湾两次大流行,发现 129106 例,死亡 78 例,多为 5 岁以下儿童。2000 年山东招远大流行,在 5~8 月份,一家市级医院接诊 2000 例,年龄 5 个月~14 岁,男多于女。

其传染源是本病患者及隐性感染者和无症状带毒者。其粪便排毒时间达 3~5 周,咽部亦达 1～2 周。主要通过人群间密切接触传播。患者分泌物及唾液中的病毒通过空气飞沫传播，也可由被污染的手、毛巾、牙具、食具、玩具及衣物、水源等经口或接触传播。所有人群均易感，但主要为儿童(<4 岁占 85％。95％)，因成人隐性感染多，是显性感染的 90 多倍。平时多散发，每 2～3 年，流行一次。四季均发，以夏秋为多。感染后可获得免疫力。此病传染性强，传播途径较复杂，传播快，短期内可致大流行，故危害很大。

二、临床表现

相差悬殊，从无症状或轻度不适，到发生严重并发症，甚至死亡。其表现与病毒基因型有关。潜伏期 2～7 天，多突然起病，发热 38℃左右，主要表现为口、手、足、肛周先后起丘疹或疱疹，部分患儿可有咳嗽、流涕、恶心、呕吐等轻微上感症状。口腔溃疡致患儿流涎、拒食，口腔黏膜疹出现较早，初为粟粒样斑丘疹或水疱，其周围有红晕，以舌及双颊黏膜多，亦可见于唇、齿侧。手足远端见或平或凸的斑丘疹，5 天左右由红变暗，渐消退，疱疹圆或椭圆形，扁平突起，如黄豆大，长径与皮纹走形一致，内有混浊液体。皮疹不痛、不痒、不结痂、无瘢痕，大多预后良好，1 周左右痊愈。亦可见暴发性心肌炎、肺水肿、无菌性脑膜炎等严重并发症及出血等而致死。

三、诊断与鉴别诊断

根据好发季节及年龄，典型的"四不"皮疹及流行趋向不难诊断。既往对该病缺乏认识，忽略皮疹，多误为溃疡性口腔炎。散发期不典型病例还应与以下疾病相鉴别：①疱疹性咽峡炎：亦为 CoX 病毒所致。此病多在咽后部，很少出现在颊黏膜及舌、龈等处，与疱疹性口炎一样，也无手、足、肛门处皮疹；②口蹄疫：为口蹄疫病毒所致。为人畜共患疾病。多见于牧区成人，常有接触史，四季均发。除口腔黏膜疹及融合成大溃疡外，手背、趾、指间的皮疹发展快，有痒、痛感，可资鉴别。最终鉴别需及早收采集粪便、咽喉洗液、CSF、疱疹液及血液等进行病毒培养分离及血清学或 PCR 检测鉴定。

四、防治

至今无特殊防治方法，目前主要是：①加强疫情检测和报告，医院及托幼机构要做好晨检，发现可疑病人及时隔离治疗；②对污染物及时消毒，流行期间注意个人卫生，防止经口、呼吸道和接触感染，少到公共场所去，可减少感染机会；③可口服清热解毒中药预防，流行区体弱高危儿可静注丙种球蛋白。可用中药和抗病毒药物如利巴韦林等治疗，重症可静注丙种球蛋白等方法，其他同流感。

第八节　流行性腮腺炎

一、病因

系 DNA 病毒中的腮腺炎病毒所致急性呼吸道传染病，传染性很强。该病毒对高温、紫外线、0.1％福尔马林、来苏儿及酒精等均敏感。经直接接触和飞沫传播。多在冬春季发病，5～15 岁儿童多见。

二、临床表现

①潜伏期为8～30天(一般2～3周);②病初发热不高,可有咳嗽等呼吸道症状,1～2天后腮腺肿大,并出现高热,可见腮腺管口红肿。常以耳垂为中心的前后下方肿大,先为一侧,数日后对侧亦肿大,持续3～5天渐消退。肿大的腮腺边缘不清,轻压痛,亦有仅单侧肿大者;③可累及颌下腺肿痛,舌下腺肿大较少见;④可出现脑膜脑炎、胰腺炎、睾丸炎、卵巢炎、心肌炎等;并发症多在腮腺肿大的同时或其后出现,亦可在其前或单独出现,此时极易漏诊;⑤腮腺炎病毒性肺炎:常在腮腺炎过程中出现轻咳、咳痰等,一般无重度呼吸困难及发绀等。肺部呈局限性呼吸音粗糙,少数可闻水泡音。白细胞数多不增多。腮腺炎症状亦不特别严重。X线检查:①密度不高,边缘模糊,多位于双肺中下野,呈小点状或小斑片状,沿肺纹及其周围分布。以心缘旁、心膈角及肺基底部为著,右肺较明显。少数见肺上野;②浓密常不均匀,可累及肺的某节段;③毛玻璃样改变:多在肺基底部,右肺为多,亦可在肺中、上野。上述病变多在病后1～10天出现,1月内消失,常混合存在,肺门阴影增大模糊、纹理增强。

三、诊断

典型腮腺炎诊断不难,若同时有呼吸道症状和(或)上述X线特点,可考虑并发肺炎。应进行血清补体结合试验或红细胞凝集抑制试验。还可做皮肤抗原(感染的猴腮腺组织)试验确诊。应与耳前后及颈部淋巴结炎和化脓性腮腺炎鉴别,后者红肿热痛明显。

四、防治

①可注射麻风腮疫苗预防;②呼吸道隔离至腮腺肿大消退或病后10天,集体儿童接触者应留观3周;③加强护理和营养,勿食硬的食物和酸食,不能进食者可静脉补液;④抗病毒治疗可用利巴韦林、穿琥宁、炎琥宁、双黄连、莪术油、清开灵等中药针剂,亦可服黄栀花口服液等清热解毒中药;⑤局部治疗:红肿痛甚者可用紫金锭、六神丸、大黄末、青黛散等外敷,仙人掌去刺加白矾捣为泥状外敷;⑥香油炸全蝎或用超短波或氦氖激光局部照射亦有效;⑦并发症治疗:心肌炎、睾丸炎、卵巢炎、胰腺炎、脑膜脑炎除抗病毒治疗外,可短期加用全身激素治疗。

第九节　猩红热

猩红热是由产红疹毒素的A族β型溶血性链球菌所引起的急性呼吸道传染病。一般预后良好。

一、临床表现

①多有发热,39℃左右,伴头痛、全身酸痛、轻咳等上呼吸道感染表现;②化脓性咽扁桃体炎:表现充血、红肿、脓性分泌物等;③皮疹:猩红色、压之退色的粟粒大小丘疹,在发热半天至一天即可出现,且迅速遍及全身。皮疹常融合成片呈鲜红色,在肘窝、腹股沟等皮肤皱褶处可见深红色线条(帕氏线),口周苍白(环口苍白圈);④杨梅舌:舌质红,舌乳头水肿,似杨梅状;⑤脱皮:病后1周左右开始皮肤脱屑或片状脱皮;⑥可引起风湿热、心肌炎、肾炎等并发症。

二、实验室检查

①血常规：WBC 总数及中性粒细胞增多；②咽拭子细菌培养：可有 β 型溶血性链球菌；③其他：血沉快，抗"O"升高，尿液可有一过性蛋白尿等，继发肾炎时则有典型尿异常。

三、诊断与鉴别诊断

根据典型皮疹及流行病学和实验室检查可做出诊断。但应与金葡菌感染和猩红热样药疹及麻疹、风疹、幼儿急疹等鉴别。

四、防治

①目前尚无预防疫苗，主要采取呼吸道传染病一般预防措施，对密切接触者可予阿莫西林口服 3 天；②治疗：呼吸道隔离，抗生素选用青霉素或 I 代先锋霉素肌注或静滴，疗程 7～10天，过敏者可用红霉素或阿奇霉素，疗程 5～7 天。

第十节　白喉

白喉是由白喉棒状杆菌引起的一种急性呼吸道传染病，假膜为本病的特征性改变。主要见于咽喉及扁桃体，亦可发生在鼻及眼部。本病现已少见。

一、临床表现

本病常发生于 2～5 岁小儿。发病较缓和，但体温较高，咽痛。脉搏及呼吸亦较快。哭声和声音嘶哑是最早的症状。若伴有哮吼样咳嗽或呼吸困难，说明呼吸道已发生部分梗阻。患者年龄越小，越易发生呼吸困难。患儿可有烦躁不安、呼吸困难、面色发绀，若不及时抢救，可因窒息死亡。检查可见咽部白色或乳白色假膜，不易拭去，强行剥离可引起出血。咽部黏膜可有程度不等的充血，颈部淋巴结轻度肿大，并稍有触痛，但不化脓。易并发心肌炎和周围神经麻痹。血常规：白细胞总数和中性粒细胞增多。取假膜分泌物涂片检菌和培养常阳性，部分患儿心肌酶及心电图异常。

二、诊断和鉴别诊断

一般根据流行病史、临床特点和咽部细菌学检查，多可明确诊断，但应与急性喉痉挛、呼吸道异物及鹅口疮、化脓性扁桃体炎等相鉴别。

三、防治

(一)预防

接种 D,IP,提高人群免疫力是预防白喉最有效的方法。同时应注意隔离病人，对接触者注射白喉类毒素以加强免疫力。

(二)治疗

1.一般治疗

患儿应卧床休息，给予易消化、富含维生素的食物，补足水分。

2.特异治疗

①白喉抗毒素血清为特效药，但它只对局部病灶中或血循环中的毒素起中和作用，对已与

组织结合的毒素无反应。治疗时要做到及早、足量,用前要做皮肤试验。剂量与成人相近,一般为24000~72000单位;②为抑制白喉杆菌及预防继发感染,应同时使用抗生素,如青霉素或阿莫西林等。如对青霉素过敏可用红霉素等。疗程7~10天;③局部治疗:保持呼吸道通畅,用含漱剂和雾化吸入能减轻喉梗阻。喉梗阻严重的要及时行气管插管等治疗(见喉梗阻);④防治心肌炎、感染性休克等并发症。

第十一节　百日咳

百日咳是一种呼吸道传染病,大部分病例发生在5岁以下儿童,百日咳杆菌本身可致间质性肺炎,或因同时继发其他细菌感染,可引起支气管肺炎,统称为百日咳肺炎。经广泛DTP接种后已不常见。

一、病因

百日咳杆菌为短小卵圆形G杆菌,用甲胺蓝染色可见两端着色较深,有荚膜。在干燥环境中很快死亡,阳光照射下能存活th,可被一般消毒剂消灭。具有多种抗原,菌体外层有凝集原与血凝素,细胞壁含耐热毒素,原生质中有不耐热内毒素(在56℃30min即被破坏)。此菌有4个相的变异,第一相有毒力,抗原性高,适于做菌苗。此菌含有肽类,能引起宿主淋巴细胞增多,此现象可见于人类感染及动物实验。病原菌存在于患者的呼吸道,尤其是早期患者,可通过飞沫直接传给健康易感者。因母体血清中保护性抗体不高,且为不能通过胎盘的IgM,新生儿不能从母体得到抗体保护,因此极幼小婴儿亦可感染此病。

二、临床表现

①上呼吸道炎症状:病初1周发热、流涕、咳嗽,可渐重,夜间尤著;②痉咳:阵发性连声痉挛性短咳,持续数十声,面红唇紫,张口伸舌,涕泪俱下,呕吐,颈静脉怒张,可达2~3个月;③鸡鸣样回声:紧接痉咳后,有一次深长吸气,产生一种高音调鸡鸣样声;④舌系带溃疡;⑤眼睑水肿、眼结膜出血;⑥屏气、发绀、窒息、惊厥等,见于小婴儿;⑦肺炎:多发生在痉咳期,在百日咳病程中突然发热,阵发性咳嗽少见,呼吸增快与体温不成比例。如肺组织受累到一定程度,可有呼吸困难或发绀。剧烈咳嗽可造成肺泡扩张形成肺气肿,肺泡破裂可导致气胸或纵隔气肿。X线检查可以确诊。百日咳肺炎早期肺部可有改变,听到湿啰音,有融合病变时可出现叩浊或支气管呼吸音。有肺气肿时,胸部呈过清音。

三、诊断

(1)据流行病学史和典型症状、体征及化验检查,不难诊断,流行病史较为重要,在典型阵发性痉挛性咳嗽病程中,突起高热,咳嗽反而不呈阵发性,呼吸增快,肺部出现体征。分类中淋巴细胞百分率增高。X线胸片显示有间质性肺炎改变。

(2)病原学诊断:用百日咳杆菌培养基进行培养,阳性可确诊。病初达90%,痉咳期为50%。或双份血清百日咳杆菌抗体效价升高4倍以上。呼吸道分泌物做直接荧光抗体检测,可迅速出结果。疑有继发细菌感染时,送痰及血培养。

四、鉴别诊断

(一)支气管淋巴结结核

支气管淋巴结肿大明显时,具有阵发性痉挛性咳嗽与百日咳所见咳嗽相似,亦可伴有肺不张。但接触史、咳痰培养,白细胞计数、PPD 试验、百日咳杆菌免疫荧光抗体检测与胸部 X 线检查均可协助鉴别。

(二)腺病毒 2、5 型感染

在幼婴中可有类似百日咳样咳嗽,副百日咳杆菌亦可引起,称为"百日咳样综合征",详细询问疾病发展的情况,鼻咽拭子病毒分离和(或)血清学检查可确定病原。

(三)支气管异物

有异物吸入史,X 线检查可助诊断。

五、预防

百日咳菌苗虽然高度有效,但不能提供绝对的免疫,预防措施如下。

(一)主动免疫

出生后 2 个月即可用百日咳Ⅰ相细菌死菌作主动免疫,常和白喉、破伤风类毒素合用(DTP),每隔 8 周注射 1 次,共 3 次,以后于 1～3 岁第 1 次加强注射,3～7 岁第 2 次加强注射。

(二)被动免疫

2 岁以下未接种百日咳菌苗的婴儿,与百日咳患儿接触后,立即肌注人类百日咳免疫球蛋白 1.25～2.5mL,连用 3 天,可获暂时被动免疫。

(三)早期诊断隔离

患儿至发病后 40 天,与百日咳患儿密切接触的婴儿及儿童,可口服红霉素、复方磺胺甲基异恶唑等 5 天,均有助于防止本病的蔓延。

(四)其他

在流行期幼儿少到公共场所,避免与百日咳患者接触。

六、治疗

(一)抗生素的选用

红霉素为首选抗生素,根据病情口服[25～50mg/(kg·d)]或静滴[15～30mg/(kg·d)]。10 天为一疗程。氨苄西林 100mg/(kg·d),重症 200mg/(kg·d),分 4 次肌注或静滴。氯霉素 25～50mg/(kg·d),分 4 次口服,7～10 天为一疗程。需密切观察血常规,发现白细胞及中性粒细胞减少时,应立即停药。异烟肼、利福平口服亦有一定效果。

(二)对症处理

有痉咳伴有喘息者,应给予解痉镇静剂,常用异丙嗪或氯丙嗪 0.5～1mg/(kg·d),口服或肌注。或邦备、沙丁胺醇、易坦静等口服。有明显缺氧症状者要给予氧气吸入。维生素 K_1 5～10mg/d,肌内注射或静脉注射,有一定疗效。百日咳肺炎或脑病者可用百日咳特异性免疫球蛋白或恢复期病人血浆治疗。

(三)其他

加强护理,补充营养也很重要。也可辅用中药百咳灵、鹭鸶咳丸、鸡或猪胆汁等口服。

第十二节　鼠疫

一、病因及流行病学特点

是由鼠疫杆菌引起的流行于野生啮齿类动物的烈性(甲类)传染病。主要通过染菌的鼠蚤,经人皮肤或呼吸道传染,引起人类腺鼠疫和肺鼠疫。我国尚存在此病疫区,但罕见。某些地区仍有动物鼠疫发生。

二、临床表现

接触鼠疫病人或病鼠 10 天发病。临床分三型:①肺鼠疫:可见咳嗽、气急、发绀、咳大量泡沫样血痰,内含大量鼠疫杆菌,病情发展极快,如治疗不及时,多于 3 天内死于休克或心衰;②腺鼠疫:即严重的急性淋巴腺炎,常在一侧腹股沟、腋窝、颈部、颌下,直径 2～7cm,压痛。很快化脓、破溃,并继发其他细菌感染;③败血症型:多继发于上两型。表现为严重毒血症和出血、高热、寒战、头痛、全身酸痛、意识不清,可发生休克和 DIC。见皮肤黏膜瘀斑(点)、大片出血及鼻出血、咯血、便血、尿血等致死。未经治疗的重症患者几乎全部死亡。

三、实验室检查

①白细胞升高,可达 $30 \times 10^9/L$,中性粒细胞增多;②取痰、脓血或淋巴结穿刺涂片找菌及培养可阳性;③血清学检查有助于流行病学调查。

四、诊断与鉴别诊断

根据接触史及典型表现可做出临床诊断,确诊需有病原学证据。应与败血症、肺炭疽、钩体病及大叶肺炎等鉴别。

五、防治

1.预防

①要封锁疫点(区),接触者留检 6 天;②工作人员加强防护,穿"五紧"防护服;③强化灭鼠;④疫区及医务、防疫人员接种疫苗预防;⑤病人要严格隔离,一旦发现,立即上报,按甲类传染病管理办法处理。

2.治疗

①首选氨基糖苷类抗生素治疗 5～7 天,也可用阿莫西林、安美汀或头孢曲松、头孢他啶等加阿奇霉素治疗,危重者可加用氯霉素;②加强对症处理和支持疗法,危重者可用糖皮质激素;③淋巴结及周围组织可注射链霉素,必要时切开引流。

第十三节　炭疽

一、病因与流行病学

是由炭疽杆菌引起的人畜共患传染病,其皮肤焦痂如炭故得名。儿童少见,我国主要见于三北地区。此菌系 G$^+$ 需氧菌,有荚膜,产芽孢,不能动。芽孢抵抗力极强,在土壤及皮毛中可活数年。进入宿主体内则繁殖并产生毒素。人吃了病畜肉或接触被污染水、土或皮毛制品而传染,人与人之间则可通过吸入带菌的空气飞沫传染。

二、临床表现

潜伏期 1～5 天(12h～12 天)。①炭疽杆菌芽孢被吸入呼吸道后,被白细胞吞噬而移动到局部淋巴结,生长繁殖,产生毒素,引起肺炭疽。主要表现为淋巴结增大、肿胀、出血、压迫支气管等,并有高热、寒战、咳嗽、呼吸困难、胸痛、痰内带血等。胸部 X 线可表现淋巴结肿大影和炎性浸润影。本病起病急,进展快,短期内可发生虚脱。或因出血、呼吸变慢而死亡;②尚可引起皮肤炭疽,此乃最常见类型。在皮肤外露部位,出现斑丘疹、水疱、脓疮,很快破溃成溃疡。周围组织肿胀,中心部位出血、坏死,形成略凹的炭色焦痂,无痛感。可有发热、头痛、呕吐、关节痛等全身症状。1～2 周后脱痂遗留疤痕;③还可引起败血症或脑膜炎等致死;④胃肠型炭疽系食用病畜的肉或污染的水、食物等发生的,表现为严重的吐、泻及消化道出血等症状,甚至发生休克。

三、诊断与鉴别诊断

皮肤典型的炭样焦痂病变及流行病学史可做出诊断。从病灶中检菌或培养阳性则确诊。应与金葡菌皮肤感染、恙虫病、口蹄疫及土拉菌感染等鉴别。

四、治疗

①预防:严格隔离消毒,及时报告疫情,按传染病法进行管理。不吃病畜的肉和污染的食物等,高危人群必要时可皮肤划痕法接种炭疽杆菌活疫苗;②治疗:给予青霉素加红霉素或氨基糖苷类抗生素静滴,7～10 天。皮肤病变涂敷红霉素软膏等。忌抚摸和切开。发热、咳嗽、吐、泻等宜进行相应的对症支持疗法。

第四章　小儿肺结核病

第一节　概述

小儿结核病是由结核杆菌(TB)引起的慢性传染病。小儿时期以原发性肺结核最为常见。1921 年 Camette 和 Guerin 制成了 BCG 用于预防。20 世纪 40 年代 SM、EMB、PAS 问世,开始了结核病的化疗时代,后又出现了 INH 和 RFP 等,使这种危及人类生命最常见的疾病变为防有措施,治有办法,发病率和病死率均显著降低。近年来,世界各国结核病发病率呈上升趋势。据 WHO 报告,全球已有 1/3 人口即约 17 亿人口曾受结核分枝杆菌感染,每年新发病例达 1000 万以上,年死亡数约 300 万。在亚太地区,肺结核患者占全球的 1/3,2000 年 9 月,WHO 地区委员会宣布亚太地区为肺结核危机区,包括中国在内的东南亚和太平洋地区的 39 个国家和地区,仅孟加拉国每年就有 6 万人死于结核,儿童占一半多。全球大约有 130 万结核病儿童,每年 40 万~50 万小儿死于结核病。美国自 1986 年后,儿童结核感染增加了 13 倍,甚至有些托幼机构有肺结核暴发,1987~1990 年 5 岁以下肺结核患儿增加了 39%,0~14 岁占 6%~9%。我国 2002 年公布的第 4 次全国结核病流行病学调查结果显示,我国活动性肺结核患病率为 367/10 万人口,死亡率为 9.8/10 万人口,居各种疾病死亡顺位的第 9 位,为其他传染病、寄生虫病死亡总和的 2 倍。自出生至 14 岁小儿肺结核患病率虽在逐渐下降,但由于 AIDS 的日益骤增,且与结核病狼狈为奸,更增加了威胁,再加耐药菌株(RFP 80.7%,INH 71.5%,SM 78.8%,PZA 57.2%,EB 48.6%)和难治性结核病的存在,使我国结核病的防治形势严峻,且任重道远。

一、病因

TB 系抗酸杆菌的一种,对人有致病性的主要有人型和牛型 TB,其次为鸟型、鼠型。结核病的传播途径主要是呼吸道,健康小儿吸入带 TB 的飞沫或尘埃后,可引起肺部原发病灶,也可因饮用被 TB 污染的牛奶或食物,或经皮肤及胎盘传染(先天性结核)。

二、发病机制

小儿初次感染 TB 后是否发病,取决于细菌的毒力、数量及机体的免疫力。感染 4~8 周后机体组织对 TB 及其代谢产物(结核菌素)产生变态反应,表现为结核菌素试验阳性、疱疹结膜炎、皮肤结节性红斑、一过性多发性关节炎、病灶周围炎等。上述肺外表现常较肺内病灶出现早,应予以重视。适量的 TB 在健康机体内可直接或间接激活巨噬细胞,产生免疫力而不发病。在患麻疹、百日咳、营养不良等疾病后,机体免疫力低下,则易发病。TB 毒力与数量对结核的发病也很重要。

三、结核病分类法

根据苏联的十型分类法,1978年柳州全国结核病防治工作会议重新制定了我国肺结核病临床分类法。①原发性肺结核(Ⅰ型):为原发结核感染所致的临床病症,包括原发复合征及支气管淋巴结核;②血行播散型肺结核(Ⅱ型):包括急性血型播散型肺结核(急性粟粒型肺结核)及亚急性、慢性血型播散型肺结核;③继发性肺结核(Ⅲ型):可出现以渗出病变为主、增生病变(结节状或线条状或结核球)为主、浸润病变为主、干酪病变(干酪性肺炎)为主或以空洞病变(慢性纤维空洞型)为主及胸膜结核等多种病理改变;④结核性胸膜炎(Ⅳ型):有干性、渗出性胸膜炎和结核性脓胸之分;⑤其他肺外结核(Ⅴ型):按部位及脏器命名,分结核性脑膜炎及骨、肾、肠、肝、脾、皮肤结核等。还可根据病变发展阶段分为3期,即进展期、好转期和稳定期。

四、临床表现

随型别而异,详见后述。

五、诊断

(一)病史和临床表现

①结核接触史非常重要,应仔细询问,婴幼儿活动范围小,结核接触史阳性率高于成人。还应注意发病前急性传染病史,特别是麻疹、百日咳等常为结核发病的诱因。此外需询问过去有无结核过敏表现,如结节性红斑、疱疹性结膜炎和结核菌素阳性反应;②详询卡介苗接种史,并注意卡介苗接种瘢痕,如果无卡瘢,即使接种,也是不成功的,更勿将做OT误认为是接种卡介苗;③结核中毒症状如盗汗、食欲不振、低热、体重不增等。小儿多汗的原因很多,要注意排除佝偻病,病后体弱等夜间多汗的情况。

(二)X线检查

由于95%以上的病人感染途径是经过肺,所以胸部X线检查十分重要。不典型时可定期随访或治疗后复查。具体X线表现详见各型结核部分。

(三)PPD试验

诊断儿童结核的可靠方法,代替OT。有BCG-PPD和H-PPD两种。

1.剂量与方法

将0.1mL(5U)PPD左前臂掌侧中下1/3处皮内注射(局部可见6～8mm皮丘),于48～72h观察结果,以72h反应为准。

2.结果判定标准

以硬结大小作为判断反应强弱的标准,硬结平均直径为(横径＋纵径)/2。①无硬结或硬结直径<5mm为阴性即(-);②>5mm为阳性(＋);③10～19mm为中度阳性(＋＋);④>20mm为极强阳性(＋＋＋);⑤局部除硬结外还有水疱、破溃、淋巴结炎及双圈反应等为极强阳性反应(＋＋＋＋)。但PPD对MTB抗体的作用有时缺乏特异性,故阳性亦非都是TB感染。1990年起,开始研制新型抗结核病疫苗,如重组BCG、减毒结核菌疫苗及亚单位疫苗,已进入核酸疫苗时代,不久将应用第3代结核菌纯化的膜蛋白抗原进行皮试。

3.临床意义

①阳性见于接种卡介苗后、结核病(包括已感染尚未发病或已痊愈);②阴性则见于未种卡

苗或接种后尚未产生免疫反应或免疫力消失及接种失败;未感染结核或虽已感染但尚未产生免疫反应;也可见于严重结核病或原发或继发性机体细胞免疫功能缺陷,如严重营养不良、恶病质或麻疹、百日咳等传染病后,可使阳性的反应阴转,故实为假阴性;还有试液失效及接种技术等也可致假阴性。因此阴性不能排除结核病,必要时再用 10U 皮试,可使 85% 以上的结核病出现阳性反应。

4.自然感染与卡介苗反应的鉴别

①自然感染反应较强(硬结直径多>15mm);而卡介苗反应较弱(常<10mm);②自然感染时硬结色深红、质较硬、边缘清楚;卡介苗时硬结淡红色、质软;③自然感染硬结持续时间较长,消退后可有色素沉着;卡介苗反应则 2～3 天即消失,无色素沉着;④自然感染时卡疤多阴性、PHA 阳性、H-PPD>BCG-PPD;卡介苗反应则卡疤阳性、H-PPD<BCG-PPD。

（四）痰、胃液、脑脊液培养和涂片

找抗酸杆菌仍为诊断结核病的金标准。活动性肺结核患者痰或胃液涂片结核菌阳性率成人可高达 50%,儿童排菌量少、阳性率低,需要每毫升胃液含菌量不低于 1 万～10 万(≥5×10)始阳性,故应尽量行结核菌培养。培养比涂片更为敏感,且可做药敏试验。但费时较长,且阳性率低。阴性原因可能与存在 L 型结核杆菌有关,该菌目前占 20%～29%,形态多样,不易被识别,必要时行动物接种。

（五）纤支镜检查

对一些诊断困难的病例应用纤支镜作组织检查、BAL 检查,取标本可做结核菌、普通菌培养和药敏,能提高确诊率,并有助于鉴别诊断。

（六）PCR 或直接扩增技术

用此技术提高了直接检查结核病原的阳性率,培养物中的结核菌可以拷贝 10 亿倍 DNA 和 RNA。但 PCR 法影响因素多,阳性时要结合其他诊断方法,综合分析判断,单项 PCR 阳性不能诊断。此外可用荧光抗体法找结核菌。

（七）其他

①血清 TB 抗体阳性率仅 48%,准确性差,只供参考。现已研究重组 MTB-CEP10-ESAT-6 溶介蛋白进行 MTB 血清学诊断,能特异性的区分 MTB 感染和 BCG 免疫后产生的 MTB 抗体;②血腺苷脱胺酶(ADA);③血沉。

六、儿童结核特点和减少漏误诊要点

（一）当今儿童结核特点

①原发性肺结核中的原发复合征及粟粒性肺结核比较多见;②干酪坏死性肺结核在婴幼儿不少见;③偶见表现为急性肺炎者;④无肺部结核病变的肺外结核屡见;⑤PPD 和抗 TB 抗体阴性的肺结核常见;⑥患儿消瘦及营养不良情况罕见,生长发育多数正常。

（二）减少漏误诊要点

①提高认识和警惕性,结核仍是常见病,我国是高发区,尤其是农村和偏远地区;②对反复咳嗽和呼吸道感染或不明原因的发热等全身症状的患者要想到本病,及时做胸片和痰菌检查;③动态观察有利于建立诊断;④支气管镜检查对内膜结核诊断价值高;⑤经多次检查不能明确诊断者应及时行肺活检;⑥必要时试验治疗。

七、预防

除搞好卫生,不随地吐痰,注意病人的隔离和排泄物消毒外,未自然感染者最重要的是接种卡介苗,这是预防结核病行之有效的方法,应大力普及。生后初种一次,初种后可行 PPD 试验,观察是否产生免疫力,如未种成功,应补种。3 岁后免疫力减弱或消失,故 3～7 岁可复种一次,但复种前必须复查 PPD,阴性时再接种。

八、治疗

(一)一般治疗

充分调动身体抵抗疾病的能力,适当进行户外活动,呼吸新鲜空气,注意休息和选用含蛋白质和维生素丰富的食物,其中以维生素 A 和 C 更为重要。保护患儿不患麻疹,百日咳等急性传染病,并保持乐观情绪。

(二)治疗原则

①早期发现、早期确诊、早期合理化疗甚为重要;②剂量适宜、规律、全程用药;③联合用药。

(三)具体抗结核治疗方案

WHO 提出"DOTS"方针,即短程、联合、分段、督导等治疗。目前抗结核药物,以异烟肼(H)、链霉素(S)、乙胺丁醇(E)及利福平(R)作为第一线药物。

附:多重耐药性肺结核(MDR-TB)的治疗原则

方案应包括 4～5 种药物,异烟肼为基础用药(即使耐药亦应用)。应根据药敏试验并参考用药史选择药物。避免用有明显交叉耐药的药物。后备药物:丁胺卡那、卷曲霉素、结核放线菌素-N、环丝氨酸、氧氟沙星等,但后备药物的有效剂量和产生毒副作用的剂量间的幅度很小,治疗效价低,易有不良反应。

第二节　原发型肺结核
（附结核感染）

原发型肺结核即Ⅰ型。系结核杆菌侵入从未受过感染的机体,在肺组织内及局部淋巴结引起炎性病变,且有临床表现者。这是小儿肺结核的主要类型。包括原发复合征及胸内淋巴结结核,二者无原则区别。前者为肺部原发灶和局部肿大淋巴结同时存在;后者以胸腔内肿大淋巴结为主,而肺部原发灶或因范围极小,或因已经吸收致 X 线检查无法查出,而被忽视。肺部原发灶、发炎的淋巴管和肿大的肺门淋巴结三部分合称为原发复合征。由于 70% 原发灶位于胸膜下,因此胸膜反应或局限性胸膜炎就成为原发复合征的第四个组成部分。

一、临床表现

起病隐匿,随病情进展可出现低热,稍重者可出现长期不规则热,精神不振、烦躁不安、盗汗、食欲减退等症状,多见于年龄较大的儿童。重者可急性起病似流感、肺炎或伤寒,多见于婴幼儿。高热可达 38～40℃,持续 2～3 周,后降为低热。全身浅表淋巴结有不同程度的肿大,少数患儿可出现结节性红斑或疱疹性结膜炎。肺部检查多无明显阳性体征,只有在病灶周围有大片实变或由于支气管受压造成部分肺不张时可有叩诊音浊、呼吸音低或局限性干啰音。

二、胸部 X 线检查

原发病灶及病灶周围炎多位于右肺上叶的下部或下叶的上部靠近胸膜边缘处,表现为云絮状密度增高影,边缘模糊,肺门淋巴结呈团块阴影,两者之间有线条状淋巴管模糊阴影相连,三者形成"哑铃状"双极影,但不多见。一般为肺野阴影及同侧淋巴结肿大。按其 X 线表现可分为周围浸润型和肿瘤型。

三、诊断

一般根据病史、结核中毒症状、结核接触史、PPD 试验、X 线检查及血沉等,可及时做出早期诊断。活动性肺结核的诊断指标如下:①结核中毒症状:低热、食欲减退、易疲劳、盗汗、性格改变及晚期出现贫血;②PPD 试验呈强阳性反应;③未接种卡介苗,PPD 试验呈阳性反应的 3 岁以内小儿。年龄越小,活动性结核的可能性越大;④痰、胃液、胸腔积液及其他排出物中可找到抗酸杆菌;⑤支气管镜检查:有支气管内膜结核者,显示明显的结核病变;⑥血沉快,抗结核抗体阳性;⑦典型 X 线检查表现。但 PPD(-),抗结核抗体(-)不能排除。

四、治疗及预后

(一)治疗

见本章第一节。

(二)预后

大多良好,若抵抗力强,治疗及时、正确,一般经治疗 3～6 个月病灶逐渐吸收钙化,2 年内多完全吸收愈合。

附:结核感染

结核感染是指小儿接触 TB,并有少量进入体内,引起 PPD 阳性,但找不到结核病灶。在儿童与结核病不易截然区分开。

【诊断要点】

①有或无发热、盗汗、乏力、食欲不振、体重下降等结核中毒症状;②可有全身浅表淋巴结肿大、疱疹性结膜炎、结节性红斑等,但查不到明确结核病灶;③血沉正常,PPD＋＋,胸部 X 线检查正常。

【鉴别诊断】

其与结核病鉴别在于:后者有结核中毒症状,X 线及 B 超等能找到结核病灶,多在肺部。血沉快,PPD 强阳性。

【防治】

口服异烟肼 10mg/(kg·d),≯0.3g/d,顿服,6～9 个月。

【预后】

良好,但在机体免疫力低下或患急性传染病时可转为结核病。

第三节　支气管结核

支气管结核亦称结核性支气管阻塞病变,常继发于小儿原发性肺结核,是气管、支气管黏膜及黏膜下层的结核病变。小儿支气管结核多由支气管淋巴结病变从支气管腔外向内蔓延而来,此与成人型肺结核首先侵犯气管黏膜不同,故既往称支气管内膜结核不够确切。

一、临床表现

3 岁以下小儿多见。年龄越小,症状愈明显。除结核中毒症状外,尚有咳嗽,其特点为阵发性刺激性干咳或双音咳嗽。因呼吸道狭窄,支气管痉挛,可发生阵发性喘息。

二、X 线检查

除肿大的淋巴结影外,常见肺段病变,包括肺实变、肺不张、肺不张加实变、梗阻性肺气肿、支气管播散等。X 线体层线片可见肿大淋巴结、支气管狭窄、隆突角度加大。肺段性病变按常见顺序为:①右中叶;②右上叶(尤以前段多见);③左上叶;④右下叶;⑤左下叶。

三、诊断与鉴别诊断

据症状及 X 线表现可做出临床诊断,但确诊需纤支镜取活检证实。本病应与支气管先天畸形、支气管真菌病、支气管肿瘤、支气管异物等相鉴别。

四、治疗

①一般治疗及抗结核药应用:见本章第一节;②支气管镜治疗:当出现支气管压迫症状时,宜及时取出肉芽组织。当支气管淋巴结核突然破溃入气管,造成阻塞时,常需作紧急支气管镜,以取出于酪坏死物质。

第四节 血行播散型肺结核

血行播散型肺结核即 II 型。可分为急性、亚急性和慢性三类,属继发性肺结核的一种。急性以学龄前儿童多见,3 岁内占 59%,亚急性和慢性在儿童期少见,常发生于 10 岁以上年长儿。急性血行播散型肺结核,又称急性粟粒型肺结核,常为原发性肺结核恶化的后果,是全身粟粒性结核的一部分。多发于结核初染后 6 个月以内,尤其 3 个月内,且易并发结核性脑膜炎及其他肺外结核病。

一、病因

大量结核杆菌一次或短期内多次进入抵抗力低下、变态反应性增高的机体血循环内,并达肺、脑、肝、脾、肠、肾等全身各脏器,形成粟粒样结节,而引起急性血行播散型肺结核。若结核杆菌少量多次进入血循环,同时患儿有相当的免疫力,则发病较缓慢,过程较迁延。由于结核杆菌的侵入途径不同,血行播散型肺结核发生的部位及类型也各异。麻疹、百日咳和营养不良等常为发病诱因。

二、临床表现

起病可急可缓。年龄愈小,表现愈不典型。缓者只有低热和结核中毒症状。但大多起病较急,症状以高热和严重中毒症状为主,很像伤寒,为"伤寒型";有些患儿除高热外有咳嗽、呼吸急促、发绀,即"肺型";有的患儿从开始就出现脑膜刺激症状,即"脑膜型";此外还有"败血症型",除弛张热和中毒症状外,有全身紫癜和出血现象;少数婴儿表现为消化道症状、营养不良和明显消瘦。肺部体征多不明显，呼吸音可减低，粗糙，晚期可有少量啰音。约半数小儿有全身淋巴结、肝、脾肿大。多数可同时伴有结核性脑膜炎的征象。眼底检查可见脉络膜结核结节等。

三、辅助检查

X 线片对诊断有决定性作用，起病 1~3 周胸部摄片可见两肺野从肺尖到肺底均匀分布大小及密度相同的粟粒结节。婴幼儿由于病灶周围反应显著和易于融合，点状阴影边缘模糊、大小不一而成雪花状。病变急剧发展可形成空洞，还可见蜂窝性肺气肿、肺大疱、自发性气胸、纵隔气肿和皮下气肿等。血白细胞可减少或增多，约 40% 患儿白细胞增多，有时可达 20×10^9/L，伴有中性粒细胞增多及核左移，少数患儿有类白血病反应或显示轻度贫血。

四、诊断与鉴别诊断

根据结核中毒症状、PPD 试验及 X 线摄片等多可诊断。但重症病人 PPD 可呈假阴性，故不能完全排除。鉴别诊断：在 X 线典型变化出现前应与流感、肺炎、伤寒等相鉴别；"败血症型"应与其他败血症及血小板减少性紫癜相区别。在 X 线片已显示粟粒样阴影后，尚需与肺炎、嗜酸细胞性肺炎、真菌性肺炎、结节病、朗格汉斯细胞增生症、恶性组织细胞病、粟粒型 IPH 及恶性肿瘤肺转移等相鉴别。

五、治疗

本病的治疗除加强支持疗法外，抗结核药物剂量要较原发性肺结核的剂量大，疗程要长。对有严重中毒症状的患儿，在应用有效、足量抗结核药物的同时，可使用皮质激素，以减轻中毒症状。

第五节　干酪性肺炎

干酪性肺炎是小儿肺结核中最严重的病型之一。与结核球同属Ⅲ型。系继发性肺结核，可有空洞形成。在小儿抵抗力非常低下和(或)对结核菌的过敏反应很强的情况下，大量结核杆菌进入肺组织即造成干酪性肺炎。可分为大叶性和小叶性干酪性肺炎，前者多见于婴幼儿，后者多见于较大儿童。

一、临床表现

起病多较急，有高热及呼吸困难、咳嗽、胸痛、多痰、咯血、疲乏无力、食欲不振等，中毒症状明显。如病变较广泛或并发肺不张、胸腔积液等，可有气短、呼吸窘迫。由于机体反应性、病灶性质和病灶范围的不同，其临床表现亦有很大差异。

二、辅助检查

中性粒细胞中度或高度升高及核左移，血沉显著增快，痰液中可找到抗酸杆菌。X 线胸片显示大片浓密阴影，内有透亮区或两肺散在密度不匀的团块状阴影，内有蜂窝状透亮区或大小不等的无壁空洞。

三、诊断与鉴别诊断

根据典型表现可做出诊断。但应与细菌性大叶性肺炎、支气管肺炎或肺脓肿等相鉴别。

四、治疗

抗结核治疗参见本章第一节。高热、喘憋及中毒症状严重时，除对症支持疗法外，可在有效抗结核基础上加用静滴氢化可的松或口服泼尼松，疗程为 6～8 周，逐渐减量、停药。

第六节　慢性纤维空洞型肺结核

慢性纤维空洞型肺结核是继发性（Ⅲ）的一种。是肺结核发展的晚期类型，小儿罕见。病变静止与恶化反复交替出现，渗出、增生、干酪变、纤维化等多种病理改变混合存在，以厚壁空洞和广泛纤维变性为主。

一、临床表现

与干酪性肺炎相似，但好转时可无明显症状。体征常见慢性病容、贫血、消瘦，可有气短或发绀。胸廓不对称，患侧胸部凹陷，肋间隙变窄，呼吸运动减弱，气管向患侧移位，肺中上部叩浊或叩实，下部呈过清音，肝界下移，心浊音界缩小，呼吸音减弱、粗糙、干湿性啰音或有空瓮音。常见杵状指（趾）。

二、X 线检查

复杂多样。多有单发或多发的纤维厚壁空洞，周围有广泛的纤维病变或新老不一的病灶。肺门上提，肺纹理呈垂柳状，纵隔移向患侧，滴状心。未受累肺组织代偿性肺气肿。

三、治疗

参阅本章第一节。

四、预后

预后多不良。可继发慢性肺心病而致残，亦可死于继发性气胸、大咯血或呼吸衰竭。少数可经治疗保持稳定。

第七节　结核性胸膜炎

结核性胸膜炎即Ⅳ型，小儿原发性肺结核常并发胸膜炎，有干性和渗出性两种，以后者为多见。本病多见于儿童或青少年。

一、病因与发病机制

本病是由结核杆菌及其代谢产物进入敏感机体的胸膜腔中所引起。感染途径有：①直接蔓延：肺内结核病变，胸椎、胸壁结核，皆可直接蔓延至胸膜引起；②淋巴播散：肺门及纵隔淋巴结结核，由于淋巴引流障碍使结核杆菌逆流至胸膜或直接破溃入胸膜腔；③血行播散：急性粟粒性肺结核时，结核杆菌沿血液循环达胸膜，通常是双侧的。

二、临床表现

①干性胸膜炎：大多很少或完全无症状，常可自愈。少数病人起病急骤，突发畏寒、高热、

针刺样胸痛,咳嗽、深呼吸时加重。体检可见患侧呼吸运动受限,局部压痛,呼吸音减低,可有胸膜摩擦感或摩擦音;②渗出性胸膜炎:多起病急,发热持续数周。病初有胸痛,胸腔积液出现后胸痛减轻或消失。少量积液时可无明显体征,积液多时可有呼吸困难。体检可见患侧呼吸运动受限,胸廓饱满,肋间隙增宽,气管和心脏向对侧移位,叩诊实音,肝浊音界消失,听诊呼吸音减低等。积液吸收后遗留胸膜粘连或增厚,并出现相应体征。纵隔胸膜炎出现积液时,可出现压迫症状。

三、X线检查

干性胸膜炎仅见肋膈角变钝。典型结核性胸膜炎为游离的胸腔积液,其表现依积液量而异。①少量积液:液体首先积聚于后肋膈角,故站立后前位检查难以发现,需使患者向患侧倾斜600或采取患侧在下的侧卧位进行水平投照,才能发现液体沿胸壁内缘形成窄带状均匀致密影。积液量在300mL以下时,后前位片仅见一侧肋膈角变平变钝;②中等量积液:由于液体的重力作用而积聚于胸腔下部、肺的四周,表现后前位X线片上有从外上方向内下方呈斜行的弧形线,其下呈均匀致密影,肋膈角完全消失,膈影界限不清;③大量积液:液体上缘可达第2肋间或一侧胸腔呈均匀致密影,纵隔向健侧移位,横膈下降;④叶间积液:右水平裂有积液时,可于后前位见水平裂增宽,略呈棱状影,边缘模糊,很像肺内病变。但侧位、前弓位观察则见典型三棱状阴影;⑤肺底积液:积液积聚在肺底与膈之间,多为单侧,以右侧多见。可见下肺叶密度增高,与膈影相连,上缘呈上凸的圆弧状影,易被误认为膈肌升高;⑥纵隔胸膜积液:上纵隔少量积液时,呈带状三角形致密影,位于纵隔两旁,基底向下,外缘锐利,向内上可达胸膜顶部。积液量增多时,外形可呈弧形突出或分叶状。下纵隔积液时,X线表现为尖端向上,基底向下的三角形致密影。前下纵隔积液时,积液影位于心影之内;⑦局限性胸腔积液或包裹性积液:由于脏壁两层胸膜发生粘连,使积液局限于胸腔的某一部位。多发生于侧后胸壁,也可发生于纵隔内。切线位表现为自胸壁向肺野突出的半圆形或梭形致密影,密度均匀,边缘光滑锐利。若靠近胸壁,其上缘与胸壁相交呈钝角。但不论哪种类型,吸收后均易遗留胸膜增厚或粘连。

四、超声检查

用于治疗前定位及鉴别诊断,特别是包裹性胸腔积液的诊断以及对胸膜增厚与囊性包块的鉴别均具有十分重要的临床意义。但超声不能确定积液的性质和病因,即不能对胸液是渗出性、漏出性或是体液还是脓血做出鉴别。

五、胸部CT及MRI检查

二者对结核性胸膜炎的诊断价值基本一致,对胸腔积液及特殊部位(包括叶间、肺底、肺尖、纵隔)积液、包裹性积液均可做出明确诊断。尤其是对发现胸内隐蔽部位的病灶有很高的价值,也能明确胸膜粘连、增厚及其程度,并对包裹性胸腔积液及包块做鉴别。但从诊断实用性、鉴别价值及经济负担来说,胸部CT优于MRI。

六、实验室检查

胸腔积液多为草黄色渗出液,少数可为淡红色血性胸腔积液,继发细菌感染时可呈脓性。胸腔积液涂片抗酸染色可见到抗酸杆菌。也可做胸腔积液结核菌培养或动物接种。周围血白细胞数可增多,血沉增快,H-PPD阳性等。

七、诊断

典型者根据病史、症状、体征及 X 线检查等即可做出诊断。对于不典型者,先定有无胸膜炎,再定是否为结核性的。因此必须排除一切引起胸膜炎或胸腔积液的其他疾病和膈肌升高等。若经多方面检查仍不能确诊者,可试验性抗结核治疗,如有效则支持诊断。

八、鉴别诊断

(一)细菌性胸膜炎

常并发于细菌性肺炎,伴同侧胸腔积液,积液量不多,WBC 常 $>5 \times 10^9/L$,以中性白细胞占优势,培养有致病菌生长。

(二)风湿性胸膜炎

为风湿热的局部表现。常同时有风湿性肺炎和其他活动性风湿热表现。积液为渗出性,量少。PPD 阴性,抗风湿治疗有效,抗结核治疗无效。

(三)狼疮性胸膜炎

较其他结缔组织病发生胸膜炎多见。积液为渗出性或血性,易凝。常并发肺部病变,蝶形红斑、狼疮细胞阳性、多系统损害、激素治疗有效等可资鉴别。

(四)幼年类风湿病性胸膜炎

积液量可多可少,胆固醇含量增多,葡萄糖浓度减低,且静滴 10% GS 胸腔积液中糖量不增加,吸收亦较慢。结核性者静滴 GS 后胸腔积液中糖明显升高。

(五)胰腺炎性胸膜炎

常为左侧,胸腔积液淀粉酶含量增高,有时比血清内淀粉酶高数十倍,且恢复较慢。而结核性胸膜炎及心衰、膈下脓肿时胸腔积液淀粉酶低于血清值。

(六)恶性胸膜炎

胸膜间皮瘤、恶性淋巴瘤或胸膜转移癌等所致。胸腔积液为血性,抽出后很快再渗出,可查到瘤细胞,抗结核治疗无效。

(七)卫氏并殖吸虫性胸膜炎

胸腔积液为草黄色、多透明,亦可为乳白色,偶有血性、脓性。胸腔积液内 EOS 升高,可见夏科一雷登晶体。胸液中可找到卫氏并殖吸虫卵,肺内有卫氏并殖吸虫性病变。

九、治疗

(一)激素

抗结核药物治疗的同时加用激素可加快退热及中毒症状的消失,促进胸腔积液的吸收,减少胸膜肥厚及粘连的发生。应用激素后应每周胸透一次,胸腔积液基本吸收即开始减量,总疗程一般为 3~4 周,不超过 6 周全部减完。

(二)胸腔穿刺

①病初为确定胸腔积液性质,应做诊断性穿刺抽液,送常规化验及细菌学检查;②若胸腔积液量多、有呼吸困难等压迫症状,应做穿刺放液减压,并同时胸腔内注射抗结核药物;③若治疗不顺利诊断可疑,应重复胸穿送化验检查。

（三）抗结核治疗

同本章第一节。

第八节　胸壁结核

胸壁结核是继发于肺或胸膜结核感染的肋骨、胸骨、胸壁软组织的结核病变,多表现为结核性寒性脓肿或慢性胸壁窦道。

一、病理

结核杆菌侵入胸壁主要经三个途径:淋巴系统、血行播散或直接累及胸壁淋巴结及胸壁各层组织,包括骨骼系统和软组织部分。胸壁结核脓肿以起源于胸壁深处的淋巴结较多,经穿透肋间肌蔓延至胸壁浅部皮下层,往往在肋间肌层内外各有一个脓腔,中间有孔道相通,形成葫芦状。有的脓肿穿通肋间肌之后,因重力坠积作用,逐渐向外向下沉降至胸壁侧面或上腹壁。也可因肋骨或胸骨感染,骨质破坏扩大,病灶穿破皮肤,形成窦道或溃疡。

二、临床表现和诊断

胸壁结核全身症状多不明显。若原发结核病灶尚有活动,则有盗汗、低热、消瘦、疲乏、虚弱等症状。多数病人除有局部不红、不热、不痛的脓肿外,几乎没有症状,故称之为寒性脓肿。脓肿可因内压增高而破溃,常排出水样混浊脓液,无臭,伴有干酪样物质,经久不愈,形成溃疡或窦道,且其边缘往往有悬空现象。若寒性脓肿继发有化脓性感染,可出现急性炎症症状。胸壁无痛肿块,按之有波动,首先应考虑胸壁结核的可能。若穿刺抽得脓液涂片及细菌培养阴性,多可确定诊断。穿刺部位应选择在脓肿的上方,避免垂直刺入而致脓液沿针道流出形成瘘管。胸部 X 线检查有时可发现肺、胸膜或肋骨结核病变,但 X 线检查阴性并不能排除胸壁结核的诊断。若有慢性瘘管或溃疡,可作活检明确诊断。应与化脓性肋骨、胸骨骨髓炎及胸壁放线菌病等相鉴别。

三、治疗

因胸壁结核是全身结核的一部分,所以首先应注意全身治疗,如休息、营养及抗结核药物治疗。对胸壁结核性脓肿,在全身治疗的基础上,可试行穿刺,排脓后注入抗结核药物。有活动性结核时不可进行手术治疗。手术治疗胸壁结核的原则要求彻底切除病变组织,包括受损的肋骨、淋巴结和有病变的胸膜,切开所有窦道,彻底刮除坏死组织和肉芽组织,清洗后用肌瓣充填残腔,并撒入青、链霉素粉剂预防感染。术毕加压包扎,防止血液积聚。必要时安放引流,24h 后拔除引流后再加压包扎。寒性脓肿合并化脓性感染时,可先切开引流,待化脓感染控制后再按上述原则处理。

第九节　宫内感染结核病

宫内感染结核病少见,1984 年 Dixie 复习世界文献报告不足 300 例。死亡率很高。

一、感染途径

孕母有全身血行播散性结核或子宫内膜、胎盘和子宫颈结核,由以下两种途径感染胎儿:①经脐静脉到肝引起肝原发复合征即肝原发结核灶和肝门淋巴结结核,少数病例原发复合征发生于肺,则可能是结核杆菌绕过肝经静脉导管到右心和肺形成原发复合征;②由于胎盘或子宫内膜干酪病灶破溃污染羊水,致胎儿在子宫吸入后而发生原发复合征,或吞入后发生肠原发复合征。少数可在扁桃体或中耳形成结核灶。

二、临床表现

其严重程度取决于感染结核杆菌的多少及受侵部位。多于生后2～4个月发病。表现如吃奶不好、呕吐、体重不增和发热。此外有淋巴结和肝、脾肿大。肝门淋巴结压迫胆管可致阻塞性黄疸,也可有结核脑膜炎表现。先天性结核患儿可早产,结核性中耳炎时可因鼓膜穿孔导致耳聋及面神经瘫。

三、X线检查

两肺有广泛的弥漫性病变,呈粟粒结节状或大小不等的斑片状阴影,有的融合成大片,可占一叶肺,易误诊为肺脓肿或金葡菌肺炎等。

四、诊断与鉴别诊断

预后差,病死率高,因此早期诊断甚重要。诊断依据为:母亲有活动性结核且生后即隔离,或胎盘有结核病变,生后2周内发病。肝有原发结核或肺内广泛结核病变。PPD在生后4～6周内出现阳性,但不少患儿始终阴性,故诊断意义大。胃液或气管吸取液中找到大量结核杆菌。但生后1～3月内发现结核时不易区分为先天或后天感染。本病应与新生儿肺炎、败血症、阻塞性黄疸、肺脓肿及后天性结核鉴别。

五、防治

一旦确诊,应立即与生母隔离。若生母有活动性结核,尤其血行播散型,生后即应隔离,并予INH 3个月,直至无传染性方可停止隔离,若3个月后PPD及X线检查均阴性,可接种卡介苗。若胸片阴性,PPD阳性,应继服INH 1年。若X线胸片出现结核病变,则按先天性结核治疗。强化期采用INH、RF、PZA联合治疗2个月,继续期INH、RF联合治疗3～4个月,总疗程5～6个月。

第十节 无反应性结核病

多见于先天性免疫缺陷病患儿,极易误诊,病死率高。我们曾遇一例,尸检确诊。

一、病因

结核杆菌侵入免疫缺陷病小儿体内,迅速血行播散,造成肺、肝、肾、脑等多器官病变,浅表淋巴结常无明显肿大。

二、临床表现

多发生于1岁左右小儿,以RRI为主要表现。患儿一般情况差,发热不高或不发热,有咳嗽、呼吸困难、发绀、恶病质,一般抗感染治疗无效。PPD试验阴性。X线检查可见肺内炎性病变,胸腺小或无。免疫学检查可见细胞免疫或联合免疫缺陷。

三、诊断

较难。想到本病时应从痰或胃液中找抗酸杆菌(培养或涂片检菌)。高度怀疑而检菌阴性不能确诊时可试验治疗。

四、治疗

要用抗结核和调节免疫功能药物。支持疗法以输冷冻血浆或静脉用丙种球蛋白为主,输血宜慎重,因可发生GHVR。

第十一节 非典型分枝杆菌肺部感染

由非典型分枝杆菌(AMB)感染引起,病理变化及临床表现与结核病相似。近年来报告渐多,应引起临床工作者的重视。易感者多有肺结核、硅沉着病、肺尘埃沉着病或恶性肿瘤等慢性肺部疾患。农村发病率高于城市。

一、病因

AMB系分枝杆菌属、需氧、不运动的抗酸杆菌,包括人型、牛型及麻风杆菌外的其他分枝杆菌。它在自然界中分布广泛,尤其水和土壤。目前认为侵入人体的AMB来自环境。该菌呈多形性,很少发现分枝状,菌落多呈球形或半球形。其生物学性状、致病性和治疗方法与结核杆菌既有区别又有相同之处。1955年Runyon根据其色素产生情况,初步分成4群:①遇光产生色素型(包括坎萨斯分枝杆菌等);②黑暗中产色素型(生长缓慢,包括瘰疬、苏尔加和戈登分枝杆菌);③不产色素型(生长慢,包括鸟、胞内、溃疡、胃、蟾分枝杆菌);④快速生长型(龟、耻垢、偶发分枝杆菌等)。肺部感染主要由鸟分枝杆菌复合群、埃萨斯、蟾、龟、偶发分枝杆菌等引起。近年来国外报道AMB是晚期AIDS者常见的机会性感染菌。

二、临床表现

小儿较少见。好发部位在肺尖及上叶前段,亦可发生于其他部位。病变易向附近蔓延,但少见支气管播散。病变部位有胸膜肥厚表现,也可由支气管淋巴结经气管壁侵入支气管黏膜下层,或肿大支气管淋巴结溃破入支气管,形成支气管内病变,极似小儿原发结核。其表现酷似轻症肺结核,有低热,全身不适及疼痛、轻咳、偶有少量咯血。接受大量免疫抑制剂,尤其是激素治疗的小儿可发生全身播散型AMB病。最常见的病菌为MAIS复合株,其次为坎萨斯分枝杆菌。有淋巴结肿大、肝脾肿大,肺部病变明显,并可有多发性骨病变,皮肤瘘管及肠溃疡等,病死率极高,尤其免疫功能低下的患儿。局限性病变如浅淋巴结炎较常见,各年龄组均可患病,但1~5岁小儿最多。预后较好。

三、实验室检查

AMB感染时对AMB抗原,如PPD-F、PPD-Y、PPD-B、PPD-G呈较强阳性,皮内试验硬结红硬,直径可达15~20mm。若PPD-H大于其他抗原所致反应Smm,为TB感染所致。AMB

抗原反应≥PPD-H 则为 AMB 感染。已证实感染 AMB 的多数人,对 SU PPD 没有交叉反应,而对大剂量(如 100~250U)的 PPD-H 则几乎均有反应。

四、诊断与鉴别诊断

多呈慢性病程,少数可缓慢消退,多数为逐渐进展。患儿无活动结核病人接触史;淋巴结炎多见于单侧;PPD-H 皮试硬结直径 0~14mm;胸部 X 线片多正常;抗结核药物治疗多无效。下列情况可拟诊为 AMB 感染:①淋巴结炎脓肿破溃,形成瘘管,抗结核药治疗无效;②培养出的分枝杆菌对第一线抗结核药物耐药,特别是 PAS;③疑似结核病患儿,营养状态良好,H-PPD试验为弱阳性时。确诊可用 AMB(PPD-Y、PPD-G、PPD-B 和 PPD-F)皮试鉴别。细菌培养需用特殊技术作菌型鉴定,以判断是否为 AMB 感染。

五、治疗

全身支持疗法极为重要,特异治疗最好根据药敏试验。有效药物为 RF、乙胺丁醇、环丝氨酸。AMB 引起的颈淋巴结炎,用利福平＋红霉素可有效。无效时宜采用外科切除术,可防止瘘管形成及复发。肺部感染多选用三联(INH＋EMB＋SM)治疗。如治疗 4~6月后培养仍为阳性,则加用或调换 RFP,疗程至少 18 月。在治疗期间加用红霉素或卡那霉素。

六、易感人群

①局部免疫低下:支气管扩张、肺纤维化、陈旧性结核、慢性阻塞性肺病、发绀性心脏疾病、吸烟、酗酒等;②全身严重免疫抑制:白血病、淋巴瘤、器官移植、恶性瘤化疗、使用糖皮质激素或免疫抑制剂等使免疫功能降低;③HIV 感染伴 CD4 细胞计数＜200。

七、临床标准

①相关的症状和体征(咳嗽、疲乏、发热、体重下降,咯血、气促等),伴临床情况逐渐恶化;②排除可引起上述改变的其他疾病(结核、肿瘤、组织胞浆菌病等)。

八、影像学标准

1.存在下列 X 线异常

如有 1 年前旧片,见有进展的依据:①浸润影,可伴有结节(持续存在≥2月或进展);②空洞;③多发性结节。

2.高分辨 CT 有下列异常之一

①多发性小结节;②多发性支气管扩张,可伴有肺内小结节。

九、细菌学标准

1.如果 1 年内有 3 次以上的痰/支气管灌洗液检查者

①培养阳性 3 次;②培养阳性 2 次＋涂片抗酸菌阳性 1 次。

2.只有 1 次支气管灌洗液和无法取痰标本

培养阳性 2 次以上,伴(或不伴)涂片抗酸菌阳性。

3.组织活检

①组织培养阳性;②肉芽肿和(或)抗菌酸阳性伴 1 次以上痰/支气管灌洗液培养阳性;③通常无菌的肺外组织培养阳性。

注意：上述诊断标准主要适用于鸟分枝杆菌复合群、龟分枝杆菌脓肿亚科、坎萨斯分枝杆菌。对其他 AMB 肺病的诊断价值缺乏资料。当无法取痰或支气管灌洗液检查者，应争取作肺活检，以便明确诊断和鉴别。诊断必须同时符合临床、影像学和细菌学的条件。

附：常见非典型分枝杆菌肺疾病治疗药物的选择（成人）

1.坎萨斯分枝杆菌

常用药物方案为：异烟肼（300mg，qd）＋利福平（600mg，qd）＋乙胺丁醇（25mg/kg×2 月，改为 15mg/kg）×18 个月以上（起码培养阴转后 12 个月）。HIV 阳性伴服用蛋白酶抑制剂者，用克拉霉素（500mg，bid），或利福布汀（150mg/d）替换利福平。

2.鸟分枝杆菌复合群

常用药物方案为：克拉霉素（500mg，bid）或阿奇霉素（250mg，qd）＋利福平（600mg，qd）或利福布汀（300mg/d）＋乙胺丁醇（25mg/kg×2 月，改为 15mg/kg），用药至培养阴转后 12 个月以上。开始 8 周加用链霉素（1g，每周 3 次）。

3.快速生长分枝杆菌

常用药物方案为：阿米卡星（400mg，qd）或衣克沙星（氨基糖苷类药物 0.4g，qd），克拉霉素（500mg，bid）或阿奇霉素（250mg，bid），左旋氧氟沙星（200mg，bid），亚胺培南（500mg，q8h）或头孢西丁（1g，bid），多西环素（0.1g，bid），复方甲基异恶唑（1g，bid）。可按照药敏试验选用 2～3 种不同类型的药物联合治疗，疗程 4～12 个月。如有可能，配合局部治疗有利于治愈。

第五章　上呼吸道疾病

第一节　普通感冒

普通感冒即急性上呼吸道感染,是指喉部以上呼吸道的鼻和咽部的急性感染,国际上通称急性鼻咽炎,俗称伤风或感冒,是小儿时期最常见的疾病,有一定的传染性,主要是鼻咽部黏膜炎的局部症状及全身感染症状。婴幼儿患感冒后,往往全身症状重而局部症状轻,炎症易向邻近器官扩散而引起中耳炎、肺炎等并发症,故需及早诊治。

一、病因

(一)常见病原体

各种病毒和细菌均可引起,但90%以上为病毒,主要有鼻病毒、RSV、FluV、para FluV、ADV等。病毒感染后易继发溶血性链球菌、肺炎链球菌、流感杆菌等细菌感染。近年来MP亦不少见。

(二)诱因

过敏体质、先天性免疫缺陷或后天性免疫功能低下及受凉、过度疲劳、居室拥挤、大气污染、直接或间接吸入烟雾、呼吸道黏膜的局部防御能力降低时容易发病。婴幼儿时期由于上呼吸道的解剖和免疫特点而易患本病。营养不良性疾病,如维生素D缺乏性佝偻病、亚临床维生素A、锌或铁缺乏症等,或护理不当,气候改变和环境不良等因素则易发生反复上呼吸道感染或使病程迁延。

二、临床表现

由于年龄大小、体质强弱及病变部位的不同,病情的缓急、轻重程度也不同。一般年长儿症状较轻,婴幼儿重症较多。轻者只有鼻部症状,如流涕、鼻塞、喷嚏等,也可有流泪、轻咳、咽部不适,可在3~4天内自然痊愈。如炎症涉及鼻咽部,常有发热(持续3~7天),咽部肿痛,扁桃体、颌下或颈部淋巴结肿大,恶心、呕吐、腹泻等。重者可突然高热达39~40℃或以上,发冷、头痛、全身乏力、精神不振、食欲减退、睡眠不安、咳嗽频繁、咽部红肿或有疱疹及溃疡。有的扁桃体肿大,出现滤泡和脓性渗出,咽痛和全身症状均加重,鼻咽分泌物由稀薄变黏稠。热重者可出现惊厥等。临床上可见两种特殊类型:①疱疹性咽峡炎:病原体为柯萨奇A组病毒。好发于夏秋季。起病急骤,临床表现为高热、咽痛、流涎、厌食、呕吐等。体检可发现咽部充血,在咽腭弓、软腭、腭垂的黏膜上可见数个至十数个2~4mm大小灰白色的疱疹,周围有红晕,1~2天后破溃形成小溃疡。疱疹也可发生于口腔的其他部位。病程为1周左右;②结合膜热:以发热、咽炎、结膜炎为特征。病原体为腺病毒3、7型。好发于春夏季,散发或发生小流行。临床表现为高热、咽痛、流泪、眼部刺痛,有时伴消化道症状。体检发现咽部充血,可见白色点块状分泌物,周边无红晕,易于剥离。一侧或双侧滤泡性眼结合膜炎,可伴球结合膜出血,颈及耳后淋巴结增大。病程1~2周。

三、并发症

以婴幼儿多见。引起中耳炎、鼻窦炎、咽后壁脓肿、扁桃体周围脓肿、喉炎、颈淋巴结炎、支气管炎、肺炎、败血症等。有的则可引起心肌炎、脑膜炎。链球菌感染后可引起急性肾小球肾炎、风湿热等自身免疫性疾病。

四、实验室检查

病毒感染者白细胞计数正常或减少,中性粒细胞减少,淋巴细胞计数相对增多。病毒分离和血清学检查可明确病因,近年来免疫荧光、免疫酶学及分子生物学技术可做出早期诊断。细菌感染者白细胞总数、中性粒细胞增多,CRP阳性。在使用抗菌药物前行咽拭子培养可发现致病菌。链球菌引起者于2~3周后ASO效价可增高。

五、诊断和鉴别诊断

根据临床表现一般不难诊断,但应尽量判明是病毒性或细菌性,以便指导治疗。常需与以下疾病鉴别。

(一)流行性感冒

由FluV、para FluV引起。有明显的流行病史,局部症状较轻,全身症状较重。常有高热、头痛、四肢肌肉酸痛等,病程较长,并发症较多。详见第十一章流感节。

(二)急性传染病早期

上感常为各种传染病的前驱表现,如麻疹、流脑、百日咳、猩红热等,应结合流行病史、临床表现及实验室资料等综合分析,并观察病情演变加以鉴别。

(三)消化道疾病

婴幼儿感冒往往有呕吐、腹痛、腹泻等消化系统症状,可误诊为胃肠道疾病,必须慎重鉴别。伴腹痛者应注意与急性阑尾炎鉴别。后者腹痛常先于发热,腹痛部位以右下腹为主,呈持续性,有固定压痛点、反跳痛及腹肌紧张、腰大肌试验阳性等,白细胞及中性粒细胞增多。

(四)过敏性鼻炎

常打喷嚏、流清涕,但不发热,咽常痒而不痛,鼻黏膜苍白水肿,鼻腔分泌物涂片示嗜酸性粒细胞增多,支持过敏性鼻炎的诊断。

六、防治

(一)预防

①加强体育锻炼,多做户外活动,保持室内空气新鲜,增强身体抵抗力,防止病原体入侵;②根据气候适当增减衣服,加强护理,合理喂养,积极治疗佝偻病和营养不良;③感冒流行时不带孩子去公共场所。托儿所或家中,可用食醋5~10mL/m³加水1~2倍,加热熏蒸至全部气化,每日一次,连续5~7天;④药物:感冒流行期或接触感冒病人后可用利巴韦林滴鼻或/和口服大青叶合剂、返魂草、犀羚解毒片等预防。平时应用免疫调节剂提高机体抗病能力。

(二)治疗

1.一般治疗

病毒性上感,应告诉病人该病的自限性和治疗的目的;防止交叉感染及并发症。注意休息,给予有营养而易消化的食物,多饮水和补充大量维生素 C,保持室内空气新鲜和适当的温度与湿度等。

2.抗感染治疗

①抗病毒药物:大多数上呼吸道感染由病毒引起,可试用利巴韦林 10～15mg/(kg·d),口服或静脉滴注;或 20mg 含服,每 2h1 次,3～5 天为一疗程。亦可试用双嘧达莫 5mg/(kg·d),分 2～3 次口服,3 天为一疗程,或用麻甘颗粒、金振口服液、清热解毒软胶囊、黄栀花口服液或正柴胡饮等治疗;②抗生素类药物:细菌性上感或病毒性上感继发细菌感染者可选用抗生素治疗。小婴儿、持续高热、中毒症状明显者指征可以放宽。常选用青霉素类、第 1、2 代头孢、复方甲基异恶唑及大环内酯类抗生素等。咽拭子培养阳性结果有助于指导抗菌治疗。若证实为链球菌感染,或既往有风湿热、肾炎病史者,青霉素疗程应为 10～14 天。

3.对症治疗

①发热:体温 38℃以内,一般可不处理。高热或有热惊厥史者应积极降温。可以酒精擦浴,头部冷敷,冷水灌肠,推拿按摩。高热时可口服泰诺、托恩、巴米尔或赖氨酸阿司匹林等注射、安乃近滴鼻、小儿解热栓肛门塞入,均有良好的降温作用。一般不常规用激素类药物治疗;②镇静止痉:发生高热惊厥者可予以镇静、止惊等处理。烦躁时苯巴比妥每次 2～3mg/kg,口服,或异丙嗪每次 0.5～1mg/kg,口服或肌内注射;抽搐时可用 10%水合氯醛每次 40～60mg/kg 灌肠,或苯巴比妥钠每次 5～8mg/kg,肌内注射;③鼻塞:轻者不必处理,影响哺乳时,可于授乳前用稀释后 0.5%麻黄碱 1～2 滴滴鼻;④止咳化痰:可用小儿伤风止咳糖浆、复方甘草合剂、金振口服液、消积止咳口服液、肺热咳喘口服液、强力枇杷露、百部止咳糖浆、止咳桃花散、蛇胆川贝液、急支糖浆、鲜竹沥、枇杷露等口服;咽痛可含服银黄含片、含碘喉片等;⑤中药:辨证施治,疗效可靠。风寒感冒:多见于较大儿童的感冒初期。证见恶寒、发热、无汗、鼻流清涕、全身疼痛、咳嗽有痰、舌质淡红、舌苔薄白、脉浮紧等。宜辛温解表。用藿香 9g、菊花 9g、苏梗 6g、荆芥穗 6g、连翘 9g、生石膏 15g.水煎服,或用小青龙汤、清热解毒口服液、麻甘颗粒等。风热感冒:多见于婴幼儿,发热重,出汗而热不退,鼻塞、流黄涕、面红、咽肿、咳嗽有痰,舌苔薄白或黄白、脉浮数或滑数。宜辛凉解表、清热解毒。表热重者用双花 9g、连翘 9g、薄荷 6g、板蓝根 9g、牛蒡子 9g、生石膏 15g;里热重者用双花 9g、连翘 9g、菊花 9g、青黛 3g、地骨皮 9g、白薇 9g、生地 9g、板蓝根 9g、生石膏 15g。水煎后分 2～3 次口服,服药困难者可鼻饲,亦可直肠灌注,每日 3 次,每次 30～40mL。轻症可用银翘散,复方犀羚解毒片、维 C 银翘片、桑菊感冒片、板蓝根冲剂、金振口服液、肺热咳喘口服液、清热解毒口服液等中成药。

第二节　鼻炎

一、急性鼻炎

由病毒感染引起的鼻黏膜急性炎性疾病。俗称"伤风""感冒"。四季均可发病,冬季更多见。

(一)病因

致病病毒常见为鼻病毒、FluV 和 PFluV、ADV、RSV 及某些肠道病毒、冠状病毒等。当机体由于各种诱因而抵抗力下降,鼻黏膜的防御功能遭到破坏时,病毒通过呼吸道侵入机体,或原来潜藏于上呼吸道的病毒生长繁殖,毒力增强而致病。在病毒感染的基础上可继发细菌感染。常见诱因为受凉、过劳、维生素缺乏、全身慢性疾病等及鼻中隔偏曲、慢性鼻炎、慢性扁桃体炎等。

(二)临床表现

潜伏期1～3天。起病时鼻痒,打喷嚏,随即鼻塞、流涕,伴嗅觉减退或闭塞性鼻音。小儿多有发热,常出现呕吐、腹泻等消化道症状,合并腺体肥大时,鼻塞甚重,妨碍吮奶。两侧鼻腔黏膜充血、肿胀,鼻道有较多分泌物,早期为清水样,逐渐变为黏液性、黏液脓性。可并发急性化脓性鼻窦炎、急性中耳炎、急性咽炎、喉炎、气管炎及肺炎等。

(三)鉴别诊断

①流感:短期内同一地区发生大量人群发病,高热等全身症状重;②麻疹、百日咳、猩红热等呼吸道急性传染病:常有类似症状,应通过流行病史、体格检查和临床观察鉴别;③过敏性鼻炎:多为发作性局部症状为主,鼻黏膜苍白,水肿,清水样鼻涕。皮肤试验、激发试验及特异性IgE抗体测定可鉴别。

(四)治疗

①全身治疗:多饮开水,饮食清淡,通便,注意休息,保持室内温度及湿度的稳定;②局部治疗:鼻塞严重者可用0.5%氯麻液稀释后滴鼻,鼻前庭炎明显者,可用3%过氧化氢溶液或生理盐水清洗,局部涂5%氧化氨基汞膏或0.5%金霉素;严重者可全身用抗病毒和抗菌药物,预防形成慢性鼻炎。

二、慢性鼻炎

鼻黏膜炎症持续数月以上,或反复发作,间歇期内未恢复正常,亦无明确的致病微生物感染者。

(一)病因

1.局部原因

①急性鼻炎反复发作或未彻底治疗;②鼻腔及鼻窦慢性疾病影响,如慢性化脓性鼻窦炎、严重的鼻中隔偏曲;③邻近感染病灶的影响,如慢性扁桃体炎、腺样体肥大等;④鼻腔用药不当:如长期用萘甲唑啉或麻黄碱滴鼻致黏膜肿胀;丁卡因、利多卡因滴鼻损害鼻黏膜黏液纤毛功能,引起药物性鼻炎。

2.全身因素

①慢性疾病:如贫血、风湿热、心肝肾疾病等引起鼻黏膜长期淤血或反射性充血;②营养不良:如维生素A、C缺乏。

(二)分类及临床表现

常见者有以下四类:

1.慢性单纯性鼻炎

多由反复发作的急性鼻炎、慢性鼻窦炎脓液的刺激和肥大的增殖腺等引起。主要表现为鼻塞、流涕、喷嚏、鼻痒、鼻黏膜充血、下鼻甲肿胀,喷入1%麻黄碱等血管收缩剂后,鼻黏膜肿胀即可见消退。

2.肥厚性鼻炎

儿童较少见。为单纯性鼻炎后期表现。鼻塞、流涕等症状均较慢性单纯性鼻炎为重。鼻黏膜及中、下鼻甲均增生肥厚。尤以下鼻甲肥厚较重,其前端有赘肉,后端如桑葚状;中鼻甲前端亦可有息肉样病变,喷入血管收缩剂后消退不明显。

3.慢性萎缩性鼻炎

鼻腔黏膜、骨膜、鼻甲骨都发生萎缩,鼻腔宽大,可见脓痂,有臭味,俗称为"臭鼻症"。

4.纤毛运动不良综合征

原发性为遗传病。特点为反复鼻炎或鼻窦炎、肺部感染、支气管扩张,伴长期咳嗽、咳痰、易感冒等。诊断依靠鼻或气管黏膜活检,可见纤毛运动不良;可用黏膜清除试验或^{99m}Tc标记的血清蛋白作放射性核素检查,以显示鼻纤毛功能。

（三）治疗

1.一般疗法

加强体格锻炼,注意营养,避免受凉,呼吸新鲜空气;去除慢性病灶,及时治疗鼻窦炎、鼻息肉、增殖腺炎等。

2.中药治疗

①辛夷15g、藁本9g、白芷9g、防风9g、升麻6g、青黛3g、甘草6g,水煎,分次口服或研为细粉,2～3次/天,每次服0.9～1.5g。对单纯性鼻炎及肥厚性鼻炎疗效较好;②藿香9g、连翘9g、升麻6g、辛夷3g、青黛3g,水煎服。对单纯性鼻炎、过敏性鼻炎,尤其婴儿鼻炎效果明显。

3.针灸疗法

常用穴位为迎香、合谷、印堂、列缺、风池等,每日一次。耳针可用内鼻、肾上腺等耳穴埋针或磁疗。

4.局部治疗

①0.5％麻黄碱、呋喃西林麻黄碱滴鼻液或羟甲唑啉滴鼻液,2～3次/天,每次1～2滴。适用于前两种鼻炎;②慢性萎缩性鼻炎忌用麻黄碱滴鼻,可用液状石蜡或单纯抗生素液滴鼻。维生素E鼻丘注射、维生素A内服;③过敏性鼻炎可用脱敏法及抗过敏药物等。

5.手术治疗

①下鼻甲部分切除术适用于慢性肥厚性鼻炎对血管收缩剂无效者;②鼻腔外侧内移加固定术或前鼻孔缩小术适用于萎缩性鼻炎经保守治疗无效者。

第三节　鼻窦炎

儿童易患鼻窦炎的年龄多为5岁以上,学龄儿童多见。筛窦发育最早,2～3岁即可发生炎症;此后上颌窦及蝶窦也相继发育常被感染发炎;额窦6～10岁开始发育,多于7岁后开始发炎。小儿以上颌窦炎及筛窦炎发病率较高。

一、病因

小儿鼻窦炎多继发于鼻炎等重症上感,慢性者常为急性反复发作而来。因小儿鼻窦口相对大,感染易经窦口侵入鼻窦。身体抵抗力和对外界的适应能力较差,易患上呼吸道感染和急性传染病而继发鼻窦炎。扁桃体或腺样体肥大、腭裂等影响正常鼻呼吸,先天性免疫功能不全,鼻腔异物、鼻外伤继发感染均可致此病。最常见的致病菌是肺炎链球菌和葡萄球菌。

二、临床表现

(一)急性鼻窦炎

早期症状与急性鼻炎或感冒相似,除鼻塞、流涕外,分泌物引流不畅时可致持久性发热、头痛、脓涕、早晚咳嗽,相应的鼻窦部位压痛,鼻黏膜充血、水肿,中、下鼻道有黏稠脓液。急性鼻窦炎可合并中耳炎、眼眶蜂窝织炎、眼眶脓肿、视神经炎、肾盂肾炎等。

(二)慢性鼻窦炎

主要为间歇性鼻塞、流脓涕及张口呼吸、嗅觉减退。鼻涕向后流入咽部可引起刺激性咳嗽,甚至发生喘息,入睡时较重,可由咽部咳出干结的分泌物,此即鼻后滴注综合征。头痛多为胀痛,大多为额部、颞部或枕部,上午重,下午和晚上较轻。可有发热、疲乏、体重不增、食欲不振,甚者可继发贫血、风湿、胃肠或肾脏等全身性疾病。检查:上颌窦前壁及额窦底部压痛,鼻黏膜充血,中、下鼻甲肥大,中、下鼻道有脓性分泌物。咽部充血干燥,咽后壁可附黏稠脓液。

三、诊断与鉴别诊断

根据病史,鼻腔检查及鼻窦 X 线拍片或 CT 等检查,即可诊断。年长儿可作上颌窦及额窦透照检查或穿刺。癫痫性头痛与鼻窦炎容易混淆,有时二者同时存在,可做脑电图等检查帮助鉴别。

四、治疗

(一)全身治疗

加强锻炼,增强体质,治疗并存的各种慢性病。根据鼻咽部分泌物细菌培养和药敏试验选用适当的抗生素,连用两周,多可见效。

(二)局部治疗

首先保证引流通畅,用1‰麻黄碱液滴鼻,3~4 次/天,或用1‰麻黄素加抗生素和肾上腺皮质激素作负压置换疗法,以利鼻窦分泌物的引流,并使药物进入鼻窦。慢性上颌窦炎,用上述治疗无效时,可行穿刺冲洗疗法,并可将抗生素注入上颌窦控制炎症。另外紫外线照射、超短波内透热等疗法也可应用。

(三)中医疗法

针刺印堂、迎香、上星、风池等穴,耳针穴位为内鼻、肾上腺。中药可参照慢性鼻炎药方应用。必要时手术,扩大鼻窦开口,以利引流。

五、预防

积极治疗鼻炎,去除病因。加强体格锻炼,增强抗病能力,积极防治上感。擤鼻涕时,勿用力过大,尤其不要把两侧鼻孔捏住,以免鼻部炎症扩散至鼻窦。

第四节 外鼻感染与鼻前庭炎

外鼻感染与鼻前庭炎指鼻前庭、鼻前孔及外鼻部分软组织的细菌感染,临床常见者为鼻疖肿及鼻前庭炎。鼻疖是鼻前庭或鼻尖的皮脂腺或毛囊急性化脓性炎症,多为金黄色或表皮葡萄球菌感染。鼻前庭炎则为鼻腔分泌物刺激,用手挖鼻等,致使局部皮肤发红、糜烂,表面覆有脓痂,同时可波及上唇皮肤,甚至形成蜂窝组织炎、败血症等。

一、临床表现

局部剧烈跳痛、畏寒、发热,继之可见局部出现脓疱,疖肿可自行破溃,脓排尽后组织修复,炎症消退;如脓疱未破时受挤压,可引起鼻周蜂窝织炎、静脉窦炎或海绵窦栓塞致颅内感染等并发症。鼻前庭炎除局部炎性表现外,少有全身症状。如出现高热不退,白细胞数增多,头痛严重及呕吐等应考虑败血症及颅内并发症。

二、治疗

疖肿初起时局部作热敷,并以 1%氧化氨基汞软膏、10%鱼石脂软膏或其他抗生素软膏涂抹。局部理疗可促进疖肿早日局限,一旦疖肿局限,出现脓疱,可切开引流。勿过早切开,尤其禁忌挤压。此外可应用敏感抗生素或口服中药。适当休息,多饮水等。

第五节 过敏性鼻炎

过敏性鼻炎又称变应性鼻炎,曾称血管舒缩性鼻炎或花粉症。是接触变应源后,由 IgE 介导产生的鼻黏膜炎症,从而表现出鼻部症状的疾患。儿童很常见,但以往被忽视。其发病率高(占 10%～25%),对学习、工作和生活质量有影响,造成经济上的巨大负担,尤其与哮喘有密切关系。据调查有 70%～80%的哮喘合并鼻炎。而鼻炎患者 20%～30%并发哮喘。故现已引起全球的重视。WHO 组织专家编写了《过敏性鼻炎的诊断和治疗指南》和《过敏性鼻炎的处理及其对哮喘的影响》等文件,以提高人们的认识,规范防治。目前已提出了与哮喘"同一气道,一种疾病"的新观念,实际上是全身变态反应疾病的局部表现。

一、病因

①常见的变应原来自室内的尘螨、昆虫、动物的皮毛、唾液和排泄物、禽类的羽毛、鸡蛋和牛奶等食物及真菌等;②其他如香水、烟雾、乳胶、油漆以及臭氧、二氧化硫、柴油车废气等空气污染物和某些病原体及毒素均可为变应原;③阿司匹林和其他非激素类解热镇痛药物。

二、临床表现及分类

喷嚏、鼻痒、流清涕和鼻塞是四大症状。这些症状可自行或经治疗消失,但反复发作。

(一)临床表现

①喷嚏:多于刚睡醒时发作,每次多为连续性;②鼻痒:因鼻痒而不断用手指揉擦鼻前部或

常作歪嘴、耸鼻等怪动作;③流涕:清水样鼻涕,亦可因鼻塞或继发感染而变稠;④鼻塞:随体位变动而改变。季节性鼻炎因鼻黏膜水肿而鼻塞较重;⑤嗅觉减退:由于鼻黏膜水肿所致;⑥变应性着色:眼眶下灰蓝色暗影和皱褶(由于鼻甲肿大压迫引起眼睑静脉瘀血所致)。

（二）分类

根据接触变应原的时间,分为季节性、常年性和职业性,但不理想。最新的分类是结合鼻炎症状及对患者的影响分为间歇性(鼻炎症状的发生每周<4天或<4周/年)和持续性(即分别>4天或>4周)。再根据症状严重程度分为轻度(睡眠正常、日常活动及体育、娱乐活动、工作、学习正常,无令人烦恼的症状)和中—重度(不能正常睡眠,日常活动、体育、娱乐活动受限,不能正常工作和学习,有令人烦恼的症状中的一至多项)。

三、诊断与鉴别症状

根据症状、发病时间、季节、地区、环境及过敏史,结合鼻黏膜水肿、苍白或灰白色,稍带紫色,可做出诊断。鼻黏膜分泌物涂片检查,嗜酸性粒细胞超过 5%,或变应原皮试、血清特异性 IgE 测定、百康过敏原检测仪测定、变应原鼻激发试验均有助于诊断。应与下列疾病相鉴别:①常年性非变应性鼻炎:浆液性或浆液黏液性分泌增多,鼻黏膜肿胀致鼻塞和阵发性喷嚏;②特发性鼻炎(血管运动性鼻炎):儿童少见,主要表现鼻塞和分泌物增多;③药物性鼻炎:反复使用鼻减充血剂一周,停药后反跳性充血,鼻塞加重。

四、合并症

支气管哮喘、结膜炎、鼻窦炎和鼻息肉等。

五、治疗

首先尽量查清变应原及诱因并避免之。可酌情进行以下治疗。

（一）物理治疗

①水蒸气吸入或生理盐水雾化吸入:可减轻鼻充血,稀释分泌物;②运动:可减轻鼻塞,减少鼻气道阻力。

（二）抗组胺药

为常用药物,对喷嚏、鼻痒、流涕有效,对鼻充血所致的鼻塞无效。常用 H_1 受体阻断剂如氯苯那敏、噻庚啶、酮替芬等,但有嗜睡反应,已少用;开瑞坦、西替利嗪等二代长效制剂,疗效好,无嗜睡、肥胖及心脏毒性等。现已有爱赛平鼻吸剂,疗效好,副作用轻。

（三）减充血剂(血管收缩剂)

喷雾剂和药水剂型有去氧肾上腺素、间羟唑啉、苯麻液、氯麻液等,10min 内起效,停药后易出现药物性鼻炎,故仅在并发感染等少数情况下,临时应用。

（四）抗炎剂

①色甘酸钠、奈多罗米对 IgE 介导的早期和晚期反应有效,但作用弱;②鼻用皮质激素:为一线药物,对变应性和非变应性鼻炎均有良效,如辅舒良、伯克纳、雷诺考特及毕诺和内舒拿等。合并哮喘的应同时积极治疗哮喘,尚无哮喘表现者预防发生哮喘。疗程要长,少数有鼻不适和出血等副作用。使用方法要正确,要按照阶梯治疗方案进行;③LTs 调节剂:如扎鲁斯特、孟鲁斯特能拮抗 LTs 介质而阻止诱发症状,常与抗 H_1 受体阻断剂合用;④免疫疗法即

脱敏疗法：变应原无法避免时，或其他治疗无效、年龄在 5 岁以上可考虑用，是病因疗法，有肯定疗效，可防止发展为哮喘，但变应原难以找全，影响疗效。且疗程在一年以上，有时难于坚持。进口标准化抗原脱敏，价格较高。还可用百康治疗仪脱敏治疗，近期疗效良好，无痛苦及副作用。

（五）中药治疗

藿香 9g、苍耳子 9g、连翘 9g、升麻 6g、辛夷 3g、青黛 3g，水煎服。亦可用中成药千柏鼻炎片、藿胆丸、苍耳子乌梅合剂、鼻炎康及鼻渊舒等。

（六）其他

细菌感染时可酌情选用适当的抗感染药物。

（七）其他

手术及局部封闭、激光等方法，效果不肯定，不推荐使用。

第六节　鼻息肉与鼻甲肥大

一、鼻息肉

为一种常见鼻病，好发于双侧筛窦，单侧者较少。发生于上额窦的息肉多经自然孔发展到后鼻孔，称为上额窦后鼻息肉。

（一）病因

多认为鼻息肉的形成是多种因素共同作用的结果。其中以变态反应和鼻黏膜的慢性炎症最为重要。①在组胺、白三烯等化学介质作用下，鼻黏膜血管通透性增高，渗出增加，黏膜水肿，受重力影响逐渐下垂而形成；②慢性鼻炎、鼻窦炎的脓性分泌物长期刺激，使鼻黏膜发生水肿而逐渐形成；③阿司匹林等非类固醇药物干扰花生四烯酸代谢所致鼻息肉和支气管哮喘。

（二）临床表现

持续性鼻塞、嗅觉减退、闭塞性鼻音、睡眠时打鼾、呼吸暂停等症状均可出现，其程度视息肉大小和部位而异。鼻息肉阻塞鼻窦引流，可引起鼻窦炎，致鼻分泌物较多，且常有头痛。后鼻孔息肉可致呼吸时鼻阻塞感，或阻塞咽鼓管咽口，引起耳鸣和听力减退。

（三）诊断与鉴别诊断

鼻镜检查可见一个或多个表面光滑、灰色或淡红色的如荔枝肉状、半透明物，触之柔软，无痛、不移动，多不出血。较小时，可先用麻黄碱将下鼻甲收缩后再查。也可有不同程度的急性炎症现象，咽后壁有下流的分泌物黏附。后鼻镜和鼻内镜检查可明确部位和范围。应与鼻腔内翻性乳头状瘤、鼻咽纤维血管瘤、鼻腔恶性肿瘤、脑膜-脑膨出等鉴别。

（四）治疗

有复发倾向，多主张综合治疗。①皮质激素吸入可阻止息肉生长；②堵塞总鼻道的大息肉，可口服泼尼松 30～60mg/d，连用两周，使息肉缩小后手术摘除，但易复发。

二、鼻甲肥大

又称肥厚性鼻炎，为鼻腔黏膜下及黏膜下组织的慢性炎症。其特点为鼻黏膜肥厚、增生，有时甚至可导致下鼻甲骨质增生。

（一）病因

1.局部原因

①急性鼻炎反复发作或治疗不彻底；②慢性化脓性鼻炎，鼻黏膜长期受脓性分泌物刺激或鼻中隔偏曲，妨碍鼻腔通气引流等；③邻近病灶的影响，如慢性扁桃体炎、腺样体肥大等；④鼻腔用药不当或为时过久（如萘甲唑啉、麻黄素等）导致药物性鼻炎。

2.职业及环境因素

长期吸入粉尘（如水泥、烟草、煤尘、面粉等）或有害的化学气体，生活或生产环境中温度和湿度的急剧变化（如炼钢、烘熔、冷冻作业）等物理、化学因素均导致本病。

3.全身原因

①贫血、糖尿病、风湿病、结核病、心、肝、肾疾病和自主神经功能紊乱以及慢性便秘等慢性疾病；②营养不良，如维生素 A、C 缺乏；③内分泌失调，如甲状腺功能减退；④烟酒嗜好者较易患本病；⑤青春期鼻黏膜常有生理性充血。

（二）临床表现

鼻塞为持续性，闭塞性鼻音也较显著，嗅觉减退。由于经常张口呼吸，可致咽干口苦。如肥大的下鼻甲前后端影响鼻泪管及咽鼓管口的功能，可致溢泪、耳鸣及听力障碍。分泌物少而稠，不易擤出。若肥厚黏膜影响鼻窦的通气引流，则可导致头晕、头痛、分泌物增多。检查可见：鼻腔黏膜呈暗红色或苍白、增生肥厚，表面高低不平，呈结节状或桑葚状。探针触之质地坚韧，压之不易陷下，压陷后平复缓慢，对血管收缩剂反应不敏感。

（三）诊断

根据病史、症状及体征，诊断并不难。

（四）治疗

对鼻黏膜收缩反应尚好者，可采取保守治疗。保守治疗效果不显著时，可采用手术疗法。

第七节　咽峡炎

一、急性咽峡炎

急性咽峡炎是咽峡部黏膜、黏膜下组织和淋巴组织的急性症状，四季皆发，以秋冬及冬春之交较多，常为上呼吸道感染的一部分，多由急性鼻炎向下蔓延所致，也有开始即发生于咽部者。病变常波及整个咽腔，也可局限于一处。

（一）病因

本病常由细菌或病毒感染所致。常见病原体为溶血性或非溶血性链球菌、肺炎链球菌、葡萄球菌、流感及副流感病毒、腺病毒等。物理化学因素如高温、刺激性气体亦可引起本病。

（二）临床表现

本病起病较急，初起时咽部干燥、灼热、异物感，继有疼痛，吞咽时加重，全身症状一般较轻，可有发热、头痛及全身不适等。检查可见咽部黏膜急性充血，咽后壁淋巴滤泡红肿，腭垂水肿、充血,颌下淋巴结可有肿大、压痛。若治疗不及时可并发中耳炎、鼻窦炎、喉炎、气管、支气管炎及肺炎等。

(三)诊断和鉴别诊断

依据病史、症状和体征,本病诊断不难。可进行咽拭子细菌培养和病毒抗体检测等,以明确病原体。要注意与麻疹、白喉、猩红热、流感及百日咳等急性传染病鉴别。此外,若有口腔、咽部及扁桃体出现假膜坏死,应行血液检查,以排除血液病。

(四)防治

1.预防

增加机体抵抗力,预防感冒,同时避免理化因素刺激。

2.治疗

①一般对症治疗:嘱患儿多饮水;发热明显者应用物理降温或药物降温。咽部不适及疼痛明显者可予四季润喉片或银黄含片等含化,伴咳嗽者可口服金振口服液或肺热咳喘口服液、棕色合剂等止咳药,也可用雾化吸入治疗;②抗感染:可选用磺胺类药物、青霉素、先锋霉素、红霉素等抗生素或抗病毒药物如利巴韦林;③中医治疗:可选用六神丸、返魂草、牛黄解毒丸、咽扁颗粒、黄栀花口服液、犀羚解毒丸或清热解毒软胶囊等口服,板蓝根及柴胡注射液亦有一定抗炎作用。

二、慢性咽峡炎

小儿比较少见,常因急性期治疗不及时或不彻底所致。多继发于鼻、鼻窦、增殖体和扁桃体的炎症。

(一)临床表现

患儿常有咽部不适,如异物感、干燥、咽部发痒、灼热、微痛等,分泌物可多可少,但黏稠,常附于咽后壁,因分泌物刺激可引起咳嗽。咽部检查可见咽后壁充血,毛细血管扩张,淋巴滤泡增生突出,偶可见一两个淋巴滤泡上有小白点,颌下淋巴结可肿大。

(二)治疗

①积极治疗原发病,合理选用抗感染药物;②局部治疗:炎清乳剂局部喷,六神丸、健民咽喉片、牛黄益金片、银黄含片等含服,理疗亦有一定疗效。

第八节 扁桃体炎

一、急性扁桃体炎

急性扁桃体炎是儿科常见的咽部疾病,多伴有程度不等与范围不一的急性咽炎,故有时称为咽扁桃体炎。常在季节交替、气温变化时发病。

(一)病因

1.病原体

主要为β溶血性链球菌,其次为葡萄球菌、肺炎链球菌、腺病毒等。也可为细菌及病毒的混合感染。

2.诱因

当受凉、潮湿、过度劳累、有害气体刺激等,使机体防御能力降低,存在于机体内的病原体大量繁殖,或外界病原体乘虚而入所诱发。本病有一定传染性,为飞沫或直接接触传播。

(二)临床表现

潜伏期 2~4 天,通常呈散发性,偶有暴发流行,多见于幼儿园、学校等集体生活者。

1.急性卡他性扁桃体炎

症状与一般咽炎相似,有咽痛、低热和其他轻度全身症状。检查可发现扁桃体及舌腭弓表面黏膜充血肿胀,扁桃体实质无显著肿大,表面也无渗出物。

2.急性化脓性扁桃体炎

起病急,局部及全身症状均较重,咽痛剧烈,吞咽困难,疼痛常向耳部放射。下颌角淋巴结肿大,致转头不便。全身表现常有畏寒高热而抽搐、呕吐或昏睡。检查可见扁桃体肿大,周围充血,隐窝口有黄白色脓点,并可连成假膜,但不超出扁桃体范围,易于拭去,不留出血创面。局部并发症有扁桃体周围脓肿、急性中耳炎、淋巴结炎或咽旁脓肿等。全身并发症可有风湿热、急性关节炎、心肌炎及急性肾炎等。

(三)诊断及鉴别诊断

急性扁桃体炎一般都具有典型的临床表现,故诊断不难,但应注意与咽白喉、樊尚咽峡炎及某些血液病所引起的咽峡炎等相鉴别。

(四)防治

1.预防

注意锻炼身体,增强体质,提高机体抵抗力,避免着凉和过劳等。

2.治疗

①患儿应隔离;②注意休息、多饮水、通便、进流质食物;③抗菌消炎:青霉素为首选,过敏者可选用红霉素、一代先锋霉素及复方甲基异恶唑等;④对症治疗:主要是解热止痛。经上述治疗 2~3 天后,如病情无好转时,应考虑是否为病毒感染或其他细菌感染,换用抗生素。高热不退,中毒症状重者酌情使用皮质激素;⑤中医中药:可选用大青叶合剂、银黄口服液、麻甘颗粒、双黄连口服液、清热解毒软胶囊或银翘甘橘汤等;⑥局部用药:可用复方硼砂溶液漱口、银黄含片、四季润喉片或碘喉片等含化,冰硼散或锡类散或炎清乳剂等喷涂;⑦若急性扁桃体炎反复发作,特别是已有并发症者,应待急性炎症消退后行扁桃体摘除术。

二、慢性扁桃体炎

(一)病因

多由急性扁桃体炎反复发作或因隐窝引流不畅,窝内细菌、病毒滋生感染而演变为慢性炎症;患急性传染病如猩红热、麻疹、流感、白喉等或鼻腔及鼻窦感染,也能伴发本病。

(二)临床表现

本病特点为常有急性发作病史,而平时多无自觉症状。患儿可有咽部发干、发痒、异物感、刺激性咳嗽、口臭等轻微症状。如扁桃体过度肥大可能出现呼吸困难、打鼾,甚至睡眠呼吸暂停、吞咽或语音共鸣障碍,长期呼吸困难可引致漏斗胸或鸡胸。可有长期低热、食欲不振、乏力等。检查可见扁桃体和舌腭弓呈慢性充血,隐窝口可见黄、白色干酪样点状物,扁桃体大小不一,下颌角淋巴结常肿大。

(三)诊断和鉴别诊断

本病的主要诊断依据为患儿有反复急性发作病史,再结合局部症状、体征,不难做出诊断,但应与咽喉部异物、喉头肿块、咽后壁脓肿、先天性喉喘鸣及急性膜性喉炎等鉴别。

(四)防治

1.预防

同急性扁桃体炎。

2.治疗

①保守治疗:同急性扁桃体炎;②手术治疗:适应证为慢性扁桃体炎反复或多次并发扁桃体周围脓肿者;或扁桃体重度肥大,妨碍吞咽、呼吸者;慢性扁桃体炎已成为引起其他脏器病变的病灶或上呼吸道急性炎症和急性中耳炎与扁桃体有明显关联者。

第九节　急性喉炎

急性喉炎是婴幼儿常见的喉黏膜急性弥漫性炎症,累及咽部时称咽喉炎。冬春季尤为多见。由于小儿喉部解剖特点极易发生喉部痉挛,甚至因黏膜高度充血、肿胀致喉梗阻导致窒息、急性呼吸衰竭及死亡,故应高度重视,作为急症积极防治。

一、病因

多为急性上呼吸道感染的一部分,或为麻疹、猩红热及肺炎等的前驱症或并发症。如病变累及气管、支气管,则称为急性喉、气管、支气管炎。常见病原体为 FluV、PFluV、ADV 等病毒及肺炎链球菌、溶血性链球菌及金黄色葡萄球菌等。渗出性素质的小儿尤易罹患。

二、临床表现

初起时多有不同程度的发热、流涕、咳嗽等上呼吸道卡他症状,很快出现声音嘶哑、变音及典型的"犬吠"样咳嗽,少数可有呛咳现象。病情发展迅猛,一般白天尚轻,至夜间突然憋醒,烦躁不安、出汗、吸气性呼吸困难,常伴有喉鸣。严重时有鼻翼扇动、四凹征、面色苍白、口周发绀。听诊双肺呼吸音低、吸气延长,可闻喉传导音,心率增快、心音低钝。至晚期则呼吸渐渐无力而衰竭,发绀加重,意识模糊,可出现暂时的"静息",并可有抽搐及尿便失禁等,听诊呼吸音减弱或消失,仅有气管传导音,心跳快而弱或减慢。

三、诊断与鉴别诊断

根据典型症状和体征,不难诊断。但应与咽喉部异物、喉头水肿、咽白喉、咽后壁脓肿、先天性喉喘鸣、急性膜性喉炎、急性会厌炎等鉴别。

四、防治

(一)预防

主要是增强机体抵抗力,避免或减少上感,一旦患有上感应积极治疗。

（二）治疗

一般治疗：同上呼吸道感染。

1.控制感染

选用青霉素类、先锋霉素类或红霉素等，如考虑病毒感染应用利巴韦林、更昔洛韦等静脉滴注控制感染。

2.肾上腺皮质激素

轻症可用泼尼松口服或地塞米松肌内注射；重症宜用地塞米松每次 0.5～1.0mg/kg，或氢化可的松每次 5～8mg/kg，加入 5%～10% 葡萄糖 50～100mL:中静脉滴注。

3.对症治疗

①高热者处理同上感；②烦躁不安者可肌内注射异丙嗪或苯巴比妥钠或 10% 水合氯醛灌肠；③发绀、呼吸困难者应吸氧；④痰液黏稠者可口服化痰药物或用生理盐水 10～20mL，加地塞米松 2～5mg、庆大霉素 2 万～4 万 U、α-糜蛋白酶 5mg 或沐舒坦 15mg，超声雾化吸入，3～4 次/天；亦可用普米克令舒 1mg＋庆大霉素、沐舒坦，以氧或压力泵雾化吸入；⑤中医药治疗：轻症可用蝉衣、甘草、牛蒡子各 5g，红参、知母、双花、黄芩、连翘各 9g 煎服；⑥经以上处理呼吸困难不缓解或已进入"静息"状态的危笃患儿，应及早行气管插管或气管切开，行机械通气。

第十节　急性会厌炎

急性会厌炎亦称急性梗阻性声门上喉炎，是一种凶险、进展很快的会厌及其周围组织的急性炎症。常引起急性上呼吸道梗阻。最常见的致病菌是流感杆菌 B 型，肺炎链球菌、α 溶血性链球菌和葡萄球菌等亦可致病。

一、诊断

（一）临床表现

骤然起病，高热，很快出现呼吸困难，较大儿童先诉咽痛、吞咽困难和流涎，常在较短时间出现严重喉梗阻，吸气性喘鸣、鼻扇、三凹征、咳嗽、烦躁不安，但声音无嘶哑，有时语音低。婴幼儿常表现颈后仰而无其他脑膜刺激征，年长儿表现为宁愿坐而不愿躺下，下颌向前，伸舌，表情紧张焦虑，呼吸慢而安静。颈部常有淋巴结肿大。

（二）喉镜检查

喉部急性炎症充血，会厌、杓会厌皱襞、杓状软骨和假声带均充血水肿致声带及声门不可见。

（三）化验检查

白细胞数常升到 $(15～25)×10^9/L$，中性粒细胞增多。

（四）X 线检查

喉部侧位片，可见会厌部肿胀如球状。因呼吸道梗阻，吸气时拍片可见声门下扩张。

二、治疗

（一）加强护理

本病发展迅速，常因上呼吸道梗阻导致急性呼吸衰竭，故要严密观察积极抢救。

(二)抗生素

可选用氨苄西林或阿莫西林或安美汀,亦可用第 2、3 代头孢菌素静脉滴注,以迅速控制感染。

(三)对症治疗

除镇静、及时吸氧外,为减轻会厌部水肿,缓解呼吸困难,可立即静脉注入地塞米松 0.5mg/kg,或氢化可的松 5～10mg/kg,必要时用 1‰麻黄素或 1：1000 肾上腺素加普米克令舒和庆大霉素 4 万 U 雾化吸入或直接喷雾喉部。

(四)手术治疗

如喉梗阻严重,应及早作气管切开术或气管插管。

第十一节　咽部脓肿

咽部脓肿包括扁桃体周围脓肿、咽旁脓肿和咽后壁脓肿。小儿以后者多见。

一、病因

多系口、咽、鼻腔、鼻窦的感染而引起咽部淋巴组织发炎,脓液蓄积在咽后间隙一侧。也可由咽部损伤(异物或外伤)后感染,或邻近组织的炎症扩散所致。常见致病菌为金葡菌、β 溶血性链球菌等。

二、临床表现

多见于婴幼儿。起病较急,发热,烦躁,咽痛拒食,吸奶或奶汁反流入呼吸道而发生咳嗽。言语及哭声含糊不清,如口内含物;睡眠时打鼾、呼吸不畅,常常头歪向患侧以减轻患侧咽壁张力,扩大气道腔隙。若脓肿增大或炎症侵入胸部,则呼吸困难加重。检查可见咽后壁一侧充血、隆起,若脓肿较大者可使患侧咽腭弓及软腭向前推移。检查时应避免将脓肿刺破,如有意外发生,应将患儿头部向下,防止脓液流入气管。患儿常有单侧或双侧颈部淋巴结肿大。

三、诊断和鉴别诊断

根据病史和症状,诊断不难。颈侧位 X 线摄片可确定脓肿部位、范围及颈椎病变。本病应与咽后壁囊肿、动脉瘤、淋巴瘤或其他肿瘤、颈椎畸形等相鉴别。

四、防治

(一)预防

增强抵抗力,积极防治上呼吸道感染。

(二)治疗

首先给以适当的抗生素以控制感染.待脓肿成熟时应切开引流,同时要防治并发症。

第十二节　反复呼吸道感染

反复呼吸道感染(RRI)是常见病,发病率 20%左右。多为反复上感(URRI),亦可为反复喘支、哮喘或肺炎,称为反复下感(IRRI)。患 RRI 的小儿简称复感儿,以 3~4 岁以内的小儿最常见。诊断标准见表 5-1。

表 5-1　RRI 的诊断标准

年龄(岁)	上感(次/年)	下感(次/年)
0~2	7	3
3~5	6	2
6~12	5	2

注:①上感两次之间至少间隔 7 天以上;②上感次数不够时,可加下感次数,但反之不可;③需观察 1 年。

一、病因及影响因素

较复杂,系多种因素综合作用的结果。

(一)解剖特点与先天性因素

除与小儿呼吸道本身特点有关外,肺外因素如大血管畸形,也可导致肺、气管受压、气道狭窄引起 RRI。吞咽功能不全、气管食管瘘、黏液黏稠病、先心病、肺发育不全、先天性支气管肺囊肿、Kartagener 综合征、α_1-AT 缺乏症及各种原发性免疫缺陷病等。

(二)继发性免疫缺陷病

近年证实本病与小儿机体免疫状态有关,sIgA、IgA、IgG 亚类及细胞免疫功能低下等,其原因多继发于:①感染:如麻疹、风疹、百日咳及支原体等感染可致免疫力下降;②营养因素:偏食和长期食欲不振、缺乏母乳喂养、维生素 A 摄入不足以及微量元素尤其是铁、锌、钙的缺乏和不足均是 RRI 的重要原因或诱因,这可能与缺锌和维生素等可致免疫障碍有关;③环境因素与疾病:儿童被动吸烟、家庭环境的空气污染、居住环境的大气污染都为 RRI 的诱因。佝偻病、贫血、慢性扁桃体炎、支气管扩张及慢性长期腹泻、结核病、白血病等均可导致 RRI,如过集体生活的儿童发生率高。以煤做燃料家中儿童和被动吸烟的小儿等 RRI 发病率分别是对照组的 19 和 17 倍;④许多疾病如再生障碍性贫血、各种肿瘤晚期及长期应抗肿瘤药物、放射性治疗、应用激素等也可致免疫力低下。

(三)遗传因素

患儿家庭中有 RRI 病史者达 52%,而健康儿仅为 21%。但其具体遗传方式和基因尚不清楚。

(四)其他

治疗及护理不当、缺乏体育锻炼等。

二、临床特点

①本病患儿不仅感染次数多,而且治疗反应差,易迁延不愈,常可查到慢性感染病灶;②除具有一般呼吸道感染的表现外,部分患儿反应低、咳嗽、发热、脓痰等较轻或无,肺部啰音及 X 线改变出现晚。水痘、CMV 等感染性疾病,可发展为重症。病原菌中条件致病菌、厌氧菌感染较为常见。

三、辅助检查

①病原学检查：如病毒、细菌等培养和血清学检查，尤其病毒快检及细菌、支原体等的抗原检测等；②X线检查：除确定是否存在下呼吸道感染外，还可测心一胸腺一胸廓比值，后前位胸片上支气管分叉处测定纵隔宽度（CT）、横膈顶部胸廓宽度（T_1）及肋膈角水平上的胸廓宽度（T_2），计算出 CT/T_1、CT/T_2 比值，以了解胸腺大小。正常小儿随年龄增长而缩小，病情严重者其比值较同龄儿小，RRI 患儿 CT/T 值明显缩小；③免疫学检查：可查免疫球蛋白及其亚群等体液免疫指标及 PHA、OT、LTT、E-RFC、T 淋巴细胞亚群及 T、B 淋巴细胞计数等细胞免疫指标；红细胞免疫，补体及调理素等非特异性免疫功能；同族凝集素效价、白细胞吞噬指数、趋化试验等；必要时行胸腺等活组织检查。可发现一项或多项异常；④其他：ASO、ESR、CRP、EC 计数等。

四、预防及治疗

强调综合治疗，不仅要抗感染，更应注重病因治疗，注重机体自身免疫功能的增强和改善。

（一）一般治疗

①改善环境，避免或减少污染，做好孕期保健，提倡母乳喂养，避免被动吸烟，精心护理；②科学营养，积极防治佝偻病、营养不良和贫血及其他疾病；③按时预防接种，积极预防各种传染病；④去除诱发和影响因素，积极进行体育锻炼以增强体质等。

（二）感染治疗

病原体明确者采用敏感有效的抗生素，病原体未明者可用两种抗生素联合治疗。疗程适当延长，至少至热退后 3～5 天。

（三）支持和免疫疗法

增强和改善免疫功能在治疗 RRI 中占有重要地位。①少量多次输新鲜全血，但严重细胞免疫缺陷或联合免疫缺陷患者宜输经过 3000RadX 线照射过的全血或反复冻凝的血浆，亦可加用西咪替丁等辅佐治疗。有条件的可用胎儿胸腺、胎肝、骨髓移植等，以期免疫重建；②细胞免疫调节剂：常用的药物有胸腺素、干扰素、转移因子、左旋咪唑等；③体液免疫调节剂：可选用血浆、静注用丙种球蛋白等；④非特异性免疫调节剂：可选用斯奇康、核酪、胎盘脂多糖、免疫核糖核酸、多抗甲素及普利莫（万适宁）、泛福舒、必思添、还尔金、乌体林斯、气管炎菌苗等。

（四）并发症的治疗

强调及早治疗并发疾病，为 RRI 的康复创造条件。

（五）补充微量元素和维生素

主要补充锌、硒、铁，可选用复合蛋白锌、伊甘锌、施尔康、锌硒宝片、葡萄糖酸钙锌等；适当补充维生素 A、D、C 及胡萝卜素等。

（六）中医治疗

可分为：①调和营卫、固表：如玉屏风散、黄芪颗粒等；②健脾益气：抗感至宝口服液及婴儿健脾散、儿康宁、脾可欣、复方阿胶浆等；③补气益肾：可用肺宝、六味地黄丸等。还可用按摩和捏脊等。

第十三节　鼻咽部肿瘤

小儿少见，主要有鼻咽血管纤维瘤、鼻咽癌、喉及声带息肉、喉乳头状瘤及扁桃体恶性肿瘤和喉癌等，均罕见。

一、鼻咽血管纤维瘤

常发生于 10～25 岁男性青年的良性肿瘤，瘤中含有丰富血管，容易出血，故又名"男性青春期出血性鼻咽血管纤维瘤"，一般在 25 岁以后可能停止生长。

（一）病因

不明。本病多起源于鼻咽顶部、枕骨结节及蝶骨翼突内板的骨膜部。

（二）临床表现

①出血为主要症状，常有反复出血，表现为鼻出血或由口中吐血。由于大量或长期出血，患者常有不同程度贫血；②肿瘤堵塞后鼻孔引起鼻塞，开始为一侧性，逐渐发展为两侧；压迫咽鼓管咽口，发生耳鸣及听力减退；破坏颅底、压迫颅神经，则有头痛及颅神经麻痹；侵入眼眶翼腭窝或颞下窝，则致眼球颊部或颞颧部突起；向下发展，可使软腭膨隆，在口咽部可见肿瘤。

（三）诊断

根据症状及年龄、性别及收缩鼻黏膜后鼻咽镜检查，在鼻腔后部可见到红色肿物可确诊。

（四）治疗

主要为手术切除。

二、鼻咽癌

鼻咽癌为我国多发肿瘤之一，小儿少见。常见于 40～60 岁。

（一）病因

尚未明确。但已从遗传、病毒、环境因素等方面找到一些线索。

（二）临床表现

①早期即有易出血倾向，最常见者为痰中带血，或擤出带血鼻涕；②肿瘤阻塞后鼻孔出现鼻塞，多为单侧性，瘤体增大时，可以两侧受阻；③肿瘤堵塞或压迫咽鼓管咽口，可引起该侧耳鸣、耳闷感及听力减退，或伴有鼓室积液；④肿瘤破坏颅底引起头痛。经破裂孔进入颅内，常先侵犯第 Ⅴ 及第 Ⅵ 对颅神经。还可延及第 Ⅳ、Ⅲ 及 Ⅱ 对颅神经，引起相应症状；⑤早期可出现颈部淋巴结转移，晚期可转移至身体其他部位。

（三）诊断

对有上述症状而可疑本病者，应仔细检查鼻咽，早期可见局部黏膜粗糙不平，并有小结节及肉芽样肿物。肿瘤逐渐发展可呈现为菜花型、结节型、溃疡型或黏膜下型等临床类型。对可疑病例及时施行活检。

（四）治疗

以放射治疗为主，必要时手术切除。

三、喉乳头状瘤

(一)病因

小儿喉乳头状瘤常发生于 8 岁以下儿童,常为多发性,生长较快,且易复发。本病可能由病毒引起,喉部慢性刺激及内分泌失调则为其诱因。

(二)临床表现

病程较缓慢,常见症状为进行性声嘶,肿瘤大者可有失音,也可发生喉鸣和呼吸困难,易发生喉阻塞。喉镜检查可见淡红色或暗红色、表面不平、呈乳头状的肿物,幼儿患者的基底甚广。

(三)治疗

采用喉镜下摘除术。但儿童患者易复发,常反复多次手术。摘除后基底部作电凝、冷冻或激光疗法,可减少复发机会。

第十四节　鼻出血

鼻出血(鼻衄)是鼻腔和某些全身性疾病常见症状之一,儿童比较常见。原因甚多,可由局部原因引起,也可由全身原因引起,或者二者同时存在。一般出血是自发性的,出血量可多可少,大多数患者需急症止血,少数可不经处理而自然停止。

【病因】

(一)局部原因

1.外伤

①机械性外伤:轻微外伤,如外鼻挫伤、用力擤鼻、强烈的咳嗽或喷嚏、鼻腔异物等,鼻出血一般不严重。较严重的外伤如颅骨基底部骨折、筛窦骨折及上颌骨骨折时,出血量常较大,数日不止;②医源性外伤:一般是术中损伤血管未及时发现或未采取有效止血措施所致,或鼻甲部分切除,切除部分未切断,悬于鼻腔后部或鼻咽部而未发现。治疗鼻窦炎采用正负压置换疗法时,负压过大,时间太长,均可引起鼻出血。少数由于手抠鼻或用鼻吸激素所致。

2.肿瘤

①良性肿瘤:如鼻腔血管瘤、鼻中隔毛细血管瘤、血管性鼻息肉等;②恶性肿瘤:如肉瘤、鼻部恶性肉芽肿、鼻咽癌等,早期多为涕血或吸涕带血,量一般不多,晚期如损伤大血管,可产生致死性大出血。

3.炎症

①非特异性鼻腔黏膜病变及鼻窦炎:如急性鼻炎、干燥性鼻炎、萎缩性鼻炎、咽扁桃体炎、异物继发感染、急慢性鼻窦炎等,出血量较小。鼻中隔前份重度偏曲,或伴有距状突、嵴及中隔穿孔的病儿可出现鼻出血;②特殊感染:鼻结核、鼻梅毒及鼻白喉等,亦可产生鼻出血,但其发病率极低。

(二)全身原因

1.急性发热性传染病

如上感、流感、麻疹、疟疾、猩红热、斑疹伤寒及腮腺炎等,在发热期均可鼻出血,出血部位多在鼻腔前部,出血量较少。

2.心血管疾病

①动脉压过高:如高血压、动脉硬化或一时性动脉压升高,在用力过猛、情绪剧烈波动等,均可致鼻出血;②静脉压过高:如二尖瓣狭窄、纵隔和颈部大肿块、肺气肿、肺水肿及支气管肺炎等。

3.维生素缺乏

如维生素 C、维生素 K、维生素 B_2 及维生素 P 等缺乏,可导致鼻出血。

4.其他

如血友病、血小板减少性紫癜等各种出血性疾病、再生障碍性贫血、白血病等及风湿热、尿毒症、肝硬化、脾功能亢进等。

此外,化学药品及药物中毒:磷、汞、砷、苯等中毒,长期服用水杨酸药物、女子发育期卵巢功能发育不全、倒经等均易反复发生鼻出血。

(三)其他原因

①高原干燥气候;②某些地区的换季时间,如春末夏初、秋末冬初季节;③粉尘工作环境:如水泥车间等;④不明原因的鼻出血:多见于儿童,随着年龄的增长,鼻出血的次数及出血量逐步减少,最后消失。

【发病机制】

①鼻腔血管解剖特点:鼻腔血管丰富,在鼻中隔形成丰富的动脉丛,即所谓的 Little 区(又称"易出血区"),最为多见(达90%以上)。2岁以前的婴幼儿的易出血区血管吻合网尚未形成,此处出血少见。下鼻道外侧后方有鼻—鼻咽静脉丛,在有循环系统疾病时,静脉曲张、破裂导致出血,出血量较大,但小儿少见,凡影响血管壁脆性或渗透性增加的病因均可引起鼻出血;②鼻黏膜的生理作用:鼻黏膜在鼻腔呼吸时有调温和湿润作用,在过冷、过热、过干燥的气候条件下,破坏了鼻黏膜的正常生理作用,损伤鼻黏膜,产生炎症、糜烂等引起出血。

【临床表现】

除原发病表现以外,出血时可经鼻孔流出或经鼻咽部从口吐出,或咽下。由于出血缓急和量不同,症状也不一样。一般一次达 500mL 时,有头晕、口渴、面色苍白;达 500～1000mL 时则有血压降低,脉搏增快,甚至发生出血性休克。

【诊断】

(一)病史和体检

①询问出血前有无急性发热性传染病、紫癜、肾疾病、鼻外伤、鼻腔异物和有无家庭易出血病史;②鼻出血的次数及出血性质:反复双侧鼻孔小量渗血,经久不止,很可能是鼻中隔前部黏膜糜烂、贫血及血液疾病引起;一时性口、鼻大量出血,常见于外伤、感染、血管瘤等。反复少量鼻出血伴有颈部包块、剧烈头痛、鼻塞、听力减退者,应考虑鼻腔、鼻窦及鼻咽部恶性肿瘤;③全身体检:应注意皮肤有无紫癜、肝脾及淋巴结大小和有无毛细血管扩张等。

(二)鼻部检查

1.正在出血时

如有鲜血从患儿鼻前孔溢出或从鼻后孔经咽部溢出,检查的重点是寻找活动性出血的部位、性质，并同时进行止血。如患儿鼻出血较重，一时难以查清出血部位或患儿全身情况较差，已出现虚脱或休克时，宜先止血后再查出血部位及病因。

2.少量鼻出血及大量鼻出血相对静止期

①鼻前孔镜常规检查：用窥鼻镜检查或用蘸有1%麻黄素棉片收缩鼻黏膜后检查，了解鼻黏膜病损情况、中隔有无偏曲、鼻道有无血痕及膨出。鼻腔有无占位性病变。鼻腔前部的出血点多在鼻中隔李氏区，鼻腔后部的出血点多在下鼻道外方鼻—鼻咽静脉丛。外源性或药源性广泛性鼻黏膜糜烂性出血，多为血液病所引起；②鼻后孔镜及鼻咽镜常规检查：常可以发现鼻咽部及鼻腔后份病变所致之鼻出血；③疑为鼻窦病变引起的鼻出血，可拍鼻窦片。

（三）实验室检查

据病情可作血常规、凝血酶、肝肾功能检查等，以查出全身性疾病所致鼻出血的病因。

【鉴别诊断】

（一）呕血与鼻出血鉴别

呕血者注意与上消化道出血鉴别。鼻出血可引起呕血，往往先有较大量的鼻出血史，随之出现呕血，但无上消化道疾病的病史及体征。呕血后患儿可出现虚脱或休克，此时因血压下降，鼻出血可暂时缓解或消失，虚脱或休克纠正后，又重新出血。

（二）咯血与鼻出血鉴别

小量的鼻出血：由鼻前孔溢出，血液经后鼻孔流入下咽部，产生刺激性咳嗽，将血液咳出而与咯血相混，可查出鼻腔黏膜有糜烂，活动渗血点、涕血，口咽部有血痕。咯血：常有下呼吸道疾病的病史及体征，无鼻出血的病史及体征。在刚咯血后，喉镜检查可见有血丝附着于喉部杓状软骨间区。

【治疗】

（一）止血步骤及方法

1.急性止血

（1）一般处理病儿取坐位或半坐位，头略前倾，以免血流入咽部，引起咳嗽，加重出血。如双侧鼻前孔出血，了解何侧最先出血，即止先出血侧。止血药物、抗生素的使用及头颈部冷敷等均可在止血后酌情使用。有虚脱或休克的患儿以侧卧于鼻出血侧为宜。如需输液或输血，可先于或同时进行鼻止血。镇静剂慎用，如需使用，可放在止血后，并应严密观察，如有频频吞咽动作，应叫醒患儿检查咽部有无血液自后鼻孔溢出。

（2）止血方法：①指压法：用手指将鼻翼压向鼻中隔，数分钟后，即可将鼻中隔前份少量出血止住；②皱缩法：用1%麻黄素液棉片填塞鼻腔，使鼻腔黏膜及血管收缩，达到止血作用；③局部注射止血法：用2%普鲁卡因注射于出血点黏膜之下，使之肿胀，达到压迫止血的目的；④烧灼法：适用于反复小量出血且能找到固定出血点者。用1%丁卡因麻醉鼻腔黏膜后，再用小棉签尖端蘸30%~50%三氯醋酸或硝酸银烧灼出血点或小出血区，烧灼后必须用湿棉片拭去余液。常在皱缩法或注射法后进行；⑤鼻腔填塞法：鼻腔经1%丁卡因麻醉后，用凡士林长纱条作袋形填塞，或用短纱条沿出血区分层填塞，一般不超过3~5天。系有效而最常用的方法；⑥后鼻孔填塞法：用凡士林纱布做成锥形纱球，尖端系粗丝线两根，底部一根。用消毒细导尿管放入出血侧鼻腔直至口咽部，用血管钳将尿管尖端夹出口外。纱球尖端丝线系缚在导尿管头端。回抽导尿管尾端,将纱球顺软腭背面经鼻咽部而到达后鼻孔外固定。填塞24h后,酌情自口腔取出纱球。仅在经鼻填塞法无效时用;⑦动脉结扎法:极少用,儿童不宜。

2.静止期止血

①鼻中隔划痕术:切断鼻中隔易出血区的部分血管,使形成线形瘢痕而达到减少出血的作用。对反复的鼻中隔易出血区的出血有较好的效果;②冷冻治疗:用液氮直接喷雾30s,复温后再喷一次,隔周可再进行冷冻治疗,2~3次为一疗程。对鼻中隔易出血的黏膜糜烂、毛细血管扩张所致的出血较为有效。

(二)全身治疗

①反复出血可用镇静剂;止血剂常用卡巴克洛、酚磺乙胺、巴曲酶、维生素K等,以后改为口服维生素K和C;②贫血或休克者,立即输血或输液。液状石蜡和复方薄荷油滴鼻,金霉素鱼肝油局部涂搽,保持鼻黏膜润滑坡。

(三)病因治疗

进一步寻找病因进行治疗,全身原因引起的鼻出血,治疗全身疾病,参阅有关章节。

第十五节　腺样体炎和肥大

一、急性腺样体炎

腺样体又称增殖体,自幼年起逐渐增大,到10岁后开始萎缩,故急性腺样体炎是小儿期疾病。本病常和咽炎、扁桃体炎等上感同时发生,由于腺样体位置隐蔽,易被忽视。

【病因】

常由细菌或病毒感染引起,细菌与病毒混合感染不少见。

【临床表现】

患儿常突起发热,体温高达40℃,鼻塞严重,用口呼吸,哺乳困难,如并发咽炎则有吞咽痛。炎症若延向两侧咽鼓管咽口,可有耳内闷胀、耳痛、听力减退等,感染严重者可引起化脓性中耳炎。

【诊断】

用小儿型纤维鼻咽镜检查可见腺样体充血肿大,表面覆有渗出物。鼻腔和口咽也有不同程度的急性炎症现象,咽后壁有下流的分泌物黏附。

【治疗】

患儿应卧床休息,多饮水,高热可予以退热剂。症状较重者可选用抗生素、抗病毒药物控制感染并防止并发症发生。鼻塞重者局部可用0.5%~1%麻黄素生理盐水滴鼻。

二、腺样体肥大

腺样体因炎症的反复刺激而发生病理性增生,称腺样体肥大。本症最多见于儿童,常与慢性扁桃体炎合并存在。

【临床表现】

(一)局部症状

①儿童鼻咽腔狭小,如腺样体肥大堵塞后鼻孔及咽鼓管咽口,可引起耳、鼻、咽、喉等处症

状。如并发非化脓性中耳炎,导致听力减退和耳鸣,或并发鼻炎、鼻窦炎,有鼻塞及流涕等症状。说话时带闭塞性鼻音,睡时发出鼾声及睡眠呼吸暂停等;②因分泌物向下流并刺激呼吸道黏膜,常引起阵咳,易并发气管炎;③由于长期张口呼吸,致使面骨发育障碍,上颌骨变长,腭骨高,牙列不齐,上切牙突出,缺乏表情,出现所谓"腺样体"面容。

(二)全身症状

全身发育和营养状况较差,并有夜惊、磨牙、遗尿、反应迟钝、注意力不集中等反射性神经症状。此外,长期呼吸道阻塞、肺换气不足,可引起肺动脉压升高,重者导致右心衰竭。

【诊断】

①患儿张口呼吸,鼻塞,有时可见"腺样体"面容。硬腭高而窄,常伴有腭扁桃体肥大。用手指作鼻咽触诊,在鼻咽顶及后壁可摸及柔软块状物;②前鼻镜检查:充分收缩鼻腔黏膜后在鼻咽可见到红色块状隆起。纤维鼻咽镜检查时在鼻咽顶部和后壁可见表面有纵行裂隙的分叶状淋巴组织,像半个剥了皮的小橘子;③X线鼻咽侧位拍片,有助于诊断。

【治疗】

具有上述症状的儿童,应施行手术切除。手术常与扁桃体切除术一并施行,但如扁桃体无明确指征,可单独切除腺样体。下列情况为禁忌证:①腺样体或邻近器官急性炎症时;②出血素质;③有腭裂畸形;④肺结核活动期。

第六章　气管与支气管疾病

第一节　支气管炎

一、急性支气管炎

急性支气管炎是婴幼儿时期的多发病、常见病,多继发于上呼吸道感染,也常为某些传染病(如麻疹、百日咳、白喉等)的一种临床表现。

【病因】

急性支气管炎的病原体是各种细菌或病毒,或为混合感染。凡可引起上呼吸道感染的病原体均可引起支气管炎。在病毒感染的基础上,可继发细菌感染。常见的致病菌为肺炎链球菌,流感杆菌及 β 溶血性链球菌 A 组等。营养不良、佝偻病、免疫功能低下、特应体质等是本病发生的基础。

【临床表现】

发病可急可慢,多先有上呼吸道感染症状,逐渐出现明显的咳嗽。轻者无明显病容,重者可有发热、头痛、乏力等,甚或伴随腹痛、呕吐、腹泻等消化道症状。咳嗽一般持续 7~10 天。如不及时治疗,感染可向下蔓延导致肺炎。胸部听诊有或多或少不固定的干性啰音及大、中水泡音,咳嗽或体位变化后可减少或消失。白细胞数正常或减少,继发感染者可升高。胸部 X 线检查多阴性或仅见双肺纹理增粗、紊乱。

【诊断和鉴别诊断】

根据患儿的呼吸道症状、体征,结合辅助检查多可诊断,但应注意与支气管异物、肿瘤压迫、肺炎早期等疾病相鉴别。

【防治】

(一)预防

同上感。一旦感冒,应积极治疗,以免病情进展。

(二)治疗

①一般治疗:注意休息,给予易消化食物,卧室温度、湿度要适宜。一般不用镇咳药物,咳嗽重,妨碍休息者可予适量镇静药物。痰多者可口服远志糖浆或肺热咳喘口服液、金振口服液、急支糖浆、百部止咳糖浆、强力枇杷露、奥特斯、易坦静等。也可给予利巴韦林、庆大霉素、沐舒坦雾化吸入治疗;②中药辨证治疗:以疏风散寒、清热宣肺、降逆平喘为主,可予以杏苏散或麻杏石甘汤加减;③病因治疗:并发细菌感染者,可选用青霉素或第 1 代先锋霉素,过敏者可用红霉素等抗生素,局部理疗也有效。病毒感染者可静滴利巴韦林、更昔洛韦或炎琥宁、培美他尼、沙多利卡、穿琥宁等中药针剂。

二、慢性支气管炎

慢性支气管炎是指反复多次的支气管感染,病程超过 2 年,每年发作时间超过 2 个月,有咳、喘、炎、痰四大症状,X 线胸片显示间质性慢性支气管炎、肺气肿等改变。儿童少见。

【病因】

多继发于重症腺病毒肺炎、麻疹肺炎、毛细支气管炎之后,也可由于长期吸入有害烟尘,削弱了呼吸道防御功能而发生。病毒和细菌为本病的主要病原体。本病尚与慢性鼻窦炎、扁桃体炎、增殖体炎、胃食管反流、原发性或继发性纤毛功能异常等有关。

【临床表现】

多数患儿发育落后,体质较差。多在冬季发病,常在感冒后咳嗽持久不愈,尤以夜间明显。伴有咳痰,多为白色泡沫样痰,若合并细菌感染,可为脓性痰。不积极治疗,病情逐渐加重,病程迁延、体质更差。最终可因支气管或肺间质破坏,从而并发肺气肿、肺不张及支气管扩张等不可逆损害。

【诊断和鉴别诊断】

本病结合病史、临床表现及 X 线胸片检查,可以确立诊断,但要注意与肺结核、咳嗽变异性哮喘、支气管扩张症等疾病相鉴别。

【预防和治疗】

(一)预防

注意营养,加强户外活动和体格锻炼,增强体质。积极彻底治疗上感、急性支气管炎等。

(二)治疗

慢性支气管炎急性发作时,治疗基本同急性支气管炎,但要注意采用适当的抗生素。平时可采用中医辨证施治:二陈汤或麦门冬汤加减。痰液较多且黏稠不易咳出者,口服富露施、吉诺通、鲜竹沥等,也可应用超声雾化吸入或肌注 α-糜蛋白酶治疗。

第二节 哮喘性支气管炎

哮喘性支气管炎亦称为痉挛性或喘息性支气管炎,是一种以喘息为主要表现的急性支气管炎症,但常有特应病史或家族过敏史,多转为哮喘。近年来认为是介于哮喘和支气管炎之间的一种疾病。

【病因】

尚不很清楚,可能与以下因素有关。

(一)感染因素

细菌、病毒感染或混合感染均可引起喘息性支气管炎。较常见的有鼻病毒、副流感病毒、流感病毒、呼吸道合胞病毒及肺炎支原体等。亦可在病毒感染的基础上继发细菌感染。

(二)过敏因素

为本病发作的重要因素。患儿多有湿疹等过敏史,包括对细菌等病原体过敏。其家族中可有过敏性鼻炎、荨麻疹等变态反应病史。

（三）解剖特点

婴幼儿的气管、支气管管腔比较狭小,其周围弹力纤维发育不完善、易因感染或其他病理刺激使黏膜肿胀充血,引起管腔更加狭窄、阻力增加;炎症时分泌物增多且黏稠不易咳出,产生喘鸣。

【临床表现】

本病发病年龄较小,多为3岁以下小儿,常先有轻度上呼吸道感染症状,低至中度发热,不久就出现喘息症状,表现为呼气性呼吸困难,呼气时间延长,但小婴儿可不明显。有显著的三凹征及鼻翼扇动,双肺听诊满布哮鸣音,有时可闻及少许中水泡音,双肺叩诊呈过清音。经合理治疗后,5～7天哮喘样症状可减轻或消失,但易复发,且多与感染有关。大多预后良好,一般至入学前,随着机体免疫功能增强,复发次数逐渐减少而痊愈,但也有少数患儿反复发作,可发展为支气管哮喘。特应体质和免疫功能低下是变为哮喘的高危因素。实验室检查:血白细胞数一般正常或减少,若合并细菌感染多增多。有过敏体质的患儿,血中嗜酸性粒细胞及血清IgE可升高。

【诊断和鉴别诊断】

依据患儿有过敏史和反复发作史,结合临床上的喘息性发作多可诊断;但应注意与单纯性支气管炎及毛细支气管炎、婴幼儿哮喘等相鉴别。可参阅第二章第六节喘鸣。

【防治】

（一）预防

加强户外活动,增强体质,积极预防和治疗呼吸道感染。按时预防接种,积极防治呼吸道传染病,避免被动吸烟和有害烟尘、气味刺激。

（二）治疗

1.控制感染

由于感染是本病的重要诱发因素,因而一旦确诊就应选用适当的抗生素或抗病毒药物。一般多选用青霉素、红霉素及利巴韦林或沙多利卡、培美他尼等。

2.对症治疗

①止咳化痰:咳嗽较轻微时可不给止咳药物,以免抑制自然排痰,咳重时可予远志糖浆或奥特斯或易坦静等,咳轻痰黏者可给予超声雾化吸入治疗(生理盐水20mL加庆大霉素4万～8万U、α-糜蛋白酶5mg或沐舒坦15mg)每次20min,每日2～4次;②平喘:喘息明显者可用空气压缩泵或氧气驱动射流雾化器吸入普米克令舒＋万托林或特布他林雾化液,每日2～4次,也可加用沐舒坦或异丙托品(详见吸入疗法节);③维生素K₁5～10mg,肌内注射或用10％GS 10mL稀释后静注或静滴硫酸镁亦有较好止咳平喘的效果。通常不需要静滴激素或氨茶碱、喘定等;④如元气雾雾化条件时,可借助储雾罐吸入铺舒酮十万托林,亦有效(无储雾罐可用一次性纸杯底部挖小孔代替)。

3.反复发作的治疗

①气管炎菌苗:于不发作时开始皮下注射,每周一次,第一次0.1mL,若无反应,以后每次递加0.1mL,至每次0.5mL为最大剂量,10次为一疗程。有效者可再用2～3个疗程。亦可口服;②转移因子、胸腺素、万适宁(或普利莫)、还尔金、乌体林斯、斯奇康、泛福舒、必思添、兰菌净或丙种球蛋白,可提高机体免疫力,减少发作(详见免疫疗法节)。

4.中医中药

宣肺化痰、止咳平喘,可选用麻杏石甘汤加减或口服橘红痰咳液,鲜竹沥水、金振口服液、肺热咳喘口服液、麻甘颗粒、止咳桃花散、急支糖浆等。

第三节 嗜酸性粒细胞性支气管炎

嗜酸性粒细胞性支气管炎简称 EB,是慢性咳嗽的常见原因之一。此病由 Gibson 于1989 年首次报告,实际系一病理诊断名词。儿童尚少报告,占慢性咳嗽的 10%～20%。广州呼吸病研究所报告 13 例,占成人慢性咳嗽的 15%,居第 2 位。

【病因】

病因未明,与哮喘病关系密切,也存在慢性气道过敏性炎症。

【临床表现】

主要表现是长期慢性咳嗽,或是晨起咳少许痰液,感冒或运动后加重,但无哮鸣和呼吸困难。EOS、ECP 和 IL-8 均升高。无气道高反应性证据。

【诊断和鉴别诊断】

除根据表现外,诱导痰中 EOS 成人>3.0%(正常<2.5%),支气管激发试验阴性,无 BHR和气道阻塞的证据,即可诊断。Gibson 的诊断标准是:慢性干咳或咳少许的黏痰>3 周,胸片、肺功能正常,组胺激发试验阴性,诱导痰 EOS>0.03。本病应与 CA(咳嗽变异性哮喘)和 AC(过敏性咳嗽)鉴别。二者都具有相似的气道炎症的证据,如 EOS、ECP 和 IL-8 等均升高,在发病机制上有重叠。EB 无 BHR 可能因为:①气道内炎症程度不同;②EOS 的活性状态不同;③气道起始的炎症不同;④炎症部位不同。曾有研究发现,与咳嗽相关的炎性介质(组胺和PGD_2)EB 较其他二者均高,提示三者可能是同一疾病的不同阶段,但因其 EOS 浸润部位不同,咳嗽感受器的兴奋有差异,咳嗽和哮鸣是通过不同途径引起的,BHR 的形成除气道炎症外,尚有气道重塑等多种机制共同作用,故 EB 无 BHR。由于三者在临床上鉴别较难,曾经称为哮喘样综合征。

【治疗】

吸入激素治疗有效。可用铺舒酮或普米克气雾剂,1 吸,每日 2 次,连用 4 周或更长(减量维持 6 个月以上),亦可先口服泼尼松 0.5～1mg/(kg·d),症消后改吸入铺舒酮维持 6 个月。

第四节 急性喉气管支气管炎

急性喉气管支气管炎为一常见的气道梗阻性疾病,是上下呼吸道的急性弥漫性炎症,多见于喉部急性感染以后,炎症急速下行蔓延至气管、支气管甚至延及小支气管、毛细支气管。本病可为流行性或散发性,往往继发于麻疹或流感之后,应作为急症积极防治。

【病因】

本病的病原体为病毒(主要为副流感病毒 1、2、3 型,呼吸道合胞病毒及腺病毒次之),但多易在病毒感染的基础上继发流感杆菌、葡萄球菌、肺炎链球菌等细菌感染。

【临床表现】

本病以冬季及早春干燥时发病较多,常侵犯 3 岁以内小儿,因此期抵抗力低,气道清除功能差,加上分泌物黏稠不易咳出,更加重感染的蔓延。此病起病急骤,常先有上呼吸道感染症状,约经 1~2 天出现吸气性喉鸣、声嘶和犬吠样咳嗽,可有发热,继而出现呼吸道梗阻症状:患儿安静时表现吸气性呼吸困难,活动或啼哭时呼、吸气均困难,烦躁不安,心率加快,发绀加剧。缺氧加重时则中毒现象明显而致全身衰竭,面色由青紫变为苍白,皮肤湿冷,昏迷、虚脱,可危及生命,此时喉鸣和三凹征反而不显著。检查有三凹征,听诊可闻及喘鸣音和湿啰音,或因支气管管腔阻塞呼吸音减弱或消失,多数患儿经合理治疗,呼吸道梗阻症状于 1~2 天内缓解,全身症状亦减轻,但咳嗽持续一周左右才逐渐消失。白细胞数常增至 $(20\sim30)\times10^9/L$ 或更多,有时可见中毒颗粒或核左移,胸部 X 线检查可见支气管炎、肺不张或肺气肿表现。

【诊断和鉴别诊断】

可依据病史及临床表现进行诊断。必要时可行直接喉镜和支气管镜检查,可见喉、气管和支气管黏膜高度红肿,声门及声门下狭窄,气管和支气管内有稠厚分泌物或痂皮阻塞,同时可进行微生物学检验。应注意与痉挛性喉炎、呼吸道异物及咽白喉等相鉴别。

【防治】

(一)预防

同急性喉炎。

(二)治疗

①一般处理:注意环境温度、及时供氧,给予雾化吸入,稀化痰液,并及时吸出。减少不必要的刺激,严重时可给予镇静剂。供给适量液体,纠正脱水酸中毒。输新鲜全血或血浆,亦可静滴丙种球蛋白,以增加抵抗力;②控制感染:选用敏感抗生素和抗病毒药物。可选青霉素、力百汀、第 1、2 代头孢霉素、红霉素、利巴韦林、更昔洛韦等。亦可加用炎琥宁、穿琥宁、双黄连针剂等;③肾上腺皮质激素:应早期应用,首选地塞米松每次 2~5mg,每日 1~2 次,待病情缓解后改为泼尼松口服。普米克令舒+万托林雾化液+沐舒坦气雾雾化吸入,效果更快更好,每日 3~4 次;④经上述治疗后,呼吸困难仍不缓解,缺氧继续加重者,应做气管插管或切开,行机械通气。有报道行纤维支气管镜检查,取出痰栓或痂皮,亦可以生理盐水冲洗。

第五节　支气管扩张症

支气管扩张症在儿童并非少见,但因早期症状较轻,易被忽略,晚期又易误为肺炎和慢性支气管炎,且支气管造影这一确诊手段在小儿做得较少,因此真正发病数难以确切得知。

【分型与病因】

主要是支气管因各种原因及较长期阻塞所致。可分为先天性及后天性两大类。根据支气管扩张的形态分为 4 型。①圆柱状：较局限，常见于轻症；②囊状：分布范围较广，多为重症；③梭状：介于二者之间；④混合型：兼有以上两种形态，较常见。

1.先天性

较少见，可因支气管软骨发育缺陷所致，见于婴儿，或由于气管支气管肌肉及弹力纤维发育缺陷引起巨大气管支气管症，见于年长儿。

2.后天性

常见于麻疹、百日咳、毛细支气管炎及重症肺炎，尤以腺病毒 21 型、7 型和 3 型所致严重肺炎时多见。哮喘病亦常见，由此类病因所致者多为双侧弥漫性支气管扩张。如果由于异物堵塞、支气管淋巴结结核或肿瘤压迫，以及支气管内膜结核合并肺不张长期存在所致，多为局限性。异物引起的气道梗阻、囊性纤维性变、良性和恶性肿瘤、肋骨的骨质增生压迫也可导致支气管扩张。

支气管扩张和机体一些特异性的防御功能缺陷有关。主要包括体液免疫缺陷、局部免疫防御缺陷和免疫紊乱。最多见于体液免疫缺陷的病人，如 X 连锁的低丙种球蛋白血症、普通变异型免疫缺陷病、IgG 亚类缺陷等。局部免疫防御缺陷如原发纤毛运动障碍者。

【发病机制与病理】

感染及支气管阻塞为两个根本致病因素，二者互相助长。由于支气管阻塞，腔内淤滞的分泌物对于受炎症影响而损伤软化的支气管壁予以压力，日久即造成阻塞远端的支气管扩张。感染引起剧烈咳嗽，支气管内压升高，亦可促进支气管扩张。肺实变或肺不张存在日久，肺组织纤维化及瘢痕收缩，支气管受牵拉、扭曲和移位，也是促成支气管扩张的因素。支气管壁弹力组织、肌层及软骨均被破坏，为纤维组织所代替；管腔扩张，支气管上层的纤毛细胞被破坏，黏膜有溃疡形成，支气管动脉和肺动脉有阻塞性动脉内膜炎，其终末支常有扩张及吻合。有的毛细血管扩张形成动脉瘤，为咯血的根本原因。

【临床表现】

（一）主要症状

为咳嗽、咳痰，多由变换体位时引起；咳痰量或多或少，含稠厚脓液，但臭味不著；不规则发热常见；病程久者多有不同程度咯血、贫血、营养不良等。易患反复呼吸道感染，尤其在同一部位反复发生肺炎，甚至肺脓肿。

（二）体征

与肺炎近似，但轻重悬殊。可无异常，多数可在肺底部闻及水泡音或哮鸣音。如病变广泛，常因肺不张或纤维性病变致纵隔移向患侧。杵状指（趾）的出现早晚不一，最短者仅 2 个月，可在治愈后消失。此外常合并上颌窦炎、生长发育落后及胸部畸形。晚期可见肝大和蛋白尿，也可并发淀粉样变性及肺性肥大性骨关节病。重症患者可致肺动脉高压和 PHD。

【X 线检查】

轻症可见肺纹理增粗，病变明显时则见中下肺大小不等的环状透光阴影，呈卷发状或蜂窝状。常伴肺段、肺叶不张影及周围炎性浸润影，偶可见纵隔移位。CT 检查可见变形和扩张的支气管。支气管造影显示支气管呈柱状、梭状或囊状扩张。

【诊断与鉴别诊断】

（一）诊断

早期无明显症状时诊断较难。慢性感染的进行期可有上述典型症状和 X 线表现，结合 CT 检查不难诊断。对以下几点应特别注意：①在肺炎或麻疹、百日咳后，长期反复肺部感染、咳嗽的体弱儿；②支气管淋巴结核伴持久肺不张者；③肺部 X 线平片上出现增大的支气管影斑，或肺底贴近心影处有三角形稠密影者，均高度怀疑本症。宜采用深度曝光摄片或支气管造影、高分辨 CT 以明确诊断。

（二）鉴别诊断

需与慢性肺结核、慢性支气管炎、肺脓肿、先天性肺囊肿、肺隔离症、卫氏并殖吸虫病等相鉴别。关于咯血，应与小儿肺结核、卫氏并殖吸虫病鉴别。从痰液找抗酸杆菌及卫氏并殖吸虫，PPD 及卫氏并殖吸虫抗原皮试，均有鉴别价值。X 线检查对鉴别诊断帮助很大。

【防治】

主要应消除炎症，还应重视呼吸新鲜空气，注意休息，加强营养等。

（一）预防

对肺炎应追踪至彻底治愈为止；积极防治支气管结核和气道异物；做好预防接种；积极防治营养不良、佝偻病；加强锻炼，增强体质；对反复感染者要查明原因，积极治疗，如去除病因，应用免疫调节剂。

（二）治疗

1.去除病因

排除支气管分泌物，可用体位引流排痰法，如果分泌物太稠，宜用吉诺通或富露施、祛痰灵等，或先用雾化吸入法稀释痰液、湿化呼吸道，然后体位排痰。近年来证明采用支气管肺泡灌洗术排痰效果良好。

2.抗菌药物

在急性发作期宜用中、西药物尽快控制感染。如阿莫西林、力百汀、克拉霉素、阿奇霉素、第 2、3 代头孢菌素等两种联用静滴 10～14 天，或根据药敏选用。

3.丙种球蛋白

对于低丙种球蛋白血症和普通变异型免疫缺陷病的病人，确诊后可早期使用丙种球蛋白替代治疗。感染严重者亦可用静注丙种球蛋白。

4.中药治疗

常用的中药：急性期用蒲公英、板蓝根、银花、苦参、连翘、鱼腥草、大青叶等；缓解期加黄芪、党参、当归等补肺健脾、固本扶正药。

5.外科手术

①去除病肺：为根本疗法。但必须重视术前的内科治疗。手术适应证为：经内科治疗 9～12 个月以上仍然无效；重症病例限一个肺叶或一侧者；反复咯血，不易控制，切除出血不能控制的气道部分；病灶处暴发严重感染，且药物不易控制或可能有耐药微生物生长的；对体位排痰不合作的患儿；患儿的一般健康情况渐趋恶化。切除范围为肺段，或为肺叶。手术效果较成年人好，但病因未去者，仍可复发。年龄较小不易配合，延迟到 8～9 岁后手术为宜；②肺移植：

对于肺部病变严重而广泛、临床症状重的病人肺移植可能是最后的治疗手段。

第六节 支气管结石

本病为钙化形成的钙盐结石(85%～90%为磷酸钙、10%～15%是碳酸钙)存在于支气管内,小儿较少见。

【病因】

本病可能来自某些肺部病变的结石,如肺结核、淋巴结核、肺脓肿、肺囊肿、异物、错构瘤等钙化所形成的结石,进入邻近支气管腔而发生本病。

【临床表现】

结石在支气管内移动可引起刺激性干咳、痰带血或咯血,也可因支气管阻塞出现喘鸣、呼吸困难或形成肺不张,若有继发感染可出现发热、咳嗽加剧、咳痰等,胸部体征不典型,在相应的阻塞部位,可闻及局限性哮鸣音,伴发阻塞性肺炎者可闻及湿啰音。胸部 CT 可见支气管内有数毫米至 1～2cm、大小不一、形态各异、边缘清楚、呈粗糙不规则的密度增高阴影,可伴有肺不张、肺化脓症或肺门淋巴结钙化等征象。

【诊断和鉴别诊断】

本病早期有刺激性干咳、咯血,继发感染后出现肺化脓症的表现,结合 X 线检查多可作出诊断。确诊有赖于支气管镜检查。本病应与支气管内膜结核、气管支气管异物等相鉴别。

【防治】

(一)预防

积极治疗原发疾病,增强体质。

(二)治疗

轻者对症治疗,有的结石可经支气管取出。结石较多不易取净、且症状严重者,可行肺叶切除术。

第七节 胃-食管反流

小儿胃-食管反流(GER)较常见,约占健康儿童的 40%,新生儿特别是早产儿尤为多见,虽非呼吸系统疾病,但与哮喘等呼吸系统疾病或症状有密切关系。GER 中 49%有呼吸道症状。

一、引发呼吸道疾病的机制

(一)吸入反流物

当食管下括约肌张力暂时下降,引起胃内容物反流时,可吸入气道而致肺炎和支气管痉挛的一系列症状。气管插管或支气管镜检查直接抽吸,如有充满脂质的巨噬细胞-GER 引起呼吸疾病的标志物,或用支气管灌洗找到上述细胞即可证实。后法对婴儿既安全且易操作。

（二）反射性支气管痉挛

哮喘小儿中 25%～80% 有病理 GER，夜间哮喘、有咳嗽等症状者可能有 GER。夜间多仰卧，反流物接触食管时间较长，产生食管炎，导致支气管收缩或使其反应性升高。

（三）反射性喉痉挛

已经用 pH 电极头、鼻热敏电阻和胸导阻抗检查证实，GER 与复发性呼吸暂停、SIDS、喘息及梗阻性窒息有关，手术或药物治疗 GER 后，上述疾病可好转或痊愈。

（四）反射性中枢性呼吸暂停

喉、咽部受体接近，在喉部以牛奶或水等刺激，使未成熟儿吞咽时，可产生中枢性窒息。

二、诊断

（一）证实病理 GER

可用食管 pH 连续监测法，一般 24h 即可；亦可用 Tuttle 试验监测，有人提出在禁食、静息时监测婴儿食管 pH 仅需 3h，目前轻便的 pH 监测仪，可以不卧床连续监测，此外可采用食管吞钡 X 线摄片，胃、食管闪烁扫描及食管输酸试验等检查。

（二）证实呼吸道疾病与 GER 的因果关系

如呼吸道症状与 GER 同存，说明二者有关。如为间歇性呼吸道症状，可用 pH 电极或食管输酸试验或支气管镜检、灌洗闪烁图等证实。

三、治疗

（一）一般治疗

婴儿以直立位、较大儿童以站立位为宜；睡眠时以床头抬高 30° 的俯卧位较好；食物以浓稠的为好，应少食巧克力、咖啡、番茄汁等。

（二）药物

甲氧氯普胺、多潘立酮及 Cisapride 等，可增加食管下括约肌张力，改善食管清除能力、促进胃排空等而抑制 GER。H_2 受体阻断剂和抗酸剂亦有效，茶碱类、β_2 受体激动剂、酚妥拉明、多巴胺和部分钙阻断剂应尽量避免使用，氯贝胆碱可致支气管痉挛，有喘息等呼吸道症状者勿用。

（三）手术

因 GER 多于 1 岁左右症状自行改善，故仅在下述情况始考虑手术：①经 6～8 周保守和药物治疗无效，且有致命性并发症者；②严重食管炎或狭窄者；③反复呕吐和呼吸道疾病而生长发育迟缓或严重营养障碍者；④伴支气管肺发育不良，药物治疗无效，需长期机械通气者。通常用 Nissen 胃底折叠术。

第八节　支气管哮喘

支气管哮喘（简称哮喘）是一种常见的全球性小儿呼吸道变态反应性疾病，近年来对其病因、发病机制、病理改变及防治等方面的研究，都取得了较大进展，尤其 GINA 的制定和推广，使哮喘防治进一步规范化，并已见显著成效。但发病率仍呈上升趋势，全球已有 3 亿人患哮喘,死亡率徘徊不降,给儿童健康和社会造成严重危害和负担,成为全球威胁人类健康最常见的慢性肺部疾患之一,已引起社会各界关注。

一、定义

哮喘是一种以嗜酸性粒细胞、肥大细胞等多种炎症细胞和细胞因子、炎性介质共同参与形成的气道慢性变应性炎症,对易感者,此类炎症使之对各种刺激物具有高度反应性,并可引起气道平滑肌功能障碍,从而出现广泛的不同程度的气流受限。临床表现为反复发作性喘息、呼吸困难、咳嗽、胸闷等,有的以咳嗽为主要或唯一表现,这些症状常在夜间或晨起发生或加剧。可经治疗缓解或自行缓解。

二、流行病学

由于地区和年龄的不同及调查方法和诊断标准的差异,世界各地哮喘患病率相差甚大,如新几内亚高原几乎无哮喘,而特里斯坦一达库尼亚岛上的居民则高达50%。从总体患病率来看,发达国家(如欧、美、澳等)患病率高于发展中国家(如中国、印度等)。一般在0.1%～14%之间。据美国心肺血液研究所报道,1987年哮喘的人群患病率较1980年上升了29%,该时期以哮喘为第一诊断的病死率增加了31%。国内20世纪50年代上海和北京的哮喘患病率分别为0.46%和4.59%,至80年代分别增至0.69%和5.29%。90年代初期全国27省市0～14岁儿童哮喘患病率情况抽样调查结果,患病率为0.11%～2.03%,平均1.0%。10年后累计患病率达1.96%(0.5%～3.33%)增加1倍。山东省调查不同地理环境中984131名城乡人群,儿童患病率为0.80%,明显高于成人(0.49%),均为农村高于城市,丘陵地区＞内陆平原＞沿海地区,并绘出了山东省哮喘病地图。但10年后济南、青岛两市调查结果显示,患病率也升高1倍多。性别方面,儿童期男＞女,成人则相反。年龄患病率3岁内最高,随年龄增长逐渐降低。首次起病在3岁之内者达75.69%。呼吸道感染是首次发病和复发的第一位原因。

三、病因

哮喘的病因复杂,发病机制迄今未全阐明,不同病因引起哮喘的机制不尽一致,现介绍如下。

(一)内因

哮喘病人多属过敏性体质(旧称泥膏样或渗出性素质),即特应性体质,存在气道高反应性,其特点是:体态肥胖,易患湿疹、过敏性皮炎和药物、食物过敏,婴儿期IgA较低,易患呼吸道感染或顽固性腹泻。血清IgE升高,嗜酸性粒细胞等有较多IgE受体。机体免疫功能,尤其是细胞免疫障碍,Ts细胞减少,Th细胞增多,尤其Th2类细胞因子亢进。抗体水平失衡。微量元素失调,主要是Zn降低,使免疫功能下降。A型血哮喘患儿明显高于其他型血者,乃由于其气道含较多ABH血型物质,易发生I型变态反应。此外哮喘患儿内分泌失调,雌二醇升高,皮质醇、黄体酮水平下降。有较高的阳性家族过敏史和过敏源皮试阳性率,迷走神经功能亢进,β2受体反应性下降,数量减少,β/α比例紊乱等,这些内因是可以遗传的,其遗传因素在第6对染色体的HLA附近。近年研究发现尚与其他多种染色体有关。这是发生哮喘的先决条件。我们对985例哮喘儿童进行家系调查,64.68%的患儿有湿疹等变应性疾病史;42.15%

有哮喘家族史,而且亲代越近,患病率越高,有家族聚集现象,属于多基因遗传病,遗传度80%。此外早期喘息与肺发育较小、肺功能差等有关。

(二)外因

也是哮喘发生的必备条件。

1.变应原

变态反应学说认为,哮喘是由 IgE 介导的 I 型变态反应性疾病。变应原作用于机体后,使机体致敏,并产生 IgE,当再次接触相应抗原后,便与肥大细胞上的 IgE 结合,通过"桥联作用",Ca^{2+} 流入细胞内,激活细胞内的酶,溶酶体膜溶解,使其脱颗粒,释放出组胺等过敏介质,发生哮喘。引起哮喘的变应原种类繁多,大体可分为吸入性、食物性和药物性等三类,如屋尘、螨、花粉、真菌、垫料、羽毛等吸入性变应原和奶、鱼、肉、蛋、瓜果、蔬菜等食物性过敏源及阿司匹林类解热镇痛药、青霉素类等药物,此外 SO_2、DDV、油漆、烟雾、环氧树脂等亦可诱发哮喘。近年房屋装修,甲醛、油漆等有害物质致空气污染,已成为哮喘发生的又一常见原因。饮食结构的变化、工业污染、汽车废气及生态环境的变化等与哮喘患病率增加也均有关系。

2.呼吸道感染

是哮喘的又一重要原因,其发病机制复杂,病原体本身就是一种变应原,并且感染可以因为气道黏膜损伤,免疫功能低下,气道反复感染,形成恶性循环,导致气道反应性增高。据我们对 2534 例哮喘的调查,91.91% 的首次病因和 74.29% 的复发诱因是感染,尤其是呼吸道病毒感染。近年研究业已证明 RSV 毛支炎患儿,鼻咽部 RSV-IgE 和组胺水平及嗜碱性粒细胞脱颗粒阳性率均增高,其他如腺病毒、hMPV、麻疹病毒、副流感病毒、百日咳杆菌、肺炎支原体、衣原体、曲菌等真菌感染均可引起哮喘,鼻窦炎与哮喘关系也非常密切。

3.其他

运动:约 90% 的哮喘患儿由运动而激发,这可能系气道冷却或纤毛周围呈现暂时性高渗状态,促使炎症细胞产生并释放过敏性介质所致。大哭、大笑等剧烈情绪波动,精神过度紧张(如考试)或创伤及冷空气刺激、气候骤变、气压降低等及咸、甜饮食均可诱发哮喘。胃一食管反流是夜间哮喘发作的主要原因之一。

四、发病机制

最新研究表明,气道高反应性是哮喘的基本特征,而哮喘的本质则是气道弥漫性非特异性炎症,它与平滑肌功能障碍、气道重塑是哮喘的基本病理改变。现将近年进展简述如下:

(一)炎症发生的机制

1.免疫学机制

①IgE 介导的 T 细胞调控机制:多属此类,即 I 型变态反应,Th2 细胞占优势,并通过 IL-4 调控 B 细胞分泌 IgE;②非 IgE 依赖 T 细胞调控机制:通过 CKs 和炎性介质直接促发炎症。

2.炎症介质的作用

参与哮喘的炎症细胞在气道聚集、激活、释放组胺、白三烯、ECP 等引起气道炎症反应和气道重塑。

3.炎症细胞的黏附机制

细胞因子激活毛细血管静脉端的肉皮细胞及气道上皮细胞致黏附的活性增加,包括

ECAM-1、ICAM-1 等。加速各种炎症细胞在毛细血管壁的黏附与迁移,并聚集于气道内。

4.结构细胞的作用

平滑肌细胞和成纤维细胞、血管内皮细胞等也释放 CKs,加重炎症发展,是气道收缩和重塑的重要因素,如内皮素。

5.气道的神经调节机制

除胆碱能神经和肾上腺能神经外,尚有非胆碱能非肾上腺能神经系统,可释放神经肽类及 NO,可加重炎症反应。

(二)AHR 的发生机制

除与气道慢性炎症密切相关外,气道平滑肌基底膜纤维增生、末梢神经裸露也是主要原因。

(三)气道狭窄的机制

包括支气管平滑肌痉挛、黏膜水肿、慢性黏液栓形成、气道重塑及肺实质弹性支持的丢失等。

此外细胞凋亡等也与哮喘发作及缓解有密切关系。

五、分型和分类

(一)分型

目前尚无理想分型方法,以往沿用内、外源型和混合型分类方法,现已少用。内源性又称感染性,但人们把运动、劳累、内分泌紊乱、精神因素等非感染所致的哮喘也归入此型,阿司匹林哮喘亦属此型。外源性又称过敏型,但阿司匹林等解热镇痛药哮喘例外。实际上内、外源型不易截然分开,对临床指导意义有限。因此国外最新提出分为青少年型(发病年龄较早,多有特应体质和阳性家族过敏史,IgE 和嗜酸性粒细胞数升高及变应原皮试阳性等,相当于原来的外源型,实际其病因是遗传的内因为主)和迟发型(发病较迟,多无明显特应体质和家族过敏史,IgE 和嗜酸性粒细胞数多不升高,变应原皮试多阴性,相当于传统的内源型,实际上是生后外界环境因素为主要病因)。此分型法对指导治疗有一定意义,但也不理想。此外,外源型中又可分为 I 型变态反应有关的即刻反应型和 III 型变态反应有关的迟发反应型(发生于诱发试验后数小时发作,持续 24~36h)及兼有两型特点的双相型或混合反应型。它们的变应原多为真菌、花粉和屋尘等。

(二)分类

见诊断部分。

六、病理变化和临床表现

(一)病理变化

最本质的变化是气道黏膜的弥漫性慢性炎症。这是气道高反应性的基础。由于各种刺激造成气道上皮细胞损伤,电镜下发现:细胞间紧密结合处增宽,迷走神经纤维末梢裸露,刺激物更易进入黏膜下层,引起一系列炎症变化。这种炎症持续哮喘的全病程,发作期加重,缓解期减轻,只有痊愈时炎症才消失。尸检发现:肺组织充气、过度膨胀,有大片或小片肺不张及肺大疱,支气管及细支气管内存在黏液栓,其黏膜和黏膜下层显著水肿,毛细血管扩张。支气管腔内有脱落上皮细胞,肥大细胞脱颗粒,且数量减少,嗜酸性粒细胞等炎性细胞浸润,支气管黏膜基底膜增厚等。重症慢性病例可见右心肥大。

（二）临床表现

轻重悬殊。夜间或晨起发作较多或加重。轻者仅咳嗽、喷嚏、流涕，年长儿可诉胸闷。重者则喘息，严重呼气性呼吸困难（婴幼儿呼气相延长可不明显）和哮鸣音。有的只有顽固性咳嗽，久治不愈。合并感染时可有发热，肺部水泡音（但咳黄痰不一定都是细菌感染）。喘息程度与气道梗阻程度并不平行，当严重气道狭窄时，因气流量减少，喘鸣及呼吸音反减弱，此乃危笃征兆，有时易被误认为减轻。哮喘可分为急性发作期、慢性持续期（指虽无急性发作，但在较长时间内总是不同频度和程度地反复出现喘息、咳嗽、胸闷等症状的状态）和缓解期（即症状体征消失，肺功能正常并维持 4 周以上）。

1.典型哮喘

可分为三期。第一期为发作性刺激性干咳，颇似异物所致的咳嗽，但气道内已有黏液分泌物，可闻少量哮鸣音；第二期可见咳出白色胶状黏痰（亦可略稀带泡沫），患儿烦躁不安，面色苍白，大汗淋漓，可有发绀，气喘加重，呼气延长，哮鸣音多，可掩盖心音，远处可闻，三凹征（＋）。婴儿喜伏于家长肩头，儿童多喜端坐，胸廓膨满，叩诊过清音，膈肌下降，心浊音界不清；第三期呼吸困难更严重，呼吸运动弱，有奇脉、肝大、水肿，终致急性呼吸衰竭或窒息，甚至猝死，但绝大多数患儿上述三期表现是可逆的。

2.病情严重程度分级

我们将国内标准略加补充更切实可行，即轻症：仅有哮鸣音且呼吸困难轻，每月发作＜1 次，摒除变应原或其他激发因素后，喘息可被一般支扩剂控制，不影响正常生活；中症：呼吸困难较重，一月发作 1 次左右，或轻度发作，但次数较频（几乎每天发作），排除变应原及其他激发因素后，用一般支扩剂喘息部分缓解，活动受限，有时需用激素改善症状；重症：呼吸困难严重，每月发作 1 次以上，或反复频繁的中度呼吸困难，排除变应原和其他激发因素后，哮喘无明显改善，一般支扩剂无效，严重影响正常生活，需经常住院或使用激素控制症状；危急：哮鸣音明显减少或消失，血压降低，奇脉，意识模糊，精神错乱，体力明显耗竭，有呼酸并代酸，心电图示电轴右偏或 P 波高尖，需要进行急救治疗。此外，无论发作次数多少，凡依赖激素改善症状者，均为中、重度，每日需泼尼松 10mg 以上的激素依赖者或发作时有意识障碍者均为重症。

七、诊断与鉴别诊断

（一）诊断

详尽的病史及典型症状不难诊断。轻症及不典型病例，可借助辅助检查确诊。

1.病史采集

①询问是否有过典型哮喘表现，并除外其他喘息性疾患；问明首次发病的年龄、病情、持续时间、每次复发的诱因和居住环境是否阴暗、潮湿、空气污浊及生活习惯；家中是否养猫、狗、鸟等；发病先兆、起病缓急、持续时间、有无受凉、发热等上感表现；常用治疗措施及缓解方法；②特应症病史及Ⅰ、Ⅱ级亲属中过敏史：如湿疹、皮炎、过敏性鼻炎、咽炎、结膜炎、药物、食物过敏，反复呼吸道感染及慢性腹泻史；家族中有无上述疾病史和哮喘、气管炎史等；③发病诱因：何时、何种环境下发病，寻找环境中可疑变应原；与运动、情绪、劳累、冷空气、烟尘、DDV、油

漆、食物及上感等的关系等。

2.辅助检查

①血液：外源性哮喘血嗜酸性粒细胞数升高，常＞0.3×10^9/L，嗜碱性粒细胞＞0.033×10^9/L，嗜碱性粒细胞脱颗粒试验阳性，合并感染时可见中性粒细胞数升高。血电解质一般无异常；②痰液及鼻分泌物：多呈白色泡沫状稀黏痰或胶冻状痰，嗜酸性粒细胞明显增多，并发感染时痰成黄或绿色，中性粒细胞为主，大量嗜酸性粒细胞可使痰变棕黄色。显微镜下可见库什曼螺旋体和夏科-雷登晶体；③X线胸片检查：少数可正常，多有肺纹理粗乱，肺门阴影紊乱、模糊，发作期可有肺不张、肺气肿、右心肥大等表现，并感染时可有点片状阴影；④肺功能：缓解期以小气道病变常见，发作期可见阻塞性通气功能障碍。肺活量降低，残气量增加等。峰流速仪测定PEER简单易行，实用价值大，可估计病情，判定疗效，自我监测，诊断轻型和不典型哮喘。正常或轻症的PFF应＞预计值或本人最佳值的80％，24h变异率＜20％；其PEF为预计值的60％～80％，变异率为20％～30％为中症；PEF和FEV有高度相关性，可代替后者；⑤血气分析：对估计气道梗阻程度及病情、指导治疗均有重大意义。轻度哮喘：血气正常，每分通气量稍增加（Ⅰ级），或$PaCO_2$轻度下降，血pH值轻度升高，每分通气量增加（Ⅱ级）；中度哮喘（Ⅲ级）：V/Q比例失调，PaO_2下降，$PaCO_2$仍略低；严重哮喘（Ⅳ级）：PaO_2进一步下降，$PaCO_2$"正常或略升高"，提示气道阻塞严重，易误认为病情好转；晚期哮喘（Ⅴ级）：出现Ⅱ型呼衰的血气表现和酸中毒。pH＜7.25表示病情危笃，预后不良；⑥支气管激发或扩张试验或运动激发试验的测定；⑦变应原测定；⑧免疫功能检查示总IgE升高或特异性IgE升高，详见有关章节；⑨其他：还可根据条件及病情测ECP等炎性介质及CKs、IL-4、IL-5、β_2受体功能、内分泌功能、血清前列腺素水平、微量元素及cAMP/cGMP等。

3.诊断标准

(1)儿童哮喘：①反复发作喘息、气促、胸闷或咳嗽，多与接触变应原、冷空气、物理或化学刺激、呼吸道感染、运动及甜、咸食物等有关；②发作时双肺闻及弥漫或散在哮鸣音，呼气多延长；③支气管扩张剂有显著疗效；④除外其他引起喘息、胸闷和咳嗽的疾病。

需要说明的是：①喘息是婴幼儿期的一个常见症状，故婴幼儿期是哮喘诊治的重点。但并非婴幼儿喘息都是哮喘。有特应质（如湿疹、过敏性鼻炎等）及家族过敏史阳性的高危喘息儿童，气道已出现变应性炎症，其喘息常持续至整个儿童期，甚至延续到成年后。但是无高危因素者其喘息多与ARI有关，且多在学龄前期消失；②不能确诊的可行：a.哮喘药物的试验性治疗，这是最可靠的方法；b.可用运动激发试验，如阳性，支持哮喘诊断；c.对于无其他健康方面问题的儿童出现夜间反复咳嗽或患儿感冒"反复发展到肺"或持续10天以上或按哮喘药物治疗有效者应考虑哮喘的诊断，而不用其他术语，这种可能的"过度"治疗远比反复或长期应用抗生素好；d.更要注意病史和X线排除其他原因的喘息，如异物、先天畸形、CHD、囊性纤维性变、先天免疫缺陷、反复牛奶吸入等。

(2)咳嗽变异性哮喘即没有喘鸣的哮喘：①咳嗽持续或反复发作超过1月，常于夜间或清晨发作，运动、遇冷空气或特殊气味后加重，痰少；临床无感染征象或经较长期抗感染治疗无效；②平喘药可使咳嗽缓解；③有个人或家族过敏史或变应原试验阳性；④气道有高反应性（激发试验阳性）；⑤排除其他引起慢性咳嗽的疾病。

（3）自我判断哮喘：①有无咳嗽、气促和胸闷？②有无咳嗽、气促和胸闷及夜间憋醒？③有无咳嗽、气促、胸闷而不能参加运动？④有无咳嗽、气促、胸闷而误学（或误工）？⑤有无在上述情况使用平喘气雾剂而感到轻松舒适？如果有一个或一个以上问题肯定的应考虑哮喘，并应尽快看医生。

（二）鉴别诊断

1.毛细支气管炎

又称喘憋性肺炎，是喘息常见病因，可散发或大流行，多见于1岁内尤其2～6个月小儿，系RSV等病毒引起的首次哮喘发作，中毒症状和喘憋重，易并发心衰、呼衰等，对支扩剂反应差，可资鉴别。但在特应质、病理改变及临床表现方面与哮喘相似，且有30％以上发展为哮喘。我们曾长期随访RSV毛支炎，约70％发展为喘支，25％～50％变为哮喘，其高危因素为：较强的过敏体质和家族过敏史，血清IgE升高，变应原皮试阳性，细胞免疫低下和反复呼吸道感染等。

2.喘息性支气管炎

国外多认为喘支属于哮喘范围。其特点是：多见于1～4岁儿童，是有喘息表现的气道感染，有发热等表现，抗感染治疗有效，病情较轻，无明显呼吸困难，预后良好，多于4～5岁后发作减少，症状减轻而愈。因此与过敏性哮喘有显著区别。但在临床症状、气道高反应性、特应性及病理变化等多方面与哮喘，尤其感染性哮喘有共同之处，且有40％以上的患儿移行为哮喘。新近有人指出：3岁内小儿感染后喘息，排除其他原因的喘息后，就是哮喘，是同一疾病在不同年龄阶段的表现形式。

3.心源性哮喘

小儿较少见。常有心脏病史，除哮鸣音外，双肺大量水泡音，咳出泡沫样血痰及心脏病体征，平喘药效果差，吗啡、哌替啶治疗有效。心电图、心脏彩色多普勒超声检查有的发现心脏异常。当鉴别困难时可试用氨茶碱治疗，禁用肾上腺素和吗啡等。

4.支气管狭窄或软化

多为先天性，常为出生后出现症状，持续存在，每于感冒后加重，喘鸣为双相性。CT、气道造影或纤支镜检查有助诊断。

5.异物吸入

好发于幼儿或学龄前儿童，无反复喘息史，有吸入史；呛咳重，亦可无，有持续或阵发性哮喘样呼吸困难，随体位而变化，以吸气困难和吸气性喘鸣为主。多为右侧，可听到拍击音，X线可见纵隔摆动或肺气肿、肺不张等，若阴性可行纤支镜检查确诊。

6.先天性喉喘鸣

系喉软骨软化所致。生后7～14天出现症状，哭闹或呼吸道感染时加重，俯卧或抱起时可减轻或消失，随年龄增大而减轻，一般2岁左右消失。

7.其他

凡由支气管内阻塞或气管外压迫致气道狭窄者，均可引起喘鸣，如支气管淋巴结核、支气管内膜结核、胃食管反流、囊性纤维性变、肺嗜酸细胞浸润症、嗜酸细胞性支气管炎、原发性纤毛运动障碍综合征、支气管肺曲菌病、肉芽肿性肺疾病、气管食管瘘、原发免疫缺陷病、纵隔或肺内肿瘤、肿大淋巴结、血管环等。可通过病史、X线、CT等检查予以鉴别。详见有关章节。

八、治疗

(1)治疗目的 缓解症状,改善生活质量,保证儿童正常身心发育,防止并发症,避免治疗后的不良反应。

(2)防治原则 去除诱(病)因,控制急性发作,预防复发,防止并发症和药物不良反应以及早诊断和规范治疗等。

(3)治疗目标:①尽可能控制哮喘症状(包括夜间症状);②使哮喘发作次数减少,甚至不发作;③维持肺功能正常或接近正常;④β_2受体激动剂用量减至最少,乃至不用;⑤药物副作用减至最少,甚至没有;⑥能参加正常活动,包括体育锻炼;⑦预防发展为不可逆气道阻塞;⑧预防哮喘引起的死亡。因此哮喘治疗必须坚持"长期、持续、规范和个体化"原则。

(一)急性发作期的治疗

主要是抗感染治疗和控制症状。

1.治疗目标

①尽快缓解气道阻塞;②纠正低氧血症;③合适的通气量;④恢复肺功能,达到完全缓解;⑤预防进一步恶化和再次发作;⑥防止并发症;⑦制定长期系统的治疗方案,达到长期控制。

2.药物

吸入药物及剂量和选用见吸入疗法。

3.治疗措施

(1)一般措施:①保持气道通畅,湿化气道,吸氧使SaO_2达92%以上,纠正低氧血症;②补液:糖皮质激素和β_2受体激动剂均可致使低钾,不能进食可致酸中毒、脱水等,是哮喘发作不缓解的重要原因,必须及时补充和纠正。

(2)迅速缓解气道痉挛:①首选氧或压缩空气驱动的雾化吸入,0.5%万托林每次0.5~1mL/kg(特布他林每次$300\mu g/kg$),每次最高量可达5mg和10mg。加生理盐水至3mL,初30min~1h 1次,病情改善后改为q6h。无此条件的可用定量气雾剂加储雾罐代替,每次2喷,每日3~4次。亦可用呼吸机的雾化装置。无储雾罐时可用一次性纸杯代替;②当病情危重,呼吸浅慢,甚至昏迷,呼吸心跳微弱或骤停时或雾化吸入足量β_2受体激动剂+抗胆碱能药物+全身用皮质激素未控制喘息时,可静滴沙丁胺醇[$0.1~0.2\mu g/(kg \cdot min)$],或用异丙肾上腺素 ivdrip 代替;③全身用激素:应用指征是中、重度哮喘发作,对吸入β_2激动剂反应欠佳;长期吸激素患者病情恶化或有因哮喘发作致呼衰或为口服激素者,应及时、足量、短期用,一般3~4天,不超过7天,至病情稳定后以吸入激素维持;④中重度哮喘:用β_2激动剂+0.025%的异丙托品(每次<4岁0.5mL,≥4岁1.0mL),q4~6h;⑤氨茶碱,3~4mg/kg,每次≯250mg,加入10%葡萄糖中缓慢静脉注射(≮20min),以0.5~1mg/(kg·h)的速度维持,每天≯24mg/kg,亦可将总量分4次,q6h,静脉注射,应注意既往用药史,最好检测血药浓度,以策安全;⑥还可用$MgSO_4$、维生素K_1、雾化吸入呋塞米、利多卡因、普鲁卡因、硝普钠等治疗。

(3)人工通气见哮喘持续状态的治疗节。

(4)其他:①抗感染药仅在有感染证据时用;②及时发现和治疗呼衰、心衰等并发症;③慎用或禁用镇静剂;④抗组胺药及祛痰药无确切疗效。

（5）中医药可配合中医辨证论治，如射干麻黄汤、麻地定喘汤等加减或用蛤蚧定喘汤、桂龙咳喘宁等。

4.哮喘发作的管理

（二）慢性持续期的治疗

按 GINA 治疗方案进行。①首先根据病情判定患者所处的级别，选用哪级治疗；②各级均应按需吸入速效 β_2 受体激动剂；③表中 ICS 量为每日 BDP 量，与其他 ICS 的等效剂量为：BDP250μg≈BUD200μg≈FP125μg；④起始 ICS 剂量宜偏大些；⑤每级、每期都要重视避免变应原等诱因。

升级：如按某级治疗中遇变应原或呼吸道感染等原因，病情加重或恶化，经积极治疗病因，仍不见轻时，应立即升级至相应级别治疗。

降级：如按某级治疗后病情减轻达到轻的一级时要经至少 3 个月维持并评估后（一般 4～6 个月），再降为轻一级的治疗。

（三）缓解期的防治（预防发作）

1.避免接触变应原和刺激因素

对空气和食物中的变应原和刺激因素，一旦明确应尽力避免接触，如对屋尘过敏时可认真清理环境，避开有尘土的环境，忌食某些过敏的食物。对螨过敏者除注意卫生清扫外，可用杀螨剂、防螨床罩或核糖霉素喷洒居室。阿司匹林等药物过敏者可用其他药物代替。对猫、狗、鸟等宠物或花草、家具过敏的，可将其移开或异地治疗。

2.保护性措施

患儿应生活有规律，避免过劳、精神紧张和剧烈活动，进行三浴锻炼，尤其耐寒锻炼，积极防治呼吸道感染，游泳、哮喘体操、跳绳、散步等运动有利于增强体质和哮喘的康复，但运动量以不引起咳、喘为限，循序渐进，持之以恒。

3.提高机体免疫力

根据免疫功能检查结果选用增强细胞、体液和非特异性免疫功能的药物，如普利莫（即万适宁）、斯奇康、乌体林斯、气管炎菌苗片、静注用丙种球蛋白、转移因子、胸腺素、核酪、多抗甲素、复合蛋白锌等锌剂、胎盘脂多糖及玉屏风颗粒、黄芪颗粒、还尔金、儿康宁、固本咳喘片、组胺球蛋白（亦称抗过敏球蛋白）等（详见免疫疗法节）。

4.减敏疗法

（1）特异减敏疗法旧称脱敏疗法，通过小剂量抗原反复注射而使机体对变应原的敏感性降低。需先进行皮试，根据阳性抗原种类及强度确定减敏液起始浓度。该疗法疗效肯定，但影响因素较多，且疗效长，痛苦大，有时难以坚持到底。目前已有进口皮试抗原和脱敏液，安全、有效可应用，但价格较贵。新近还从国外引进百康生物共振变应原检测治疗仪，对哮喘等过敏性疾病有良好疗效（详见免疫疗法节）。

（2）非特异减敏疗法所用方法不针对某些具体抗原，但起到抗炎和改善过敏体质作用，常用的如细胞膜稳定剂色甘酸钠、尼多酸钠、曲尼斯特及抗组胺药氯雷他定（开瑞坦）、西替利嗪、阿伐斯汀等及酮替芬、赛庚啶、特非那定等。甲氨蝶呤、雷公藤总甙、环胞素 A 对防治哮喘亦有较好效果，但因副作用大，不常规应用。最重要和最常用的药物当属肾上腺皮质激素。主要是吸入给药(详见吸入疗法节)。

(四)哮喘持续状态的治疗

详见第三章第六节。

1.哮喘疗效判定标准

目前已少用。

(1)临床控制哮喘症状完全缓解,即使偶有轻度发作不需用药即可缓解。FEV_1(或 PEF)增值 35% 以上,或达预计值的 80%,100%,PEF 变异率<20%。

(2)显效哮喘发作较前显著减轻,FEV_1(或 PEF)增值 25% 以上,或达到预计值的 60% 以上,PEF 变异率>20% 以上,仍需用皮质激素或支气管扩张剂,但只需既往用药剂量的 1/3。

(3)有效哮喘症状有所减轻,FEV_1(或 PEF)增值 15%~25%,仍需用皮质激素和(或)支气管扩张剂,用药剂量不能少于原来的 1/2。

(4)无效临床症状和 FEV_1(或 PEF)测定值无改善或反加重。

2.哮喘疗效判定指标及标准

(1)哮喘的症状评分。然后根据症状评分的变化判定病情或疗效。

(2)NIH 的治疗目标与 GOAL 的哮喘控制标准。

九、并发症和预后

(一)并发症

主要有肺气肿、肺不张、纵隔、皮下气肿、气胸、右心衰竭和肺心病,情绪与行为问题,腺样体或变应性面孔,免疫缺损病及肺部感染等,严重患儿则影响生长发育。有些并发症可致生命危险。对此首先要注意预防,其次要密切观察病情变化,一旦发生积极采取相应措施治疗。

(二)预后

多数患儿经正规合理治疗可完全控制,像健康儿童一样生活。大部分婴幼儿哮喘随年龄增长逐渐减轻,至 4~5 岁后不再发作,其他患儿在青春期前后随着内分泌的剧烈变化,呈现一种易愈倾向,尤以男孩为著,故至成人期,两性差异不大或女多于男,因此总的预后是好的,但仍有部分患儿治疗无效或死亡。其病死率在日本为 1.3%~6.5%,美国儿童哮喘的死亡率为 1.1/10 万(1972 年),国内 10 年住院儿童哮喘病死率为 0.13%~0.44%。山东省儿童哮喘死亡率为 0.33/10 万。治疗失败的原因为:①医生及家长对哮喘的严重性估计不足,缺乏有效的监测措施;②肾上腺皮质激素用量不足或应用过晚;③治疗不当,如滥用 β2 受体激动剂等。因此死亡中的多数是可避免的。总之不积极治疗、等待自愈和悲观失望、放弃治疗的想法都是不可取的。

十、哮喘病儿的教育和管理

哮喘儿童的教育旨在帮助患儿或家长了解有关哮喘知识,合理正确使用抗哮喘药物及疗法,配合医生完成治疗计划,会判断病情,达到减少发作和治愈的目的,医护人员和病人建立起互相信任和融洽的"伙伴"关系。

(一)教育内容

①哮喘的基本知识,如什么是哮喘,有哪些主要表现,学会以峰流速仪判断哮喘的轻、重,熟悉常用药物的特点、副作用及用法,尤其气雾剂的正确使用,掌握控制哮喘发作的方法等;

②避免哮喘的诱因及掌握其预防发作的方法：如避免受凉、感冒、淋雨、过劳、剧烈运动、精神紧张、咸、甜饮食及避免接触已知变应原和发现尚未明确的变应原等；③帮助患儿树立战胜疾病的信心：家长要正确对待患儿，哮喘患儿多有自卑感，家长则有的溺爱，有的厌弃，这都不利于哮喘的康复。帮助制定切实可行的哮喘防治计划，告诉患儿及家长，只要配合医生坚持治疗，绝大多数是可以完全控制的。尤其要坚持缓解期治疗；④精心护理：使患儿情绪愉快，环境要清洁、安静，鼓励病人积极参加游泳、体操等体育活动，锻炼身体，增强体质，提高抗病能力，而不要过度限制活动。运动要根据各自情况，循序渐进，以不诱发咳喘为度。在开始阶段可于运动前用药预防；教会病人记哮喘日记等。

（二）教育方式

在门诊就诊时间显然是不够的，可以采取多种形式：①组织患儿及家长看有关哮喘的电视录像；②建立医患联谊会或哮喘之家等；③开展哮喘知识讲座和知识竞赛及答疑活动；④举办夏（冬）令营活动；⑤散发宣传材料等；⑥通过报纸、电视、广播等进行宣传哮喘知识。

第七章　肺部感染性疾病

第一节　小儿肺炎概述

　　小儿肺炎系各种病原体引起的肺部感染性炎症。至今仍是小儿常见的疾病之一,尤其小婴儿。是 5 岁以内小儿第 1 位死因。国人统计,小儿肺炎占总住院人数的 24.5%～56.2%,1976 年国内 18 个医院统计,小儿肺炎住院病死率为 1.7%～6.4%,多数在 4%左右。据山东省部分医院调查,近 10 年来小儿肺炎占儿科总住院数 27.8%～42.08%,病死率 2.58%～6.70%,严重威胁小儿健康。WHO 已将小儿肺炎列为全球三种重要儿科疾病之一,我国政府也将其列为儿保四病之一。

一、分类

(一)病因分类

　　细菌、病毒、真菌、支原体和衣原体、螺旋体及立克次体、原虫性肺炎等。此外尚有吸入性、坠积性、放射性、过敏性肺炎等非感染性肺炎(常继发感染)。

(二)病理分类

　　大叶肺炎、支气管肺炎、间质性肺炎、毛细支气管炎。

(三)病程分类

　　急性肺炎(病程在 1 个月之内)、迁延性肺炎(病程在 1～3 个月)、慢性肺炎(病程在 3 个月以上)。

(四)病情分类

　　轻症肺炎(以呼吸系统症状为主)、重症肺炎(有严重并发症或过高热或体温不升)。婴儿及新生儿肺炎亦属重症。

(五)其他

　　新近从病原学和抗生素合理使用角度,又提出将肺炎分为两类:①社区获得性肺炎(CAP):无免疫抑制的患者,在医院外或入院 48h 内,罹患的感染性肺实质(含肺泡壁),即广义的肺间质炎症,包括具有明确潜伏期的病原体感染,在发展中国家包括部分支气管炎;②医院获得性肺炎(HAP,即医院内肺炎):指在入院时不存在,也不处感染潜伏期,而于入院 48h 后在医院内(包括护理院、康复院等)发生的肺炎。国际上其发病率为 0.5%～1.0%,西方国家占院内感染的第 2～4 位。ICU 内发病率为 15%～20%。其中接受机械通气者,可高达18%～60%,病死率>50%。我国 HAP 发病率为 1.3%～3.4%,占院内感染的 29.5%,居首位。这两类肺炎在病原学和流行病学及临床诊治上有显著不同,对临床上指导用药、提高肺炎的诊治水平、促进抗生素的合理应用,减少耐药菌的产生和传播,降低发病率,改善预后等都有重要意义。

二、病因

主要是细菌和病毒,其次是支原体等病原体感染所致。常见细菌有:肺炎链球菌、流感杆菌、葡萄球菌、肺炎杆菌、大肠杆菌等,主要引起支气管肺炎或大叶性肺炎。常见病毒有:腺病毒、呼吸道合胞病毒、流感病毒、副流感病毒、巨细胞病毒、麻疹病毒等。主要引起间质性肺炎。引起小儿肺炎的病原体在不同时期和地区不尽一致。发达国家小儿 ARI 的病原体 80% 为病毒,而发展中国家则约占 50%。我国尚无确切资料统计,有人估计,小儿肺炎的病原体中,细菌、病毒和混合性感染各占 1/3 左右。病毒感染后,由于免疫功能、呼吸道防御屏障受到破坏,易继发细菌感染,此外,真菌等肺部感染亦不容忽视。特别应强调的是不断发现新的病毒,如人偏肺病毒(hMPV)、猴痘病毒、尼巴病毒等,有的病毒发生变异,其致病性发生巨大变化,如 SARS 就是冠状病毒这一老牌病毒的变异株。

三、发病机理

近年来,对有关在病原体作用下,体内免疫应答、细胞免疫和体液免疫及其相互间的关系在发病机制中的作用,以及超氧阴离子、各类化学介质、细胞因子、自由基等对细胞膜、细胞质的损害和在整个病理过程中的作用等的研究,都取得了很大进展;并注意应用调节免疫功能,保护细胞功能,减少或消除免疫性损伤及化学介质、自由基损伤等进行防治。

四、诊断

临床上准确判定不同肺炎的病原体,对正确的治疗极为重要,但较难。尽管各类肺炎之间,常没有明确的界限,很难区分,但还是各具特点的,只要仔细观察,全面分析,仍可以做出基本估计。如果有条件借助细菌学、病毒学、血清学技术等,确诊则更好。还有两点值得注意:①肺炎可以有各种并存症和并发症,也可以继发于其他疾病;②肺炎时,除呼吸道的症状和体征外,还常有其他系统的改变,甚至可以掩盖原发病;而其他系统的疾病也常出现呼吸系统的症状,这就要求我们必须弄清主次,抓住主要矛盾。现将成人 CAP 和 HAP 的临床及病原学诊断标准及儿童常见病原等阐述如下。

(一)CAP 的诊断

1.临床诊断依据

①新近出现的咳嗽、咳痰或有呼吸道症状加重,并出现脓性痰,伴或不伴胸痛;②发热;③肺实变体征和(或)湿性啰音;④WBC$>10\times10^9$ 或$<4.0\times10^9$,伴或不伴核左移;⑤X 线检查:示片状、斑片状浸润阴影或间质性改变,伴或不伴胸腔积液;以上①～④项中任一项加⑤,并排除肺结核、肺水肿、肺不张、肺栓塞、肺嗜酸性粒细胞浸润症、肺血管炎、非感染性肺间质疾病等,即可建立临床诊断。

2.儿童 CAP 的常见病原体

常因时、因地、因人而异,某些患儿的病原体在住院期内可发生变化,还存在多种病原体的混合感染,最常见病毒感染基础上继发细菌感染。总体看,常见病原体是:①病毒:RSV、流感病毒、副流感病毒、腺病毒和鼻病毒;②MP;③沙眼衣原体和肺炎衣原体;④细菌:肺炎球菌、金葡菌、Hib、卡他莫拉菌或未分型流感杆菌及结核分枝杆菌。

（二）HAP

1.临床诊断依据

同 CAP，但临床表现、实验室和影像学所见诊断特异性低，尤其要注意排除肺不张、心衰和肺水肿、基础疾病的肺部侵犯、药物性肺损伤、肺栓塞和 AIDS 等。粒细胞缺乏、严重脱水者并发 HAP 时，X 线检查可阴性。卡氏肺孢子虫病有 10%～20% 患者 X 线检查完全正常。

2.病原学诊断

要求与步骤同 CAP。但应强调：①准确的病原学诊断对 HAP 的治疗更重要；②除呼吸道标本外，常规做血培养 2 次；③呼吸道分泌物细菌学培养，尤需重视半定量培养，不仅存在假阴性，更存在假阳性问题，判断结果时，还要参考细菌浓度，呼吸道分泌物中分离到的表皮葡菌，除奴卡菌外的 G^+、除 Hib 外的嗜血杆菌属细菌、微球菌、肠球菌、念珠菌和厌氧菌的临床意义不明确；④免疫损害宿主应重视真菌、病毒等特殊病原体的检查；⑤在某些病例宜采用侵袭性下气道防污染采标本技术；⑥在 ICU 中的 HAP 患者应连续性病原学和耐药性监测；⑦不动杆菌、金葡菌、绿脓杆菌、沙雷菌、肠杆菌、单胞菌、军团菌、真菌、流感病毒、RSV 和结核分枝杆菌可引起 HAP 的暴发性发病，故应警惕。

五、治疗

抗生素、抗病毒药及对症治疗等综合法，均发展很快，详见多种病原体肺炎的治疗。CAP和 HAP 时抗生素的应用方案见抗生素疗法节，但在众多治疗药物中，中药、中西药结合有不可估量的作用，应予重视。据基层单位 10 余年的经验，5%～10% 用各种抗生素难以治愈的肺炎，经中西医结合治疗，收到了良好效果。除煎汤口服外，直肠给药可收到同样的疗效。CAP和 HAP 时抗生素的应用方案如下。

（一）CAP 的治疗

1.轻—中度 CAP

轻度和部分中度 CAP 可在门诊治疗。首选青霉素 G 或阿莫西林或氨苄西林或先锋Ⅳ、Ⅴ、Ⅵ，备选头孢克洛、头孢丙烯等，考虑百日咳、衣原体、支原体等，选大环内酯类。

2.重度 CAP

住院治疗。选下列方案：①安美汀；②头孢呋辛或头孢噻肟或头孢曲松；③MSSA 或MSSE 者用 P_{12} 或氯唑西林；④重症或合并支原体、衣原体感染者用大环内酯类＋头孢曲松或头孢噻肟。

（二）HAP 的治疗

1.轻—中度 HAP

用上述重症 CAP 的①/②/③/④方案之一。

2.轻—中度 HAP 伴下列危险因素之一

即原有心肺基础病、患恶性肿瘤、机械通气及 ICU 患儿、长期用抗生素和糖皮质激素或其他免疫抑制剂者、胸腹部手术后、昏迷伴吸入者、糖尿病或肾功能不全者用下列方案：⑤合并厌氧菌者用重症 CAP 的①/③/④＋克林霉素或甲硝唑；⑥绿脓杆菌用泰美汀或哌拉西林＋他唑巴坦。

3.若伴多种危险因素者

可用重度 HAP 方案。

4.重度 HAP

用轻—中度 HAP 的⑥或以下⑦~⑩；⑦绿脓杆菌等 G-感染用头孢他啶或头孢哌酮或头孢吡肟；⑧适用于 6 岁以上或病情重必须用氨基糖苷类者：用⑥/⑦＋氨基糖苷类；⑨超广谱 β-内酰胺酶阳性细菌感染用亚胺培南或美洛培南；⑩对极重度 HAP 和疑 MRSA、MRSE 者用⑥/⑦/⑨＋万古霉素。

第二节 支气管肺炎

支气管肺炎又称小叶性肺炎，为小儿最常见的肺炎。四季均可发病，尤以冬春寒冷季节及气温骤变时多发。多见于婴幼儿。和其他发展中国家相似，小儿肺炎是威胁我国儿童健康的严重疾病，无论是发病率还是死亡率均高于发达国家。据 WHO 统计，全世界每年有 400 万婴幼儿死于肺炎。我国每年有 30 万左右 5 岁以下儿童死于肺炎，占西太平洋地区 5 岁以下儿童肺炎死亡总数的 2/3。1990 年和 1991 年 300 个妇幼卫生项目县和 27 个儿童急性呼吸道感染监测县的基础调查表明：肺炎是婴儿死亡的第 1 位原因，占全部婴儿死亡率的 23.9%，且其中 80% 左右的患儿死于家中或转院途中，因此早期诊断和治疗肺炎是降低婴幼儿死亡率的关键。

一、病因

病原体为细菌、病毒及支原体、衣原体等。国内小儿肺炎检测的病原菌主要是肺炎链球菌、流感杆菌、金黄色葡萄球菌、卡他莫拉菌、肺炎克雷白杆菌、不动杆菌、枸橼酸杆菌及肠道杆菌等。近年来，一些无致病性或致病性不强的细菌渐成为小儿肺炎的重要病原菌。酿脓性链球菌和肠道 G 杆菌也能引起严重肺炎。常见病毒为 AdV、RSV、FluV、P－FLuV 等。由于病毒学的发展，国内认为各种病毒性肺炎的总发病数有增多趋势。发达国家小儿肺炎的病原以病毒为主，发展中国家小儿肺炎病原以细菌为主。真菌引起的肺炎近年有增加趋势。凡能诱发上呼吸道感染之各种因素皆可导致肺炎。许多慢性疾病如严重的佝偻病、营养不良、贫血、CHD、先天愚型等，都易并发本病。

二、病理变化

支气管肺炎的病理形态为一般性和间质性两大类。①典型支气管肺炎主要病变散布在支气管壁附近的肺泡，支气管壁仅黏膜发炎。肺泡毛细血管扩张充血，肺泡内水肿及炎性渗出，浆液性纤维素性渗出液内含大量中性粒细胞、红细胞及病菌。病变通过肺泡间通道和细支气管向周围邻近肺组织蔓延，呈小点状的灶性炎症，而间质病变多不显著。有时小病灶融合成为较大范围的支气管肺炎，但其病理变化不如大叶性肺炎那样均匀致密。后期在肺泡内巨噬细胞增多，致肺泡内纤维素性渗出物溶解吸收、炎症消散、肺泡重新充气；②间质性肺炎详见本章第六节。

三、临床表现

轻症主要表现呼吸系统症状,重症因严重缺氧、CO_2 潴留及毒血症,尚累及循环、消化、神经及电解质及酸碱平衡紊乱而出现一系列相应的症状和体征;

(一)一般症状

起病或急或缓。常见有发热、拒食或呕吐、嗜睡或烦躁、喘憋等症状。发病前可有轻度的上呼吸道感染数日。早期体温多在 38～39℃,亦可高达 40℃左右,大多为弛张热或不规则发热。弱小婴儿及新生儿大多起病缓慢,发热不高或不发热,咳嗽和肺部体征均不明显。常见拒食、呛奶、呕吐或呼吸困难。

(二)呼吸道症状

咳嗽及咽部痰声,一般早期就很明显。呼吸增快,可达 40～80 次/min,呼吸和脉搏的比例自 1:4 上升为 1:2 左右。常见呼吸困难,严重者呼气时有呻吟声、鼻翼扇动、口周和指(趾)端发绀及三凹征。有些患儿头向后仰,以使呼吸通畅。若患儿被动地向前屈颈时,抵抗很明显。这种现象应和颈肌强直区别。胸部体征早期常不明显,或仅有呼吸音变粗或稍减低,以后可听到中、粗湿啰音,有轻微的叩诊浊音。数天后,可闻细湿啰音或捻发音。病灶融合扩大时,可听到管状呼吸音,并有叩诊浊音。如果发现一侧肺有叩诊实音和(或)呼吸音消失,则应考虑有无合并胸腔积液或脓胸。当病情进一步发展可出现肺换气和通气障碍引起 ARF,此乃导致恶化和死亡的主要原因之一。详见第三章第二节。

呼吸增快是肺炎的主要表现。呼吸急促指:<2 月,呼吸≥50～70 次/min;2～12 月龄,≥40～60 次/min;1～5 岁以下,≥40～50 次/min。重症肺炎征象为激惹或嗜睡、拒食、下胸壁凹陷及发绀。

(三)其他系统的症状与体征

较多见于重症患者。根据我国卫生部制定的《小儿肺炎防治方案》的诊断标准,重症肺炎除呼吸系统症状以外,并发心力衰竭、呼吸衰竭、DIC、超高热或体温不升、中毒性脑病或伴有较严重的 CHD。

1.循环系统症状

心力衰竭是重症肺炎最常见的并发症。诊断标准第三章第九节附心力衰竭。诊断时须注意心衰前期,即肺动脉高压期的临床表现,如出现呼吸困难、心率增快、鼻翼扇动、三凹征明显、烦躁不安、肺啰音增多或酸中毒等,应密切观察。

2.神经系统

表现为精神萎靡、嗜睡或烦躁不安,严重者可出现意识障碍,视神经盘及球结膜水肿、昏迷甚至惊厥。但惊厥发作也可能与高热或低钙血症有关。病情进一步发展,颅内压增高而形成脑疝,患儿可因中枢性呼吸衰竭而死亡。当出现以上症状时应考虑有脑水肿或中毒性脑病。并发脑膜炎时,出现脑膜刺激征及脑脊液改变。中毒性脑病(详见第十六章第十五节)。

3.消化系统

多伴有食欲减退、呕吐、腹泻等症状。毒血症和严重缺氧可致 DIC,吐咖啡样物,粪便潜血阳性甚至血便。发生中毒性肠麻痹时,可有腹胀、肠鸣音减弱或消失。有时下叶肺炎可引起急性腹痛,应与外科急腹症鉴别。

4.水、电解质和酸碱平衡紊乱

由于缺氧,多数患儿有代酸,严重者可同时有呼吸性酸中毒或混合性酸中毒。血清钠、氯常偏低,血清钾大都在正常范围。多有水潴留倾向。因呼吸增快、呼吸道失水增多及过分限制液体摄入量也可造成脱水。

(四)辅助检查

1.实验室检查

①血象:细菌性肺炎患儿白细胞总数大多增多,一般可达$(15\sim30)\times10^9$/L。中性粒细胞达$60\%\sim90\%$。但在重症金黄色葡萄球菌或G^-杆菌肺炎,白细胞可不增多或减少。病毒性肺炎时,白细胞数多减少或正常;②CRP:在细菌感染,阳性率可高达96%,它不受其他因素的影响,即使反应低下、常规检查正常的患者,CRP亦可呈阳性,并随感染的加重而升高。同时,CRP还有助于细菌、病毒感染的鉴别。一般来说,急性细菌感染CRP值在$15\sim35$g/L,大多数病毒感染的患者CRP值为$2\sim4$g/L,但有时可升高,甚至>10g/L,所以单纯CRP升高不能准确地区分病毒和细菌感染;③血气分析、血乳酸盐和AG测定:对重症肺炎有呼吸衰竭者,可依此了解缺氧与否及严重程度、电解质与酸碱失衡的类型及程度,有助于诊断治疗和判断预后;④病原学检查:可行病原体检测、细菌或病毒抗原抗体的检测(参照第四章第四节)。

2.X线诊断

不同病因的肺炎在X线上的表现既有共同点,又各有其特点,故必须结合临床进行诊断。①病灶的形态:可表现为非特异性小斑片状肺实质浸润阴影,以两肺下野、中内带及心膈角较多。常见于婴幼儿。小斑片状病灶可融合在一起成为大片状浸润影,甚至可类似节段或大叶肺炎的形态。若病变中出现较多的小圆形病灶时,则应考虑可能有化脓性感染存在;②肺不张和肺气肿征:肺气肿是早期常见征象之一,在病程中出现泡性肺气肿及纵隔气肿的机会也较成人多见;③肺间质X线征:常见两肺中内带纹理增多、模糊或出现条状阴影,甚至聚集而成网状。这些间质的改变与两肺下野的肺过度充气而呈现明亮的肺气肿区域形成鲜明的对比;④肺门周围局部的淋巴结大多数不肿大或仅呈现肺门阴影增深,甚至肺门周围浸润;⑤胸膜改变较少。有时可出现一侧或双侧胸膜炎或胸腔积液的现象。

四、诊断和鉴别诊断

(1)根据急性起病、呼吸道症状及体征,一般临床诊断不难。必要时可做X线检查或咽拭子、气管分泌物细菌培养、病毒分离。其他病原学检查包括抗原和抗体检测。WBC明显升高和粒细胞增多、血清CRP升高时有助于细菌性肺炎的诊断。末梢血WBC减低或正常,则多属病毒性肺炎。WHO推荐,全国小儿肺炎诊断协作组制定的诊断标准是:①轻度肺炎:症状:咳嗽、气急。体征:呼吸频率增快,<2月,>50次/min;>2~12月,>40~50次/min;>12月,>40次/min,有喘鸣。体征两项具有一项即可诊断;②重度肺炎:症状:频繁咳嗽,哺乳或饮食减少。体征:呼吸频率增快,<2月,>60次/min;2~12月,>50次/min;>12月,>40次/min。有胸廓凹陷和鼻扇,口唇或舌部有发绀;③极重度肺炎:症状:拒进食、水;有昏迷或反复抽搐。体征:呼吸频率增加,<2月,>70次/min;2~12月,>60次/min;>12月,>50次/min。也可呼吸明显减慢,呼吸不规则或呼吸暂停,重度发绀。该标准简单易行,不需听诊、透视等器械,适用于基层。近年来的实践证明,此标准是可行的。与常规方法诊断符合率达 90% 以上。

（2）鉴别诊断普通支气管肺炎应与支气管炎、支气管哮喘合并肺部感染、肺结核等鉴别。重症肺炎则根据其并发症的不同，分别与相应疾病鉴别，如合并心力衰竭者与心肌炎等鉴别，并中毒性脑病者与 CNS 感染等鉴别。

五、防治

（一）预防

（1）广泛进行卫生宣传工作，使父母等都具有正确的育儿及各种常见传染病的预防知识。婴儿时期应注意营养，及时添加辅食，培养良好的饮食及卫生习惯，多晒太阳。防止佝偻病及营养不良是预防重症肺炎的关键；注意防治容易并发严重肺炎的呼吸道传染病，如百日咳、流感等。尤其对免疫缺陷性疾病或应用免疫抑制剂的患儿更应注意。

（2）加强小儿体格锻炼，从小锻炼身体，室内要开窗通风，经常在户外活动、增强机体耐寒及对环境温度变化的适应能力。

（3）在流感及呼吸道感染流行时要少到公共场所，居室可用食醋熏蒸，用量为 $10mL/m^3$，以水稀释 1～2 倍，晚上睡前关闭门窗加热熏蒸 1h，每日 1 次，连续 3～5 天，或用利巴韦林滴鼻。流感减毒活疫苗适于一般人群，常规用鼻腔喷雾或滴鼻，目前规定 16～65 岁健康人使用（7～15 岁儿童接种后多有发热反应）。流感灭活疫苗适于高危人群，皮下注射。已接触流感病人者可服达菲、金刚烷胺等预防并积极治疗小儿上感、气管炎等疾病。

（二）治疗

1.一般治疗

①休息和护理：卧床休息，保持室内空气新鲜，并保持适当的室温（18～20℃）及湿度（相对湿度以 60% 为宜），保持呼吸道通畅，且常翻身更换体位。尽量减少不必要的检查和治疗操作。烦躁不安可给适量的镇静药物如氯丙嗪合剂、苯巴比妥或水合氯醛等。但不可用过多的镇静剂，避免使用呼吸兴奋剂；②饮食：应维持足够的入量，给予流食如人乳、牛乳、米汤、菜汁、果汁等，并可补充维生素 C、A、D、复合维生素 B 等。应同时补充钙剂。对病程较长者，要注意加强营养，防止发生营养不良。

2.支持疗法

病情较重、病程较久、体弱营养不良应输鲜血（或血浆），或用静注用丙种球蛋白等。

3.抗生素治疗

细菌性肺炎应尽量查清病原菌后，至少要在取过标本作相应细菌培养后，开始选择敏感抗生素治疗。一般先用青霉素治疗，每日 2～4 次，每次 40～80 万 U[5 万～10 万 U/(kg·d)]肌注，直至体温正常后 5～7 天止。对危重患儿还可增加剂量 2～3 倍，或改用静脉滴入。不见效时，可改用其他抗生素，通常按照临床常见的病原体或咽拭子培养的药敏结果选用适当抗生素。如同时有败血症，应及时取血作培养。对原因不明的病例，可先联合应用两种抗生素（详见抗感染疗法）。由于小儿肺炎不易明确病原，故主要是经验用药。新生儿及婴儿肺炎要选用能覆盖 G^+ 和 G^- 细菌的抗生素，尽量少用或不用氨基糖苷类。在经验用药时，国外根据年龄选用抗生素。

4.抗病毒疗法

病毒性肺炎一般不主张使用抗生素,如临床考虑病毒性肺炎,可试用利巴韦林、更昔洛韦及中药制剂等(详见本章病毒性肺炎一节)。

5.中医疗法

应根据病情辨证施治。止咳定喘汤对轻症急性肺炎疗效较佳。麻黄、杏仁、生石膏、葶苈子、天竺黄、银花、连翘、威灵仙、海浮石、桔梗、生甘草随症加减。重症肺炎常用麻杏石甘汤或清营汤加减,病毒性肺炎可用肺热咳喘口服液、金振口服液,恢复期啰音不消者可用养阴清肺汤、沙参麦冬汤、泻白散加减。亦可配合超短波、肺炎治疗仪等理疗。

6.对症疗法

(1)退热与镇静一般先用物理降温,如头部冷敷、冰枕,或应用美林、阿沙吉尔、巴米尔、赖氨酸阿司匹林比林等退热,对高热严重的病例可用氯丙嗪及异丙嗪每次各 $0.5\sim1mg/kg$,肌注或静注,6h 后可重复。

(2)止咳平喘应清除鼻内分泌物,有痰时用祛痰剂,痰多时可吸痰。咳嗽者可用止咳祛痰剂,气喘重者普米克令舒+短效 β_2 受体激动剂或异丙托品气雾剂雾化吸入每日 $2\sim4$ 次。痰稠者可加沐舒坦,危重者可用全身激素静滴。

(3)吸氧病情较重者需要输氧(详见氧气疗法)。

(4)腹胀多为感染所致的动力性肠梗阻(麻痹性肠梗阻)。一般采用禁食、松节油热敷、肛管排气、肥皂水或生理盐水灌肠等,均可减轻腹胀。肯定无机械性肠梗阻而用上述方法无效时可用新斯的明,每次 $0.03\sim0.04mg/kg$,肌注。对过度腹胀者,可用胃肠减压法或酚妥拉明加 5%葡萄糖稀释后静脉注射,低钾可补钾。

(5)激素治疗一般肺炎不需用肾上腺皮质激素。严重的细菌性肺炎,用有效抗生素控制感染的同时,在下列情况下可加用激素:①中毒症状严重,如出现休克、中毒性脑病、超高热(体温在 40℃以上持续不退)等;②气喘明显或分泌物多;③早期胸腔积液,为了防止胸膜粘连也可局部应用。以短期治疗不超过 $3\sim5$ 天为宜。一般静滴氢化可的松 $5\sim10mg/(kg\cdot d)$ 或口服泼尼松 $1\sim2mg/(kg\cdot d)$。超过 $5\sim7$ 天者,停药时宜逐渐减量。

(6)并有脓胸、脓气胸者应及时处理,包括胸腔抽气、抽脓、闭式引流等。

(7)重症肺炎合并呼吸衰竭和心力衰竭的治疗见呼吸衰竭和心力衰竭节。

(8)重症肺炎并发脑水肿的治疗不宜应用大量高渗性脱水药,因可使血液循环量骤增,加重心脏负担,诱发或加重心衰,此时应先用呋塞米减轻心脏前负荷,再应用小剂量甘露醇和毛花 C 丙保护心脏,并控制输液速度。地塞米松能减轻脑水肿,降低颅内压。剂量为每次 $0.2\sim0.6mg/kg$,酌情每 6h 1 次,一般不超过 3 天。

(9)液体疗法详见第五章第三节。

第三节　大叶性肺炎
(附节段性肺炎、球形肺炎)

本病是与小叶性肺炎(即支气管肺炎)相对而言的以病理解剖特点分类的一种肺炎。因其病变多局限于一个肺叶或其大部分(节段性肺炎),亦可同时累及几个肺叶故得名。偶见病灶呈球形,经治疗消失(球形肺炎)。

一、病因和病理特点

以往认为大叶性肺炎致病菌为肺炎链球菌,近年发现其他细菌及支原体、某些病毒亦可致大叶性肺炎(如 SARS)。其病理特点是以肺泡炎为主,很少累及肺泡壁和支气管壁的间质。多局限于一叶,少数为一叶以上,此乃患儿年龄多较大,有一定抵抗力,使病变局限的结果。未经治疗的病肺,头 2～3 天肺泡内含大量红细胞和纤维素溶解物,为红色肝变期,4～5 天时肺泡内充满大量网状纤维素和大量中性粒细胞、单核细胞,红细胞消失,为灰色肝变期。此后,白细胞大量破坏,产生蛋白溶解酶,使纤维素溶解,即为消散期。

二、临床表现

多见于 3 岁以上小儿,年长儿较多,偶见于婴幼儿。起病急骤,先发高热,可达 40℃以上,胸痛、乏力、食欲不振、呼吸急促、呻吟、鼻扇等。初咳不重,后有痰,可呈铁锈色,可有呕吐、腹痛、腹泻等消化道症状及惊厥、昏迷等神经系统表现,严重者尚可见休克及脑病等。胸部检查呼吸音低,2～3 天后出现典型实变体征,即叩浊,语颤增强,闻及干啰音、管状呼吸音等。待消散期可闻及水泡音,少数病例无阳性体征。

三、实验室检查

白细胞明显增多(个别低下是病情严重),CRP 增高,气道分泌物及血、胸液培养或检菌可阳性。

四、X 线检查

其改变早于肺部体征。早期肺纹理增加或一个节段的浅薄阴影,后病灶融合成大片均匀致密阴影,占全肺叶或几个肺段。经治疗病变消散后可见肺大疱,胸腔积液。

五、防治

参阅细菌性肺炎节。

附:

一、节段性肺炎

节段性肺炎又称大病灶性肺炎,较少见,病原菌同大叶性肺炎。多见于学龄前儿童。此年龄组小儿的中枢神经系统发育较婴幼儿期成熟,免疫功能增强,可使分散的小病灶局限而不播散,病变多局限于一个肺叶中的某肺段。X 线阴影呈肺段分布。其临床特点为:①四季均发病,但冬春季较多;②突然发病,发热、咳嗽、面色苍白,心率增快,少数可有腹痛或惊厥。肺部体征少,早期患侧呼吸音降低,晚期可有管状呼吸音和水泡音,偶见感染性休克表现;③以上叶第 2 段和下叶第 6、10 段常见;④发病 2～3 天后肺部 X 线检查可见片状阴影;⑤青霉素效果良好,7 天左右痊愈,预后多良好,仅少数并发脓胸、肺脓肿等。

二、球形肺炎

球形肺炎是肺炎的一种少见的特殊类型,是指影像学上表现为孤立的、类似球形的肺部炎性病灶。多见于 40 岁以上的中老年人,儿童少见。

(一)病因及发病机制

本病可由细菌及病毒引起,以细菌多见,尤以肺炎链球菌最常见。其病理基础为炎性渗出,其炎性渗出物通过肺泡孔,向周围成离心性等距离扩散、蔓延形成球形轮廓。受病原菌的数量、毒力、机体反应能力以及抗生素应用的影响。有人认为痰栓引起的肺部阻塞性炎症与肺不张可能也是球形肺炎的成因之一。也有人认为球形肺炎为不典型的大段性肺炎或节段性肺炎的某一阶段的特殊表现。

(二)临床表现

常有急性肺炎的特点,起病较急,可有发热、乏力等感染中毒症状。胸痛、咳嗽、咳痰,痰液为白色、黄色,可带血丝,偶有咳血者。少数病例无症状,体检或 X 线检查发现。

(三)X 线特点

胸片可见圆形或椭圆形阴影,直径 3~6cm,多发于外带。病灶中央密度高、边缘低,呈晕圈样改变。CT 层面多为楔形或方形影,密度较均匀,可见空洞,无钙化。边缘毛糙、模糊,并有粗长毛刺。其周围可有粗大的血管纹理,但走行较自然。病灶累及胸膜时,与胸膜接触面广泛,邻近胸膜则广泛均匀性增厚,病变与胸膜之间呈锐角。

(四)辅助检查

外周血白细胞计数及分类大多正常,约 30% 的病例可有血沉增快,痰培养以肺炎链球菌多见。纤支镜检查可见病灶周围支气管黏膜充血、水肿。肺穿刺涂片可见炎细胞。

(五)诊断与鉴别诊断

根据上述 X 线特点,结合起病急、发热、咳嗽、咯血、胸痛等症状,即可高度怀疑本病。给予足量的有效抗生素试验治疗 2~4 周后,若病灶大部分或全部吸收,诊断即可成立。症状不典型、抗生素试验治疗无效者,可行肺穿刺活检或手术病理检查以确诊。球形肺炎在临床表现及 X 线形态上与肺结核、肺癌、肺部良性肿瘤、炎性假瘤等相似,易于误诊,肺部 CT 检查及治疗试验有助于鉴别。

(六)治疗

治疗原则同急性支气管肺炎,有效抗生素的选用至关重要。疗程可根据病情适当延长。

第四节　毛细支气管炎

急性毛细支气管炎是婴儿期常见下呼吸道炎症性疾病。好发于 2 岁以内,尤以 6 个月左右婴儿最多见。微小的管腔易因黏稠分泌物阻塞,黏膜水肿及平滑肌痉挛而发生梗阻,并可引致肺气肿或肺不张。本病多发于冬春两季,呈散发性或流行性发病,后者称为流行性毛细支气管炎,又因该病以喘憋为主要特征,故又称喘憋性肺炎。

一、病因

本病可有不同的病原所致,RSV 最常见,其次为 P-FLuV(以 3 型最常见)、AdV、呼肠孤病毒等。亦可由 MP 或细菌引起。

二、临床表现

多数患儿常在上呼吸道感染后 2~3 天出现剧咳,发作性呼吸困难,阵发性喘憋,发作时呼吸快而浅,并伴有呼气性喘鸣,脉快而细,有明显鼻扇及三凹征,体温高低不一,多有低热或中等度发热,严重病例常有极度烦躁不安、苍白及发绀。胸部叩诊呈过清音。毛细支气管接近完全梗阻时,呼吸音明显减低或完全听不到,或仅有呼气延长及哮鸣音,喘憋时常听不到湿啰音,趋于缓解时则可有弥漫性中小水泡音、捻发音。因肺过度充气,常将肝脾推向下方。由于过度换气引起不显性失水量增加和液体摄入量不足,可伴脱水、酸中毒(包括呼酸及代酸),特别严重病例可合并 ARF、脑水肿、心力衰竭、虚脱,甚至出现呼吸暂停、窒息等导致死亡。

胸部 X 线检查可见全肺有不同程度的梗阻性肺气肿;摄片可见支气管周围炎影像或有肺纹理增粗,部分患儿可有散在点片状或条索状实质性浸润阴影。周围血 WBC 总数及分类多属正常。本病病程一般为 5~10 天,预后较佳。近年经正确治疗,发展成重症者已比较少见。

三、诊断和鉴别诊断

本病发病年龄偏小,发病初期即出现明显的憋喘;体检及 X 线检查在初期即出现明显肺气肿,故本病诊断不难。病因诊断参见病原学检查节。应与支气管哮喘、粟粒性肺结核、呼吸道异物、心内膜弹力纤维增生症等相鉴别。

四、防治

(一)预防

同支气管肺炎。

(二)治疗

关键是控制感染和喘憋。

(1)一般治疗:增加空气湿度极为重要,可用洒水、湿化器等办法。合理应用雾化吸入,可稀释痰液,缓解气道痉挛。近年应用雾化泵或氧驱动射流雾化吸入普米克令舒、特布他林或万托林、异丙托品、沐舒坦等。效果良好,可大大减少或避免使用全身激素。

(2)喘憋的治疗:喘憋较重者,应抬高头部和胸部,以减轻呼吸困难。缺氧明显时最好雾化给氧。烦躁明显者可用异丙嗪(每次 1mg/kg)肌注或者用水合氯醛灌肠,以增加镇静作用,雾化吸入疗效不明显时,可加肾上腺皮质激素治疗。或维生素 K₁ 每次 1mg/kg(≯10mg),静脉滴注或静推,1~2 次/天,有一定效果,亦可用生理盐水 20mL+酚妥拉明每次 0.3~0.5mg/kg,或25%硫酸镁每次 0.2mL/kg,稀释后静脉滴注,每日 2~4 次(参阅哮喘的治疗)。

(3)及时补液纠正脱水,一般先予口服补液,不足时可以静脉补给 5%~10%葡萄糖液,加入少量生理盐水及大量维生素 C,如有代酸,可予小苏打,剂量按公式[0.3×体重(kg)×剩余碱(负值)=补给碳酸氢钠的毫摩尔数]计算。

(4)并发心力衰竭时,应及时给予洋地黄治疗,疑似心力衰竭者,也可及早试用观察。出现严重呼衰时应行气管插管、机械呼吸。

(5)中医治疗效果较好,可用射干麻黄汤加减或麻杏石甘汤加减,或辨证施治。

(6)抗感染:抗病毒药物可选用利巴韦林、更昔洛韦、双黄连、炎琥宁等静滴或雾化吸入。抗生素选用可参考支气管肺炎一节。

第五节 弥漫性泛细支气管炎

弥漫性泛细支气管炎(DPB)是包括终末细支气管在内的呼吸性细支气管范围的弥漫性慢性炎症。因病变常累及呼吸性细支气管的全层,故称之为"泛"细支气管炎。两肺部均可受累,可发展为严重的呼吸功能障碍。突出的临床表现是咳嗽、咳痰和活动后气促。

一、病因

尚未明确,可能与以下因素有关。①感染:DPB同时患有慢性鼻窦炎或鼻息肉者占80%以上;经内镜或尸检证明,DPB患者均有不同程度的支气管黏膜病变和气道分泌物增加,呈慢性气道炎症改变。因此认为与纤毛功能及感染有关;②遗传因素:本病有家族发病倾向,HLA BW54多阳性,提示可能有一定的遗传基础。湾泽曾发现2例DPB患者有血缘关系,谷本等调查DPB患者中有支气管喘息家族史者竟26%;③免疫异常:平田等于1979年发现DPB患者血清IgA增高;结核菌素反应常阴转;血冷凝集素效价亦增高。因此,提出DPB的发病与免疫功能有关,甚至可能是免疫性疾病;④刺激性气体吸入与大气污染:如强酸烟雾、SO_2、氯气、溶媒性气体、化学药品以及各种粉尘等易导致本病。山中等曾对36例DPB做尸检,发现其中一半有吸入刺激性气体或毒气史。

二、临床表现

本病各年龄组均可发病,但以40岁以下发病居多。男女约为5:1。临床症状以咳嗽、咳痰、气急为主。病初为黏液性痰,量不多,以后合并感染则变为脓性痰,量也增加。发病初期即可出现气急。两肺部听诊有较广泛的细小水泡音或捻发音,同时伴有喘鸣是DPB临床特点。

三、辅助检查

①痰菌检查:50%病例可检出流感杆菌,20%为肺炎链球菌,亦可合并绿脓杆菌感染;②胸部X线检查:早期仅呈现轻度含气量增加,透亮度增强,随着病情发展,两肺部可出现弥漫性小结节状影或粟粒状结节影,边界不清。一般没有膈肌下降或心膈角增大;③选择性肺泡-支气管造影:细支气管的末梢部位可见中断影像,肺泡不易显影,高位细支气管内腔轻度扩张或管壁不规则;④肺功能检测:呈轻度限制性通气障碍和重度阻塞性通气障碍。

四、临床诊断标准

目前尚无特异性的诊断方法,需结合既往病史(鼻窦炎、鼻息肉等)以及职业、环境调查,依据咳嗽、咳痰、气急等主要症状,肺部体征,X线特点,肺功能改变以及肺泡-支气管造影检查等进行综合分析。我国主要是参考日本厚生省1998年修订的临床诊断标准。必须项目:①持续咳嗽、咳痰及活动时呼吸困难;②合并有慢性副鼻窦炎或有既往史;③胸部X线见两肺弥漫性散在分布的颗粒样结节状阴影或胸部CT见两肺弥漫性小叶中心颗粒样结节状阴影。参考项目:①胸部听诊断续性湿啰音;②1min用力呼气容积占预计值百分比低下(70%以下)以及低氧血症($PaO_2 < 80mmHg$);③血清冷凝集试验效价增高(1:64以上)。确诊:符合必须项

目①、②、③,加上参考项目的 2 项以上。一般诊断:符合必须项目①、②、③。可疑诊断:符合必须项目①、②。

五、鉴别诊断

本病临床易误诊,应注意与支气管哮喘、慢支、肺气肿等鉴别。

六、治疗

对本病要尽量做到早期发现、早期诊断、早期治疗。①大环内酯类药物:红霉素小剂量、长期给药疗效肯定,其治疗原则是不管痰中的细菌种类如何均应首选红霉素。成人初期病例每日口服红霉素 400mg 或 600mg,治疗 6 个月以上,对于病情发展的病例可持续用药 2 年以上。停药后复发的病例再使用仍然有效。新的大环内酯类药物如克拉霉素、罗红霉素、阿奇霉素同样有效。疾病后期,常因反复感染而使病情恶化,故要及早选用抗生素控制感染;②皮质激素:病初使用肾上腺皮质激素治疗有效,激素的用量不宜过大,泼尼松 $1 \sim 2mg/(kg \cdot d)$,持续 $2 \sim 3$ 周后递减停药。其机制可能主要是抗炎和免疫抑制作用;③其他措施:包括抗生素、祛痰药、扩张支气管药物及鼻窦炎的治疗等。

七、病程及预后

本病病程多呈慢性进展,预后差。在慢性过程中常出现反复的呼吸系统感染,尤其是绿脓杆菌感染,使病情恶化,导致严重的呼吸衰竭或肺心病,但是随着红霉素的应用,预后改善十分明显,如果能早期诊断,早期治疗,DPB 是可以治愈的。

第六节　间质性肺炎

间质性肺炎是在细支气管及其周围和小叶间隔等结缔组织中,特别是肺泡壁内等肺的间质部分为主的炎症。病变发展迅速,可导致肺出血、水肿以及肺泡内有透明膜形成,晚期少数病例发生慢性间质纤维化,故应积极防治。近年来的研究表明间质性肺炎纤维化的起始靶细胞是在肺泡腔,主要病理学改变为肺泡壁、肺泡周围组织、肺泡间质炎细胞浸润。

一、病因

本病可由细菌、病毒、支原体、原虫等引起。常继发于急性传染病后,如麻疹、百日咳和流行性感冒等。此时患者抵抗力低下,微生物易于通过淋巴管直接播散。

二、临床表现

各年龄都可发生,常有麻疹、百日咳等前驱疾病。起病较缓,呼吸道的症状大都比较轻微,主要表现为发热、咳嗽、气急等症状,体征多不明显,也可以有弥漫性啰音。在乳幼儿由于肺间质组织发育较好,血供丰富,而肺泡弹力组织不发达,呼吸急促等缺氧症状比较显著。病程迁延,易复发,常形成慢性肺炎。X 线表现一般为纤细的不规则条纹状密度增深影,自肺门向外伸展,其边缘较清晰,但交织成网状,在网织状阴影之间可见弥漫性小点状密度增深影,大小尚匀称,但分布不均匀,边界较清晰,其邻近常伴有局限的透光区。

三、诊断与鉴别诊断

根据症状、体征及 X 线即可诊断。应与粟粒性肺结核、呼吸道异物所致肺气肿相鉴别。

四、防治

同支气管肺炎。

第七节　病毒性肺炎

本病临床常见,有的甚至危及生命,对小儿健康与生命构成巨大威胁。引起肺炎的病毒种类很多,如流感、麻疹、风疹、水痘病毒、新冠状病毒(变异株)、人禽流感病毒、腮腺炎病毒等引起的肺炎已在急性呼吸道传染病中介绍,本节重点介绍 AdV、RSV、CMV、pFluV、EBV、hMPV 及 EV(包括 EchoV、轮状、星状病毒等)引起的呼吸道炎症。

一、腺病毒肺炎

该病于 1958 年在我国发现和证实,以流行和散发的形式发病,北方比南方多见,病情也重,死亡率高。由于病毒基因组型遗传日趋稳定,1982 年后发病率下降,病情减轻。

(一)病因和流行病学

AdV 为 DNA 病毒,耐酸、耐热、耐脂类溶剂,抗原性稳定,可凝集红细胞。目前已知有41 个血清型,在我国已发现有 1～7 和 11、14、21 型,以 3、7 型为主,毒力也最强。1、2、5 为"地区性"血清型,3、4、7 为"流行性"血清型。我国每年都有 3 或 7 型发生,每 2～3 年有一次高峰,但每年只以一个型别占优势,两型间呈周期性消长趋势,近年 11 型有所上升。由接触和经呼吸飞沫传播,80% 发生在 6 个月至 2 岁的婴儿,无性别差异。北方多见于冬春,南方多见于夏末秋初。可致全身性感染,多脏器受累。

(二)临床表现

症状轻重不一,主要有以下表现:

1.一般症状

潜伏期 2～7 天,起病急骤,稽留高热或不规则发热,一般 39℃ 以上,半数以上超过 40℃,热程一般 7～14 天,病初即有全身中毒症状,如面色苍白或青灰等。

2.呼吸系统

咳嗽出现早。呈单声咳、频咳或阵咳,继而出现呼吸困难及发绀、鼻翼扇动、三凹征等。肺部体征出现较迟,多在高热 3～4 天后出现细湿啰音,并渐渐增多,呼吸音减弱。少数见胸膜炎或胸腔积液。

3.循环系统

心率增快,每分钟达 160 次或 200 次以上,急性心衰出现早,少数并发心肌炎,见窦性心动过速、T 波和 ST 段改变及低电压,个别有 I-Ⅱ 度 AVB 或肺性 P 波。

4.神经系统

嗜睡、精神萎靡或烦躁不安,严重者表情呆滞、昏迷及惊厥,颈部抵抗感,个别可发生中毒性脑病。

5.消化系统

多数有呕吐和腹泻。大便镜检可见少量白细胞,严重者常有腹胀或吐咖啡样物,甚至有胃肠出血等,预后多不良。

6.其他

肝脾肿大极常见,严重者或急性心衰时更著,但质地软,随病情好转渐回缩,如病情继续发展可出现 DIC 和 MSOF 的表现。

(三)辅助检查

①白细胞总数可减少、正常或略增多,但以轻度减少多见。如升高且以中性粒细胞为主,多提示继发细菌性感染;②急性期尿中有微量蛋白或白细胞;③咽拭子及多种组织、体液和排泄物中,均可分离到病毒;双份血清抗体恢复期可升高 4 倍以上,免疫荧光和免疫酶标检查,阳性率达 70％以上。单抗(McAb)技术,不但可靠性高,而且可确定型别和发现新亚型;④X 线检查:早期仅纹理增多和模糊,继而见肺实变阴影。因有气道阻塞,故灶性肺气肿、广泛性肺气肿或肺不张也常见。约 15％有胸膜炎或胸腔积液。病灶消散和吸收一般要 1 个月左右,如以后又见新病灶,要考虑继发感染。

(四)并发症

①急性心力衰竭:出现早,除缺氧和肺炎的作用外,还有 Adv 的直接作用,甚至发生心肌炎;②中毒性脑病:中枢神经系统几乎都有不同程度的损害,严重者可成为中毒性脑病,有昏迷、抽搐等。深度昏迷、持续抽风者,预后多不良;③继发细菌性肺炎:在病程中,特别是一周后,病情加重,X 线检查病灶增多,WBC 总数和中性粒细胞增多,即提示细菌性感染,多为大肠杆菌、肺炎链球菌、肺炎杆菌、金葡菌和绿脓杆菌等,亦可发展为肺脓肿、脓胸等;④DIC 和MSOF:如病情得不到控制或继发严重感染,均易发生。一旦发生,预后凶险。

(五)诊断

首先依据流行病学和临床特点,如 6 个月~2 岁小儿一起病或略有上感症状即持续高热,抗生素治疗无效,早期出现全身中毒症状和多系统受累表现,肺部体征出现晚,肝脾肿大和易出现心衰,结合 X 线和实验室检查即可诊断,但确诊和分型要靠血清学、病毒学和 McAB技术。

(六)预后

随着对其认识的深入和治疗手段的发展,病死率逐年下降,20 世纪 80 年代初已降到 5％以内,但仍是肺炎的一个主要死因,而且后遗症较多。据随访,形成慢性支气管炎、肺炎、肺气肿和支气管扩张者达 5.9％,智力和体格发育落后,部分低于两个标准差,ECG 异常者 29％。

(七)预防

口服减毒疫苗国外已经应用,我国也已试用,确有预防效果,但在流行期,群众性预防、早期诊断、隔离和治疗,仍是十分重要的。

二、呼吸道合胞病毒性肺炎

又称流行性喘憋性肺炎,是多病原的毛细支气管炎中的一种。

(一)病因和流行病学

呼吸道合胞病毒(RSV)属 RNA 病毒,只有一个血清型,不凝集红细胞,抗原性稳定。耐酸、不耐热。在细胞质内增殖并形成包涵体。由空气和飞沫传播,传染性很强,首感发病率可达 65%。各年龄组均易感,但常见于 2~3 岁以内,尤其 6 个月以内。新生儿也不少见,病情也重,可在产房内流行。我国北方多见于冬春季,南方多见于夏秋季。

（二）发病机制

有人认为是 RSV 和血中抗体形成的免疫复合物和变态反应损害的结果。但输注含有抗 RSV 的特异 IgG 的血或特异性 IgG 有治疗作用。新近发现:不论急性期还是恢复期,轻症还是重症,IgE 均增高,同时伴有白三烯、C4 增高,T_xA_2-PGI_2 失调,受体表达障碍,细胞免疫应答减弱,免疫调节紊乱。IgE 增高是再发和转化为哮喘的基础。

（三）临床表现

潜伏期 4~6 天,1 岁内小儿多见。初期上感症状突出,如鼻塞、流涕、流泪、咽痛、结膜炎等,咳嗽者达 100%。继而有喘鸣,约 2/3 有发热、咳嗽和呼吸困难、鼻扇、呼吸延长、呼吸时呻吟和三凹征是本病的典型表现。易并发急性心衰。听诊初期呼吸音减弱,哮鸣音为主,而后见细湿啰音。X 线检查见纹理增粗或点片状阴影,部分见肺不张或肺气肿。白细胞总数和分类一般无异常。双份血清恢复期抗体有 4 倍以上增高,咽拭子和鼻咽部脱落细胞病毒分离、免疫荧光检查,均可获阳性结果。急性期 IgG、IgA 降低,IgM 升高。小婴儿易发生混合型酸中毒。

（四）诊断和鉴别诊断

年龄小,喘憋出现早是本病的特点,但确诊要靠血清学和病毒学检查,免疫荧光和酶标检查可快速诊断。临床上除和细菌性肺炎鉴别外,还应和流感病毒性肺炎、副流感病毒性肺炎、腺病毒肺炎等鉴别。

（五）预防

至今无预防疫苗和其他有效预防措施,但早期诊断、隔离、群防群治、冬春保持室内空气流通、注意空气消毒,特别是病室、产房,婴儿室等,还是行之有效的。

（六）治疗

参阅毛支炎。

（七）预后

经合理治疗 7~10 天多可治愈,预后良好。婴儿或有严重并发症和并存症者,病死率仍高。多死于喘憋过重所致的呼吸衰竭或失代偿性酸碱紊乱或 MODS。治愈者易反复发作喘息,而转为喘支或哮喘。

三、副流感病毒感染

（一）病因和流行病学

副流感病毒属副粘 RNA 病毒,有四个血清型。Ⅰ、Ⅱ型是儿童喉及支气管炎及 6 个月以内婴儿肺炎和毛细支气管炎的主要病原体,仅次于腺病毒。Ⅲ型为血球吸附型病毒。Ⅳ型有 A、B 两种亚型,在小儿少见。该病毒抗原性稳定,可凝集红细胞,呈散发性发病,冬春多见。据 1976~1978 年上海测定儿童血中本病毒抗体表明,在我国感染率极高,3 个月~1 岁小儿为易感对象。有特异性抗体的人群中仍有部分发病,可能和不同型别有关。

（二）临床表现

初有呼吸道卡他症状。多有 3~5 天的中等程度发热、咳嗽或高热及呼吸困难、哮吼样咳嗽、三凹征等,但多数患儿表现较轻,一般无中毒症状。肺部可有散在性干湿啰音。X 线检查可见小片状阴影。病程较短,1~2 周可获痊愈。

(三)诊断

主要依据症状、体征和流行病学,与其他病毒性肺炎、细菌性肺炎加以区别。确诊要靠病毒分离和血清学诊断,如恢复期血清抗体升高 4 倍以上则可确诊。

(四)治疗

参阅"流感"节。

四、巨细胞病毒性肺炎

本病又称巨细胞病毒肺炎。因在发病器官的组织内发现多量核或胞质内含包涵体的巨大细胞而得名。同济医科大学以抗 CMV 单克隆抗体免疫酶组化法检测 76 例下感患儿支气管冲洗物,阳性率达 39.5%。

(一)病因和流行病学

CMV 属疱疹病毒。感染后受染细胞变圆、增大、核或胞质内出现包涵体。该病毒在热、酸和脂溶性溶剂中不稳定。56℃30min 或紫外线照射可灭活,耐寒。现知只有一个血清型。分布于全世界。病人和带毒者为传染源,CMV 存在于唾液、血液、乳汁、尿及生殖道分泌物中,可通过飞沫、哺乳、口鼻、产道及输血传播,还可经胎盘和宫内侵袭致先天性感染。各年龄组均可感染和携带,但肺炎以小婴儿为主,幼儿园中儿童 CMV 检出率达 50%;2~3 岁排毒率最高,无性别及季节特性。

(二)临床表现

因属全身性感染,呼吸道症状常被掩盖。通常以呼吸、消化和神经系统症状为主,可有发热、气急、咳嗽、腹泻、拒奶及烦躁、哭闹、头喜后仰等。新生儿可见呼吸不规则或持续性呼吸窘迫和发绀。肝脾大常见,重者和新生儿可见黄疸及细小出血点状皮疹,并有不同程度溶血性贫血。X 线检查以间质性和小叶性病变为主。宫内感染可致流产、死产和先天畸形。

(三)诊断

极易误诊,北京儿童医院经用聚合酶链反应(PCR)检测肺组织 CMV-DNA 确诊的 CMV 肺炎,生前全部误诊。尿沉渣涂片查 CMV 包涵体、病毒分离、双份血清、免疫荧光、酶标抗体检查等,阳性率均很高,PCR 技术具有高度特异性和敏感性,可精确地显出 CMV-DNA 在肺内的分布特点。

(四)防治

免疫制品和中药治疗效果良好,更昔洛韦是特效治疗药,慢性感染需长期用药。有效预防寄希望于疫苗问世。加强围生期卫生,可减少新生儿感染。现人类 CMV 抗原决定簇 DNA 片段重组已获得成功,疫苗制备和批量生产已成为可能。

五、EB 病毒性肺炎

EB 病毒属疱疹 DNA 病毒 γ 亚科,世界广泛存在,呈横向传播,人群感染率达 90% 以上,3~5 岁为感染高峰,可终身性潜伏性感染;病毒 DNA 可整合到宿主细胞基因中,故可致癌:是 Burkitt 淋巴瘤和急慢性单核细胞增多症的病原体,也与鼻咽癌、格林-巴利综合征、面神经瘫痪等有关。感染后可累及全身各系统。在呼吸系统可致反复性间质性肺炎、持续性咽峡炎等。

EBV肺炎除具一般肺炎的症状和体状外,可有时隐时现的咳嗽和反复性发热,常伴有肝、脾和淋巴结肿大;X线检查以间质性病变为主。急性期WBC增高,淋巴细胞>50%,异型淋巴≥10%。确诊要靠特异性抗体检测,如抗壳抗原抗体(抗-VCA),抗早期抗原抗体(抗-EA)、抗核心抗原抗体(抗-EBNA)等。特异性基因重组疫苗已试制成功。

六、人偏肺病毒性肺炎

(一)病因学

是由新近发现的人偏肺病毒(hMPV)引起的肺部炎症。该病毒系2001年荷兰学者首次发现,此后加拿大、澳大利亚、英国等陆续报道。属于副黏液病毒科肺病毒亚科,与禽类肺病毒(APV)有高度同源性。北京和重庆儿童医院于2003年先后发现74例和25例hMPV,占全部病毒标本的19.5%和9.5%,并且在北京地区可能存在着两个基因型。

(二)临床表现

男女比例为1.5∶1,年龄2个月～5岁,其中≤2岁占83.8%,>5岁占1.4%。发病季节以冬季(重庆为秋冬季)最多,主要引起肺炎及毛支炎、哮支、哮喘的表现,是肺炎的另一重要病毒病原,也是引起喘息性疾病的重要病原,既可单独感染,也可与其他病毒混合感染,但二者临床表现并无差异。

(三)诊断与鉴别诊断

不明原因的病毒性肺炎中在检测RSV等病毒抗原的同时,用RT-PCR法检测鼻咽分泌物中hMPV的L和M病毒基因,方可确诊并与其他病毒感染鉴别。

(四)治疗

与其他病毒性肺炎相同。

七、肠道病毒引起的下呼吸道感染

主要是柯萨奇病毒B组(CBV)和ECHO病毒1、2型、轮状病毒等所致,多见于夏秋季,呼吸道症状一般轻,常合并肠道病毒感染的其他症状,如腹泻、疱疹性咽炎、皮疹等。有人调查了100人,CBV在呼吸道感染病人中检出率为24%。首都儿科研究所以血清免疫印迹法对住院的104例临床拟诊为病毒性下感患儿进行检测,CBV-IgM阳性率达30.8%。其特点为:①儿童患此病时临床病情较轻,重症呼吸困难少见,预后良好,但婴幼儿感染此病则较重,且年龄愈小,病情愈重;②除呼吸道症状外,合并其他系统症状较多,84%有持续较长时间的发热,68%合并腹泻;心肌酶谱和心电图异常率达50%和36%;皮疹发生率达36%;③如果孕妇临产前感染CBV,可造成母婴垂直传播,婴儿出生后患病,并可致交叉感染。新生儿CBV感染,多发生心肌炎和肺出血,病情凶险,死亡率极高。如不警惕,可发.生产房婴儿成批死亡,国内外都有过报道。因此,在秋冬季病毒性呼吸道感染流行期间,产科、儿科医师都应高度重视CBV感染。轮状病毒性下呼吸道感染,广州、北京、湖南等均发现此病。广西医大对南宁市200例无消化症状的肺炎患儿用A群轮状病毒单克隆抗体酶联免疫吸附法检测鼻咽分泌物中轮状病毒,阳性率9.5%,再次证明它是南宁地区小儿肺炎的原因之一。其症状体征较轻,按常规方法治疗,均痊愈。山东也有类似报道。此外,星状病毒也是引起婴儿腹泻的新病毒,但与呼吸道感染的关系尚少报道。

八、其他病毒性肺炎

其他如鼻病毒、呼肠孤病毒、普通冠状病毒等，均可引起小儿肺炎，但少见，以引起上感为主，不详述。

九、病毒性肺炎的治疗

一般治疗、支持、对症疗法和护理、继发细菌性感染抗生素的应用及并发症的治疗，参阅本章支气管肺炎节。此处仅介绍抗病毒药物的应用。

（一）抗病毒化学合成药物

①利巴韦林：10～15mg/（kg·d），口服、肌内注射或静滴，国内认为有广谱抗病毒作用，国外仅用于 RSV 感染。0.1％溶液滴鼻或雾化吸入对上感防治有效。主要副作用为粒细胞减少和贫血，孕妇禁用；②阿昔洛韦：20mg/（kg·d）分 3 次口服，或每次 5mg/kg 静脉滴注，q8h。适于疱疹、水痘—带状疱疹Ⅴ感染；③更昔洛韦：5～10mg/（kg·d）静脉滴注，对 CMV 特效，对疱疹病毒、乙肝及 RSV、AdV 等呼吸道病毒感染亦有效。血小板减少和粒细胞减少者慎用；④金刚烷胺：4～8mg/（kg·d），≯150mg/d，分 3 次口服，连用 5～7 天，对流感病毒有效，宜早用；⑤奥司他韦（达菲）：3mg/（kg.次），bid×5 天，≯150mg/d。类似的药物有扎那米韦，因口服吸收不好，每次 10mg 雾化吸入，bid×5 天，有较好的防治效果，主要用于流感的防治，人禽流感亦可用。泰米氟氯对人禽流感亦有效。均宜 48h 内应用；⑥干扰素 alb（润德素）：为广谱抗病毒药物，有人治疗小儿肺炎 59 例，全部有效，治愈率达 87.5％，远高于利巴韦林对照组。用法：＜2 岁 6μg，～5 岁 10μg，＞5 岁 20μg，肌内注射，qd，5～7 天。此外，对病毒性肠炎（秋季腹泻）亦有效；⑦聚肌胞：每次 1～2mg，肌内注射，隔日 1 次。可诱导干扰素的生成，发挥抗病毒作用，还可调控宿主的免疫应答，对慢性或反复呼吸道病毒感染效果好，疗程系 1～3 月；⑧静注用丙种球蛋白：对重症肺炎病人可试用，有人用富含 RSV-IgG 的血浆治疗 RSV 肺炎取得显著效果。重庆儿童医院曾用静滴丙种球蛋白每次 200～300mg/kg，5～7 天，治疗 29 例重症 RSV 毛支炎，显效率 87.25％，恢复期病人血清也可选用。

（二）中医药制剂

辨证治疗或中成药针剂（如莪术油、炎琥宁、穿琥宁、培美他尼、清开灵）、口服制剂（黄栀花、双黄连、金振口服液、返魂草、麻甘颗粒、肺热咳喘口服液、清热解毒口服液等）在病毒性肺炎治疗中有重要地位，可参阅中药疗法及流感等的治疗。

第八节　细菌性肺炎

细菌性肺炎临床常见，可为原发，亦常继发于病毒或支原体等感染后，成为混合感染性肺炎，还可见两种细菌感染的肺炎。不同细菌引起的肺炎，表现不尽相同。现分述如下。

一、肺炎链球菌肺炎

主要引起以肺大叶或肺节段为单位的肺实质性炎症，故称大叶性肺炎，但在婴幼儿更常引起支气管肺炎。临床上发病急、高热、头痛、胸痛、呼吸困难、肺部体征出现较晚，经妥善治疗，预后良好。大多数见于 3 岁以上小儿,男性多于女性,年长儿较多,冬春季多见。

（一）病因

病原体为肺炎链球菌(PNC),旧称肺炎双球菌或肺炎球菌,为 G^+ 双球菌,属链球菌的一种。肺炎链球菌有 86 种不同血清型,国内常见致病肺炎链球菌型别是 5、6、1、19、23、14、2、3、7、8 等。疲劳和受凉等机体抵抗力下降时,病原体乘虚侵入而发病。

（二）临床表现

1.症状

少数有前驱症状,起病多急剧。突发高热、胸痛、食欲不振;疲乏和烦躁不安。体温可高达 $40 \sim 41℃$。呼吸急促达 $40 \sim 60$ 次/min,呼气呻吟、鼻扇、面色潮红或发绀。呼吸时胸痛,故患儿多卧于病侧。最初数日多咳嗽不重,无痰,后可有痰呈铁锈色,但儿童期较少。幼儿及学龄前儿童常有呕吐、腹泻、腹痛等消化系统症状,右下叶肺炎可致剧烈腹痛,有时误诊为阑尾炎。重症病例可有惊厥、谵妄及昏迷等中毒性脑病的表现,常被误诊为中枢神经系统疾病。重症早期及中期出现四肢冷、脉搏细弱、血压下降,可转为休克型肺炎,甚至有因脑水肿而发生脑疝者。较大儿童可见唇部疱疹。

2.体征

早期往往缺乏,或只有轻度叩浊,或呼吸音稍减弱。典型体征多在病后 $2 \sim 3$ 天出现,患侧呼吸运动减弱,语音震颤增强,出现浊音,呼吸音减低,管性呼吸音,以后出现小水泡音及捻发音,晚期病例有时出现胸膜摩擦音,病变范围小,治疗及时者可始终无阳性体征。

（三）辅助检查

(1)WBC 及中性粒细胞明显增多,WBC 总数可达 $20 \times 10^9/L$ 以上,偶达 $(50 \sim 70) \times 10^9/L$,但也有少数病儿的白细胞总数减少,常示病情严重,预后较差。中性粒细胞达 80% 以上,可见中毒颗粒。CRP 往往阳性。有 30% 病人可自深部咳嗽所得分泌物、血液、胸腔积液的培养中查出肺炎链球菌。此外,可采集血、尿标本用 CIE、LA 等方法检测肺炎链球菌荚膜抗原,用放射免疫、杀菌力试验和 ELISA 等方法测定肺炎链球菌作辅助诊断。尿检查可见微量蛋白。心电图在急性期可表现窦性心律不齐,甚至呈现心肌受损的图像。

(2)X 线检查:早期可见肺纹理加深或局限于一个节段的浅薄阴影。以后整个肺大叶或肺节段出现均匀一致密度增高影。多侵犯右肺上叶及左肺下叶。少数病例可在早期即出现胸腔积液,但并不一定是脓胸。经治疗的病人,X 线所见可不典型。

（四）并发症

如不彻底治疗,可并发脓胸、肺脓肿、心肌炎、心包炎、中耳炎、中毒性肝炎等。败血症患儿可并发感染性休克。肺大疱少见。

（五）诊断与鉴别诊断

根据典型症状和体征不难诊断。需与胸腔积液、脓胸、肺结核、阑尾炎、中枢神经系统感染、中毒性菌痢等鉴别。休克型肺炎与其他感染性休克相似,在全面分析休克病因时,不可遗漏本病,可疑本病或不典型病例宜及早行 X 线胸部检查可确诊。

（六）防治

1.预防

同一般肺炎。在某些国家和地区,易发肺炎链球菌感染的高危人群(包括小儿尤其是患有镰状细胞病的儿童),可用多价肺炎链球菌多糖疫苗预防。

2.治疗

(1)一般疗法:可参阅支气管肺炎。

(2)控制感染:由于抗生素使用不当,肺炎链球菌对抗生素的耐药情况日趋严重。绝大多数肺炎链球菌菌株对青霉素很敏感,首选青霉素或阿莫西林,如用药2～3天病情未见好转,应注意有无并发症,并考虑耐青霉素菌株而改用其他抗生素;青霉素低度耐药者仍可首选青霉素G,但剂量要大,也可选用第1代或第2代头孢菌素,备选头孢曲松或头孢噻肟或万古霉素。青霉素高度耐药或存在危险因素者首选万古霉素或头孢曲松或头孢噻肟。

(3)其他疗法:缺氧时给氧,烦躁不安用镇静剂,有心力衰竭应立即纠正。对感染性休克或脑水肿者应按有关感染性休克或颅内高压症进行抢救。对合并脓胸、肺脓肿、心包炎、心肌炎及中毒性肝炎等应作相应的治疗。

二、金黄色葡萄球菌肺炎

本病大多并发于葡萄球菌败血症,多见于幼婴及新生儿,年长儿也可发生。病情较严重,发病以冬春季较多。常在医院内或婴儿室内发生交叉感染流行。

（一）病因

由金葡菌引起。根据其能否产生溶血环、血浆凝固、分解甘露醇、液明胶,作为判定致病性的标志。以上试验均为阳性者,为致病菌。一般认为凝固酶与细菌毒性有一定关系,如为凝固酶阴性(如表皮葡萄球菌),则多为条件致病菌,很少引起严重疾病,但为医院内感染的常见细菌之一。在儿童尤其是新生儿,免疫功能不全是金葡菌感染的重要易感因素,而且凝固酶阴性的葡萄球菌在新生儿血培养中不容忽视。金黄色及表皮葡菌均可致病,但以金葡菌致病性最强。葡萄球菌对干燥、热($50℃$、$30min$)具有相当大的抵抗力,但3‰六氯酚易抑制其生长。许多菌株能产生青霉素酶,在含高浓度青霉素的培养基中仍能生长,是因青霉素酶可以裂解青霉素的 β-内酰胺环,并可产生 L 型变异的耐药菌株。由于滥用抗生素,耐药金葡菌的菌株明显增加,金葡菌感染也见增多。对青霉素 G 耐药金葡菌已成为全世界难题,20 世纪 80 年代国内外报道耐甲氧西林金葡菌(MRSA)已成为院内感染的主要病原。近年来,对万古霉素耐药的金黄色葡萄球菌也已经出现。

（二）临床表现

1.症状和体征

金葡菌肺炎常见于 1 岁以下的幼婴。起病急,病情发展迅速,变化较大及易于化脓为其特点。一开始可有 1～2 天上呼吸道感染症状,或有皮肤小脓肿的病史,数天到 1 周后,突起高热、咳嗽、呻吟、喘憋、发绀,呼吸、心率加速,肺部体征出现较早,早期呼吸音减低,散在中细湿性啰音,病情迅速恶化。脓胸时患儿高热不退、气促、发绀加重,病变侧呈浊音,呼吸音减弱及语音震颤增强,但婴幼儿即使有脓气胸或大量胸腔积脓,听诊时呼吸音仍可听到,每易漏诊。肺部易于形成梗阻性肺大疱。由于胸膜下病变破裂,脓气胸可突然发生,或由于脏层胸膜坏死,形成支气管胸膜瘘,造成张力性气胸,患儿突然呼吸困难,纵隔向对侧移位,发绀严重,很快发生呼吸衰竭,甚至引起突然死亡。伴纵隔气肿时呼吸困难加重,颈部可有皮下气肿出现,扪之有握雪感。亦可为暴发性起病,突发发绀、呼吸困难、嗜睡、烦躁、呕吐、超高热,甚至昏迷、惊厥与休克,迅速全身衰竭。早期缺乏物理征及 X 线改变,与全身严重的中毒症状不相称。新生儿、早产儿及营养低下、全身瘦弱的婴幼儿,可见低热、无热或体温不升,精神萎靡、拒乳、呕吐,面色苍白、呼吸微弱、心搏无力而衰竭。

2.X 线检查

①临床症状与胸片所见不一致。当肺炎初起时,临床症状已很重,而 X 线征象却很少,仅表现为肺纹理重,一侧或双侧出现小片浸润影;当临床症状已趋明显好转时,在胸片上却可见明显病变如肺脓肿和肺大疱等表现;②病变发展迅速,甚至在数小时内小片炎症就可发展成脓肿;③病程中,多合并小脓肿、脓气胸、肺大疱。严重的还并发纵隔积气、皮下气肿及支气管胸膜瘘;④胸片上病灶阴影持续时间较一般细菌性肺炎为长,在 2 个月左右阴影仍不能完全消失。

（三）实验室检查

WBC 一般超过$(15\sim30)\times10^9$/L,中性粒细胞增多,可见中毒颗粒。半数小婴儿可降低至 5×10^9/L 以下,而中性粒细胞计数仍高,预示预后严重。CRP 增高。

（四）诊断

1.病原诊断

①细菌培养:在抗生素治疗前必须进行痰、鼻咽拭子、浆膜腔液、血液或肺穿刺物培养,可获金葡菌,凝固酶阳性。成人及儿童痰培养阳性率可达 87%～95%。40%2 岁以下婴儿及 20%年长儿患者有菌血症;②快速诊断法:取痰或胸腔积液涂片作革兰染色,发现中性粒细胞及 G^+ 球菌呈葡萄串链状排列,可立即提供葡萄球菌肺炎的初步诊断;③CIE:检测金葡菌感染患者血清中磷壁酸抗体,以效价≥1:4 为阳性,阳性预测率为 98.6%,诊断率为 94.6%,可作金葡菌感染的病原学诊断的补充。复查该抗体的升降还有助于病情监测,以供治疗参考。

2.临床诊断

1 岁以下尤其是 3 个月以下患儿患肺炎时,病情发展迅速,伴肺大疱、脓胸或肺脓肿形成者,为金葡菌肺炎的典型改变。患儿或其密切接触的亲属身体任何部位的皮肤疖肿,或其他葡萄球菌感染的存在,可提供有价值的诊断线索。

（五）鉴别诊断

应与以下疾病相鉴别:

1.原发性肺结核进展期有空洞形成

有密切结核接触史,PPD 阳性,X 线胸片示肺门淋巴结阴影增大,周围可有炎性改变,肺内大片浸润,其中有透光区。

2.支气管异物继发感染

有发热、咳嗽,肺部 X 线表现类似肺脓肿,但对一般抗生素治疗效果不好,应警惕由异物所致。患儿多有异物吸入史,除形成肺部脓肿外,还可能有某节段的或小区域的肺不张表现。

3.横膈疝伴肠曲进入胸腔

最多者为胸腹裂孔疝,多见于新生儿,儿童也可见到。按进入胸腔脏器的多少及年龄不同有很大差别,临床可有呼吸困难及发绀,食后及哭闹后加剧,可反复发生肺炎(发热、咳嗽、咳痰),腹痛与呕吐。体检时可见患儿患侧胸壁呼吸运动减弱,心界向健侧移位。患侧叩诊呈鼓音,呼吸音减低或消失。X线可协助诊断,确诊后应手术治疗。

4.原发性肺念珠菌病

可有发热、咳嗽、咳痰,X线检查类似肺炎或肺脓肿改变,抗生素治疗无效,痰涂片及痰培养可有白色念珠菌。抗真菌治疗效果好。

(六)治疗

本病的一般治疗与支气管肺炎相同。因病情多较重,在早期疑为金葡菌肺炎时即应给以积极控制感染。MSSA 和 MSSE,首选苯唑西林及氯唑西林,备选第1、2代头孢菌素。青霉素过敏者,可用红霉素、克林霉素等。MRSA、MRSE 首选万古霉素或联用利福平,或马斯平、泰能等。一般在体温正常后7天,大部分肺部体征消失时可停用抗生素,疗程至少3～4周。同时要加强支持疗法,如给新鲜血浆、静注用丙种球蛋白等。发展成脓胸或脓气胸时,参阅第十七章第二、三节。

(七)预防

①注意营养,合理的生活制度,多进行户外活动,勤洗澡,搞好皮肤黏膜清洁卫生,增强体质,提高机体免疫力;②避免滥用抗生素,以减少耐药金葡菌株产生;③医院及新生儿室要健全卫生隔离制度,新生儿室及手术室要定期作空气、墙壁、地板、被褥及食具、医疗器械等的消毒,严禁有金葡菌感染的人员进入,以免感染传播。

三、酿脓链球菌性肺炎

它是溶血性链球菌引起的肺损害,有细菌直接引起的肺部感染和间接引起的风湿性肺炎两类(后者见第十六章结缔组织病的肺部表现)。

(一)病因

链球菌分为 α、β、γ 三型,致病的链球菌以 β 型为主,根据其抗原分为 A～S18 个族。A 族为酿脓链球菌,B 族为新生儿严重感染的主要病原。该菌常为其他细菌性和病毒性疾病继发。侵入体内后易通过组织、淋巴管及血流发生扩散性传染。

(二)临床表现

可突然暴发起病,也可由上感开始。一般体温上升迅速而高,可达 40℃以上,伴有显著的衰竭现象。最初的体征为局限于胸部病灶播散区的啰音,典型肺实变的体征出现较晚。叩诊浊音及呼吸音降低,常为胸膜已有渗液的证据。当渗液大量而迅速形成时,由于严重的机械性压迫可出现呼吸困难、发绀、纵隔移位、静脉回流受阻等症状和体征。本病若不治疗,高热常持续2～3周逐渐下降,或在急性期因严重中毒症及呼吸衰竭而死亡。

(三)诊断

依靠从鼻咽部、胸膜渗出液及血液中分离出链球菌而确定诊断。感染后的短期内常有血清中抗"O"效价的增高,可作为参考。WBC 总数和中性粒细胞都显著增高。胸部 X 线检查可以发现肺部的浸润灶和胸膜腔积液。

(四)预防

加强体育锻炼,积极治疗扁桃体炎、咽炎、猩红热等疾病。

（五）治疗

青霉素疗效最佳,剂量宜稍大,与磺胺药联合应用可增强疗效。也可用红霉素、氯霉素、四环素等。为防止粘连可用氢化可的松。其他对症及支持疗法同支气管肺炎。

四、流感杆菌性肺炎

（一）病因

该菌为 G⁻ 短小杆菌,呈多形性、无芽孢、无鞭毛、不能运动。有荚膜的黏液型菌株毒力较强。光滑型和粗糙型菌株无荚膜,毒力较弱。其所含的荚膜多糖抗原,具有型特异性,能刺激机体产生保护性抗体。应用特异性免疫血清可将 Hi 分为 a～f6 型,其中以 b 型(Hib)致病力最强。小儿多系 Hib 所致。Hi 在人群中有相当高的携带率,上呼吸道是 Hi 的正常寄生部位,健康人鼻咽部带有 Hi 者高达 80%。集体托幼儿鼻咽部 Hib 携带率为 58%。其传播方式为:①幼儿园和家庭内接触传染;②孕妇患 Hi 宫颈炎、阴道炎或子宫内膜炎时,胎儿或新生儿在宫内或分娩时受到感染。

（二）临床表现与诊断

多见于 5 岁以下小儿及老年人,起病多较缓慢。常见有上呼吸道感染症状,继之出现发热、咳嗽、咳痰、呼吸困难和鼻翼扇动等。病程长达数周之久。体检可见实变体征如叩浊,听诊可闻管状呼吸音及湿啰音等。幼婴常伴有菌血症,易合并脓胸、心包炎及关节积脓等。X 线可见肺炎改变。此菌培养要求条件高,一般培养为阴性。

（三）预防

Hi 荚膜多糖菌苗接种,对于 1 岁以上的小儿能起到良好的保护作用,而对于 1 岁以内者则作用不大,因该菌对前者能产生较高抗体水平,而对后者则远不能令人满意。接种办法:将 0.5mLHi 荚膜多糖疫苗注入上臂皮下注射。

（四）治疗

1.一般治疗

如加强护理,合理喂养,给予营养高易消化的食物等,同一般肺炎。

2.选择有效抗生素

治疗应首选(阿莫西林＋克拉维酸)或(氨苄西林＋舒巴坦),备选第 2～3 代头孢菌素或新大环内酯类。对氨苄西林耐药时可改用头孢曲松、头孢呋辛或头孢尼西等。

五、绿脓杆菌性肺炎

绿脓杆菌所致肺炎近年来较为常见。病情重,病死率高,多发生于早产儿、幼婴及患严重心肺疾病的患儿,6 个月以内发病者占 74%。因所有年长儿均可产生抗绿脓杆菌抗体,但有先天免疫缺陷或长期大剂量应用免疫抑制剂、糖皮质激素和化疗、放疗等继发免疫缺陷及气管切开、机械呼吸、昏迷的年长儿,也易患本病。曾有报道 87 例白血病患儿入院时,绿脓杆菌带菌率为 25%,而在住院期间带菌率升高到 54%。36 例绿脓杆菌肺炎中,有 26 例系在住院期间发生,可见绿脓杆菌多发生于住院患儿。国外多见于纤维囊性变病人。

（一）病因

绿脓杆菌为假单胞菌属,革兰氏阴性、有鞭毛、能运动。因能产生绿色色素,脓液呈绿色而得名。广泛存在于自然界,易在潮湿温暖的环境中繁殖,土壤及水中均可存在,为条件致病菌,常在人体免疫力较差的情况下继发感染。医院环境更易污染此菌,如洗涤槽、肥皂盒、药物、食物、雾化器、湿化器、人工呼吸机以及刷子、拖把等均可被污染。尚可存在于健康人体皮肤、呼吸道、口腔及肠道中。5%～10%儿童粪便中可发现绿脓杆菌。健康小儿咽拭子培养亦可发现绿脓杆菌。传染源可来自:①医务人员的手;②住院病人开放病灶如皮肤、尿道、呼吸道及消化道的绿脓杆菌感染;③污染的器械等。

(二)临床表现

起病常在上感症状数日之后,在短期内病情迅速发展。患儿出现寒战高热,早晨比下午高,发热呈稽留热、间歇或弛张热型,亦可为低热,伴有咳嗽及呼吸困难,可排出大量脓性绿色痰液,甚至咯血;脉搏与体温比较相对缓慢;全身中毒症状日益明显。面色苍白、口周发绀、嗜睡,病重者有意识障碍、昏迷,甚至休克。体检:肺部无明显的大片实变征,有弥漫细湿啰音及喘鸣音。伴有胸膜炎时叩浊、呼吸音减低;伴有菌血症的患儿,除上述症状外,尚可有黄疸、贫血、肝脾大以及典型的皮肤改变:①坏死性臁疮:臀部、腹股沟、肛门及会阴部附近可见圆形紫色硬结、中央有坏死区,呈紫黑色,大小不一,直径约为1cm,周围有红斑。溃疡上覆盖有焦痂;②皮肤出血性坏死改变:初为红色斑疹,继之出血性改变,并成为丘疹,其中心有或无小疱形成,相继出现坏死现象,周围有红晕。急性菌血症时,皮肤迅速出现一批淤点,周围有红色晕轮,即所谓"靶征",示病情严重。实验室检查:WBC轻度增多,但1/3病人可减少,并可见贫血及黄疸。X线胸片可见结节状浸润阴影及许多细小脓肿,后可融合成大脓肿;一侧或双侧出现少量血性胸腔积液或脓胸。痰内可见大量G⁻杆菌。

(三)预防

绿脓杆菌疫苗预防接种。用7价提纯抗原制成的疫苗对易受绿脓杆菌感染者预防接种,注射后5～7天即可产生抗体,对癌症及烧伤患儿有一定保护作用。

(四)治疗

目前多采用联合用药,羧苄西林或替卡西林＋庆大霉素,羧苄西林首次剂量150mg/(kg·d),替卡西林200～300mg/(kg·d),庆大霉素5mg/(kg·d),静脉注射。多粘菌素B最为有效,可选用,但副作用大。第3代头孢(头孢他啶等)效果较好,亦可用泰能。加强支持疗法至为重要,如新鲜血、血浆、静注用丙种球蛋白等。其他治疗同一般肺炎。

六、大肠杆菌性肺炎

该病多系间质性肺炎,肺间质有数种细胞浸润,以迅速发展的融合性肺实变、坏死、空洞形成为其特点,常引起脓胸,但肺脓肿少见。本病发病率较低,但病死率高达50%左右。

(一)病因

大肠杆菌为肠杆菌科中主要致病菌之一,在普通培养基上容易生长,不生芽孢,无鞭毛,不活动,一般环境中生活能力强,对一般抗生素有一定敏感性,但容易产生超广谱β-内酰胺酶而严重耐药。大肠杆菌多来自胃肠道感染或泌尿生殖道感染病灶,经血源播散到肺部发生肺炎,少数系有口腔或医院污染源吸入而致病。此病多见于以下几种情况:①新生儿出生时吸入被大肠杆菌污染的母亲的阴道分泌物,成为吸入性肺炎;②患腺病毒性肺炎、麻疹和其他疾病后的小儿;③长期大剂量使用皮质激素或免疫抑制剂者;④长期使用广谱抗生素,发生二重感染;⑤患糖尿病或肾盂肾炎者;⑥胸腹部大手术,全身麻醉,意识障碍者等;K型大肠杆菌是新生儿感染的主要致病菌。

（二）临床表现

绝大多数为婴儿，1/3 为新生儿，1/3 为有Ⅱ～Ⅲ度营养不良儿。发病一般缓慢，偶见新生儿发病急骤。全身症状极重，主要为发热，且脉搏常与发热不成比例。新生儿体温可不升。呼吸急促、咳脓痰、鼻翼扇动、口周发绀。体检可发现两肺底叩诊音浊，吸气末可听到湿啰音。常伴胃肠道症状如恶心、呕吐、腹痛、腹泻。有败血症的患儿常见周围循环衰竭，表现为面色苍白或土灰、四肢发凉、心率快、心音低钝，甚至血压降低及精神萎靡、烦躁不安、嗜睡和昏迷。X线多呈双侧支气管肺炎，有多叶性肺实变或弥漫性斑片状阴影，以两下叶为主；中等大小的脓腔多见；40%伴脓胸，多发生在病变广泛的一侧。

（三）诊断

根据年龄、诱因、临床表现进行综合判断。如有严重的中毒症状及循环衰竭症状，结合X线检查及痰涂片检菌与培养，可考虑本病，但确诊须靠血、胸腔穿刺液或气管和支气管吸出液中培养出大肠杆菌。

（四）治疗

①控制感染：首选头孢曲松或头孢噻肟，单用或联用阿米卡星或庆大霉素，备选有复方替卡西林或氨曲南或亚胺培南或头孢吡肟等；②一般治疗、对症及支持疗法，同一般肺炎。

七、变形杆菌性肺炎

少见，多继发于其他疾病。

（一）病因

由变形杆菌所致。本菌为 G^-、两端钝圆的小杆菌。有明显多形性倾向，有时呈球形或丝状，无芽孢或鞭毛，运动活泼为其特点。本菌在琼脂平板上呈迁徙生长。分解尿素，不发酵乳糖，能溶血。培养物有特殊臭味。其普遍存在于含有机物质的土壤与水中，特别在阴沟污物中为多，正常粪便中为数不多，当肠道功能失常时可大量出现。为条件致病菌，多系院内感染。患者大多继发于支气管-肺部疾患、膀胱炎、婴儿腹泻、化脓性病灶和腹膜炎等。多见于婴儿，偶见于较大儿童，发病与机体抵抗力有关，如肾脏病或糖尿病患儿，存有中耳炎、鼻窦炎等变形杆菌感染灶时。

（二）临床表现

发病可急可缓，婴儿常有肠道感染的前驱症状。本菌可经肠壁淋巴组织或血行至肺引起肺部病变，主要表现为发热，体温可达39℃以上。咳嗽，往往呈刺激性咳嗽，如咳嗽过剧，支气管黏膜损伤可致痰中带血丝。有时支气管痉挛和（或）堵塞，则见气喘，呼吸困难非常严重。缺氧、呼吸性酸中毒，面部发绀。体检可见鼻翼扇动、三凹征、呼吸音粗、两肺布满湿性啰音或哮鸣音等，还出现全身中毒症状，如食欲低下、婴幼儿拒乳、烦躁不安、兴奋性增高甚至发生惊厥、嗜睡、昏迷。也可出现明显的胃肠道症状，如呕吐、腹泻，严重者可发生脱水、酸中毒及电解质紊乱。X线胸片表现与肺炎杆菌相似，多呈肺段性实变，以右上叶后段居多。有些病例受累肺叶的容积缩小，可形成多发性脓肿，甚至为巨大空腔。本病病程常迁延反复，严重者因心力衰竭而死亡。

（三）诊断

临床上有肺炎症状和体征，血培养或胸腔穿刺液培养阳性或痰培养两次以上阳性即可确诊。

（四）治疗

变形杆菌对抗生素有一定耐药性。奇异变形杆菌肺炎可单用氨苄西林 200～300mg/(kg·d)。其他变形杆菌肺炎可采用羧苄西林 100mg/(kg·d)，加庆大霉素 0.5 万 U/(kg·d)或卡那霉素 20～30mg/(kg·d)。中毒症状重呼吸困难严重者可给予氢化可的松等激素，并配合吸氧、雾化吸入 β_2 受体激动剂＋普米克令舒等。注意支持及对症治疗。保持水与电解质及酸碱平衡。有心衰者给强心药。严格氨基糖苷类抗生素的适应证，并注意其毒副作用。

八、沙门菌肺炎

沙门菌肺炎是伤寒、副伤寒、鼠伤寒或其他非伤寒沙门菌引起的肺炎，发生于沙门菌属的感染病程中，较少见。发病率及病死率均以幼小婴儿为高。1884 年从病人痰中培养出伤寒杆菌后，报道日多，已引起重视。前几年鼠伤寒沙门菌曾有流行，对新生儿及小婴儿有很大威胁。

（一）病因

沙门菌为 G^- 杆菌，无芽孢，一般无荚膜，绝大多数有鞭毛，大多数菌种能运动，需氧生长，以不分解乳糖为其特征。菌体裂解释放出内毒素而致病。常见的如伤寒杆菌，副伤寒杆菌甲、乙、丙型及鼠伤寒沙门菌对人体有致病力，其他沙门菌如肠炎杆菌、猪霍乱沙门菌、牛型沙门菌等也使人致病。沙门菌在自然界存活能力较强，水中存活 2～3 周，粪便中可活 1～2 个月，冰冻土壤中可过冬。对热抵抗力不强，60℃15min 即可杀死，干燥后数小时内死亡，5‰石炭酸或 1∶500 升汞 5min 杀灭。它有 3 种主要抗原：①鞭毛抗原亦称 H 抗原，不耐热，抗体主要是 IgG；②菌体抗原亦称 O 抗原，是细胞壁的一部分，抗原性质稳定，耐高热，不被一般消毒剂破坏，抗体主要是 IgM；③包膜抗原亦称 Vi 抗原或 K 抗原，存在于 O 抗原外围的包膜，见于某些沙门菌如伤寒杆菌、丙型副伤寒杆菌等。有 Vi 抗原的细菌较无 Vi 抗原者的毒力更强。

（二）流行病学

沙门菌属感染流行于世界各地。以温热带地区为多，全年均有发生，夏秋季节为高峰。在不重视饮食卫生、人群稠密的区域，医院婴儿室可突发小流行。病人和带菌者为传染源。病人排菌期一般为 2～6 周，恢复期带菌有时长达 1 年，约 3％伤寒病人愈后变为永久带菌者。沙门菌可通过水、食物、日常生活接触及苍蝇等方式传播。人们对沙门菌有普遍易感性，患病后可获得较永久免疫力。1959 年以前伤寒、副伤寒发病率较高，非伤寒沙门菌感染以猪霍乱沙门菌感染较多，近十几年来鼠伤寒发病率渐增高，目前已居首位，且发生肺炎的约占 1/4。

（三）临床表现

表现为大叶性肺炎或支气管肺炎症状。由沙门菌性支气管炎发展而来，也可为沙门菌败血症所引起。小婴儿院内感染鼠伤寒发生肺炎较前增多。发生沙门菌肺炎时可出现体温再度升高，但亦有不发热者。咳嗽、胸痛、呼吸急促，较为特殊的表现为痰常呈血性或带血丝。两肺可闻及湿性啰音。沙门菌属感染过程中，有呼吸道症状如咳嗽、气促等，即使无肺部体征，也应摄 X 线胸片以助明确诊断。小婴儿症状可极不典型。儿童沙门菌肺炎可引起肺脓肿及脓胸，但较少见。有报道鼠伤寒引起胸膜炎及肺出血。

（四）诊断与鉴别诊断

在沙门菌属感染的病程中，有咳嗽、气促，即采取痰、胸腔积液、血液及尿便进行细菌培养及作药敏试验，这对病原学诊断及治疗都有重要意义。取患儿双份血清，两次间隔7～10天，做肥达反应.如血清凝集素明显升高,有助沙门菌感染的诊断。如X线胸片示肺炎改变应考虑为沙门菌肺炎。少数沙门菌肺炎由于血行感染致肺实质炎症,肺X线片可见易与粟粒性肺结核相混淆的斑点状浸润,注意患儿有无与结核病人密切接触,借助PPD试验,痰或胃液涂片找抗酸杆菌以助鉴别。

（五）预后

年龄幼小,营养不良,患有免疫缺陷及代谢性疾病者及菌种毒力强时,预后差,病死率较高。

（六）预防

加强饮食卫生管理,注意灭蝇,防止鼠类污染。早期发现病人,予以隔离和彻底治疗。定期检查从事食品加工和饮食服务人员,杜绝带菌者从事此类工作。医院特别是儿科及新生儿室必须做好隔离消毒,医用器械、患儿使用物品,厕所及传染病患儿排泄物,都要用5%～10%来苏儿水或漂白粉消毒。积极对1～14岁儿童进行伤寒、副伤寒甲乙三联疫苗预防接种,以后每年加强一次,增加自身免疫力,以降低发病率。

（七）治疗

①一般治疗同其他肺炎;②抗生素选择:首选氨苄西林与庆大霉素或阿米卡星。如疗效不满意,可试用磷霉素50mg/(kg·d)静滴或口服,吡哌酸20～30mg/(kg·d)加TMP 5mg/(kg·d),分3次口服。氯霉素因耐药性增加及副作用,现已少用。也可使用复方甲基异恶唑加其他抗生素治疗。5～7天为一疗程,一般治疗需1～2个疗程。过早停用可致复发;③支持疗法:本病系全身感染的一部分,患儿消耗很大,加强支持疗法是治愈本病的一个重要措施。除一般支持疗法外,必要时可给血浆及鲜血或静注用丙种球蛋白及其他对症治疗。

九、肺炎杆菌肺炎

又称克雷白杆菌肺炎,可继发于慢性支气管扩张、流感或结核病人,亦可继发于近期使用抗生素之后。原发感染仅偶见于婴幼儿,可在婴儿室或病房内因奶瓶、吸氧设备及湿化器等污染而发生交叉感染,甚至造成小流行。呕吐、腹泻可为首现症状。此病可致广泛肺泡损坏、肺实质坏死、肺脓肿及空洞形成,有大量黏液蛋白渗出物,实变常沿大叶或小叶分布。易产生超广谱β-内酰胺酶为其特点。

（一）临床特点

①发病常急骤,出现呼吸困难;②年长儿有大量黏稠血性痰,但婴幼儿少见;③由于气道被黏液梗阻,肺部体征较少或完全缺如;④病情极为严重,发展迅速,患儿常呈休克状态;⑤X线胸片示肺段或大叶性致密实变阴影,其边缘往往膨胀凸出。可迅速发展到邻近肺段,以上叶后段及下叶尖段多见;⑥常见的并发症为肺脓肿,可呈多房性蜂窝状,日后形成纤维性变;其次为脓胸及胸膜肥厚。

（二）治疗

首选头孢曲松或头孢噻肟或安美汀。单用或联用阿米卡星或庆大霉素,备选有复方替卡西林或氨曲南或亚胺培南或头孢吡肟等。此病预后严重,病情常迅速进展到呼吸衰竭或中毒性休克,存活病人日后可残留肺部损害。

十、军团菌肺炎

本病系有 G⁻ 军团菌引起的一种非典型肺炎,是军团病中最重要的一种。其特点为暴发流行。散发病例则以机会感染为主。从 1976 年在美国费城暴发流行,1977 年报告首例后,迄今世界上已有 30 多个国家先后报道该病流行,散发病例已报告数千例。我国自 1982 年以来,已有数十例报告,1985 年后已有 3 次以上流行。首都儿科研究所曾对 84 例 2～12 岁住院肺炎患儿以间接免疫荧光法进行了嗜肺军团菌感染血清学回顾性调查,军团菌肺炎阳性率达 14.28%。由于军团菌肺炎病死率较一般细菌性肺炎为高,故应引起重视。

(一)病因

军团菌是一类需特殊营养的 G⁻ 需氧菌。细菌短小,少数呈丝状,不产生芽孢。在一般培养基上不生长;感染军团菌后,在单核细胞内繁殖,故抗体、补体和多核细胞对军团菌均缺乏抑杀作用。军团菌种已发现 22 个,其中嗜肺军团菌最为常见,有 10 个血清型。其他军团菌多为院内感染。军团菌含有多种外毒素和内毒素,几种毒素共同作用才引起疾病。军团菌是一种常见的环境污染菌,特别与水有关。它广泛存在于自然界,易在旅馆、医院环境中发生。多见于夏秋季节,存在基础肺疾患或机体免疫功能低下时易发。

(二)流行病学

有人估计军团菌肺炎占散发肺炎的 1%～4%,占诊断困难的不典型肺炎的 4%～11%。美国 CDC 统计全美 83 所医院资料认为,院内感染的肺炎中嗜肺军团菌肺炎占 3.8%。本病多见于中老年人,但 6 个月幼儿也可得病。综合国外儿童军团菌肺炎报道,本病占小儿肺炎的 2.4%～5.7%。南京市儿童医院,对 1986 年 9～12 月门诊与住院非呼吸道感染患儿和住院的 120 例肺炎患儿,用微量凝集试验方法进行 Lpl-8 型抗体水平检测,阳性率分别为 20.5% 与 40%,且患肺炎的儿童中有 4 例双份血清抗体测定 4 或 5 倍增高。结合国内一些地区血清学调查和病例报告,我国军团菌可能广泛存在,而学龄前及学龄期有较大感染机会。

(三)临床表现

嗜肺军团菌引起两种基本类型:肺炎型称军团菌肺炎或统称军团病,非肺炎型称为庞地亚克热。军团菌肺炎是一种严重的多系统损害性疾病,主要表现为肺炎和发热。潜伏期 2～10 天,平均 4 天;起病缓慢,免疫抑制病儿潜伏期短,起病突然。病初不适、厌食、乏力懒动、嗜睡,继之头痛、肌痛、胸痛、寒战,多数高热,也可低热,咳嗽,咳黏液性痰或脓性痰。后期常有呼吸困难。部分患儿有腹痛、呕吐、水泻,1/3 的患者有精神错乱、定向力障碍,表现为嗜睡、意识模糊、谵语、昏迷、痴呆、焦虑、惊厥、幻觉、健忘、言语障碍、步态失常等。重者可在 48h 内进入衰竭状态。患儿呈急性病容,呼吸急促,早期双肺散在湿性啰音,后期可出现肺实变及胸腔积液的相应体征。约 1/3 有相对心率缓慢,是本病特征之一。X 线检查:早期弥漫片状浸润,后为肺实质性浸润,有的可发展为大叶性肺实变。约 70% 为单侧,亦可累及双侧全肺野。肺脓肿与空洞少见,多为免疫抑制患儿。约半数有胸腔积液。实验室检查:WBC 总数 >30×10⁹/L,并有中性粒细胞核左移,WBC 减少者预后差。可有蛋白尿、血尿,肝功能轻度异常,LDH 上升;低血镁、低血钠症。痰、血液、胸腔积液,气管内抽吸物的革兰染色和普通细菌培养均阴性。

(四)诊断

由于临床表现错综复杂,缺乏特异性,与其他肺炎难以区别,确诊必须依靠特殊的化验检查:①培养:从痰、血液、胸腔积液、肺活检组织、支气管冲洗液中直接分离出军团菌是最有力的诊断依据,但需用特殊培养基;②DFA:用于检查上述标本特异性可达99%,敏感性75%,是诊断军团菌肺炎最快速的方法,但技术条件要求高;③IFA:用于检查患者血清抗体效价,凡恢复期血清比急性期升高4倍以上,效价达≥1:128,或单份恢复期血清效价达1:256者即可确诊,特异性95%,敏感性70%,但抗体出现需3周以上时间,故对早期诊断意义不大;④MAT:测定患者IgM效价≥1:16有诊断意义;⑤IHA:效价≥1:128有诊断意义。

(五)治疗

病情轻重不一,轻者不经治疗,6~8天可自然恢复。重者可死于呼吸衰竭。总的病死率为15%~20%,免疫功能低下者死亡率更高。抗生素首选红霉素30~50mg/(kg·d),根据病情可分次口服或静滴;如不能耐受红霉素者可给多西环素4~5mg/(kg·d)静滴;林可霉素、螺旋霉素、利福平对体内外军团菌均有效,疗程至少3周。鉴于可能预后不良,应积极辅以支持疗法和对症处理。

十一、厌氧菌肺炎

厌氧菌所致肺部感染主要为吸入性肺炎,表现为坏死性肺炎,可形成肺脓肿,常并发脓胸或脓气胸。

(一)病因

厌氧致病菌主要分三类:①厌氧球菌,包括G^+消化球菌、消化链球菌及G^-韦荣球菌;②G^-厌氧杆菌,包括类杆菌属(常见的有脆弱类杆菌、黑色素类杆菌及口腔类杆菌)、梭杆菌属(有核粒梭杆菌和坏死梭杆菌);③G^+无芽孢厌氧杆菌,最常见的有真杆菌属。厌氧菌常寄生于口腔、牙周、鼻咽部、皮肤表面、消化道和生殖器,特别是卫生不良、患牙或齿龈病患者更多。人体对厌氧菌最大的防御能力在于经常保持正常的氧化-还原电位,如兼性细菌同时感染,由于耗去了氧或增加了还原物质,使电位降低,则有利于厌氧菌生长。在厌氧条件下中性粒细胞的吞噬能力降低,也有利于厌氧菌的繁殖。体内厌氧菌寄居一般不致病,但在局部或全身疾病时,上呼吸道菌群发生改变,可发生内源性感染,因此,慢性消耗性疾病,兼性细菌感染都是引起厌氧菌感染的诱因。肺部感染主要途径是吸入,在熟睡、胃食管反流、气管食管瘘、麻醉、酒精中毒、癫痫、昏迷时可吸入带厌氧菌的分泌物引起肺炎即吸入性肺炎。也可经血行感染,如扁桃体炎,一些急腹症如阑尾炎穿孔、憩室、结肠手术,创伤性肠穿孔引起的腹腔感染。少见的还有女性生殖系感染。肺部感染只是广泛血行播散的一部分。

(二)临床表现

本病多见于小婴儿,昏迷患儿发生吸入和兼性菌同时感染。年龄越小,临床表现和其他肺炎越难区别。起病多缓慢,也可突发;表现为发热,一般为高热;咳嗽、进行性呼吸困难、胸痛、咳恶臭痰是本病的特征,有时痰中带血,还可有寒战、乏力、消瘦、贫血、黄疸等。本病表现为坏死性肺炎,常发生肺脓肿和脓胸、脓气胸。肺部体征有肺实变或胸腔积液征。常有杵状指(趾)。化验检查WBC总数和中性粒细胞增多,痰的无氧培养阳性。X线表现早期肺纹理增多、变粗、模糊、紊乱;后可见沿肺段分布的均匀实变阴影,可有单个或多发性厚壁空洞,内壁规则,直径大小不一,常有液平面。血行播散常在下叶,可有胸腔积液或脓气胸。

(三)诊断

当患儿患肺炎咳恶臭痰,X线胸片有肺炎或肺脓肿、脓胸时应考虑厌氧菌肺炎之可能,应进一步了解患儿是否同时患肠道或女性生殖系、泌尿系感染,或口咽部感染,有无吸入口腔内容物史。如清洁口腔后,深部咳出痰或胸腔抽出液做涂片查到大量细菌,而24h需氧培养基上菌落生长不多则提示厌氧菌。确诊需气管抽出物做厌氧培养,阳性可确诊。

(四)治疗

①抗生素:青霉素G为治疗厌氧菌肺炎的首选药物,10万～20万U/(kg·d),分2～3次静脉滴入,对多数G^+的厌氧球菌有效,但厌氧杆菌90%以上耐药。克林霉素静滴几乎对全部厌氧菌有效,剂量为20～40mg/(kg·d),分2～3次给予,注意可引起血压下降,偶可使心脏骤停,故静滴不少于1h。新生儿慎用。甲硝唑对厌氧球菌和杆菌疗效均较好,10～15mg/(kg·d),分次口服或静滴。也可选用氯霉素30～50mg/(kg·d),口服或静滴;②加强支持疗法,供给足够热量,维持水、电解质平衡,必要时可输血浆或鲜血等;③有脓肿者注意引流通畅,有脓胸时应做开放引流。对引流不畅可考虑胸膜剥离术。

十二、L型菌肺炎

L型菌最早由Lister研究所发现,系一种缺壁型变异菌,是临床上难治性呼吸道感染的病原体之一。

(一)L型菌的成因及特点

细菌在应用了作用于细胞壁的非致死量抗生素或由于溶菌酶、噬菌体、溶葡萄球菌素及抗体、补体的诱导而生。以金葡菌较常见。呈革兰阴性,菌落似油煎荷包蛋样,形态多样,可通过细菌滤器,对渗透压敏感,喜高渗培养基,且不稳定,有返祖现象。在普通培养基上不易生长。虽可产生有毒物质,但致病性较弱,仅引起慢性感染。动物试验证明有致病性,新生儿L型菌感染,可能与产程中感染有关。在返祖时可引起滑膜炎、肺炎、风湿热及慢性尿路感染等。

(二)临床表现

热程长,以肺炎不能解释发热迁延的原因,或原发病已愈,而找不到继续发热的原因。青霉素、先锋霉素等治疗无效,咳嗽、气喘等多不重,肺部啰音可有可无。普通细菌培养阴性,WBC多在正常范围。X线改变无特异性,主要为肺纹理粗乱、模糊,或下野斑片状阴影,少数可发生脓胸或鼻旁窦炎、中毒性心肌炎等。临床上极易误诊,可达57.1%,如变应性亚败血症、结核病、结缔组织病、沙门菌感染等。

(三)诊断要点

①波动性发热、病程迁延;②X线多呈间质性肺炎改变;③对作用于细胞壁的抗生素不敏感,而对作用于细胞质的抗生素敏感;④易发生在某些慢性反复发作的病人,尤其呼吸道感染患儿;⑤L型高渗培养基上培养阳性可确诊。借助返祖现象可鉴定菌种。

(四)治疗

应采用兼治原型和L型菌的抗生素,常用氨苄西林或先锋霉素加氨基糖苷类抗生素或红、氯霉素。一般需治疗至体温正常后10～14天,培养阴性为止。有人报告6例L型菌肺炎(年龄6个月～11岁),平均治愈时间21天,最长达71天。一般换用敏感抗生素后3～7天体温下降。

十三、卡他布兰汉菌肺炎

它是由卡他布兰汉菌引起的肺部炎症。卡他布兰汉菌又称卡他莫拉菌。1970 年由美国学者命名。过去通常认为其无致病性,但近年发现其可引起多种感染,是成人及儿童呼吸道感染中的一种重要的条件致病菌,有报道在发达国家已成为细菌性肺炎的首位病因,因此已引起广泛关注。

(一)病因与发病机制

卡他布兰汉菌属,为 G⁻ 需氧双球菌,呈咖啡豆状或四联,偶见成堆排列。无芽孢、荚膜及鞭毛。此菌抵抗力较强,在干燥痰中可存活 21 天,21℃可存活 4～5 个月。卡他布兰汉菌为人类上呼吸道正常菌群,与其他条件致病菌一样,在健康人体内很少致病,但要各种原因引起机体抵抗力下降及应用激素、免疫抑制剂时,此菌可侵入下呼吸道引起肺炎。最常见的诱因是急性上感后,鼻咽部寄生菌被吸入下呼吸道致病。近年来卡他布兰汉菌产生 β-内酰胺酶的菌株迅速增多,由于此酶不仅能保护自身菌株,而且能使对青霉素敏感菌株产生耐药,从而使本菌致病性增强,且易导致混合感染。

(二)诊断要点

1.病史

常继发于呼吸道病毒感染后,或有应用激素、免疫抑制剂的病史。

2.临床表现

①症状:临床症状与一般细菌性肺炎相似,病情相对较轻,但有免疫抑制者可较重。可表现为发热、咳嗽、咳脓痰、胸痛,严重者有呼吸困难、发绀;②胸部体征:双肺可闻及散在湿性啰音,部分病例可有胸腔积液及相应体征。

3.实验室检查

①外周血常规:白细胞总数可轻度增多,一般不＞$15×10^9/L$;②病原菌检查:痰涂片一般不能作为确诊的依据,如见到大量的白细胞、脓细胞及白细胞内找到 G⁻ 双球菌有一定意义;痰定量培养菌量＞$10^7 cfu/mL$,可提供诊断依据,气道抽吸分泌物培养,可提高诊断准确性;③血清学检查:EIA 检测患儿双份血清特异性抗体恢复期比急性期升高明显,可作为病原学诊断的可靠方法。

4.X 线检查

常显示为肺纹理增加或片状浸润影,当有大叶浸润、脓肿、脓胸时,常提示合并其他细菌感染。

(三)治疗

①抗生素治疗:首选对 β-内酰胺酶稳定的药物,如红霉素、头孢呋辛、头孢克洛等,亦可选用含 β-内酰胺酶抑制剂的复合制剂。严重感染病例可选用第 3 代头孢菌素如头孢哌酮、头孢曲松等;②一般及对症治疗:见肺炎概述。

(四)预后

本病预后良好,一般经有效药物治疗,均能获得满意疗效。但并发败血症者可引起死亡。

第九节　慢性肺炎
（附机化性肺炎）

肺炎病程超过 3 个月者为慢性肺炎。近年来虽然急性肺炎病死率已明显下降,但重症肺炎未彻底恢复而变为慢性者时有发生,危害很大,尚未引起重视。

一、病因

发生慢性肺炎的因素有:①营养不良、佝偻病、先心病及肺结核患儿患肺炎时;②病毒致的间质性肺炎,如腺病毒、麻疹合并腺病毒感染等;③某些支气管异物;④反复发生的上感、支气管炎、鼻窦炎,胃食管反流、气管食管瘘等;⑤原发性和继发性免疫缺陷患儿;⑥原发或继发的气道纤毛形态与功能异常,如黏液黏稠病、先天性纤毛不动症等。

二、临床表现

呈周期性的复发与恶化,呈波浪形经过为其特点。因患儿年龄、个体差异及病期的不同,临床症状多种多样。静止期体温正常,无明显体征,几乎无咳嗽,但在剧烈活动后易发生气喘。恶化期常伴肺功能不全,出现发绀和呼吸困难,同时可见引起过度换气的外呼吸功能障碍。恶化后好转慢,经常咳嗽,有的则面部水肿、发绀、胸廓变形及杵状指(趾)等。由于肺气肿,肺功能不全而引起循环阻力升高,肺动脉压增高,右心负荷加重而发生肺源性心脏病。此外可有肝功能障碍、白细胞数增多及血沉中度增快等。X 线检查:胸片可显示双肺中、下野及肺门区纹理粗、乱,呈蜂窝状,有小泡性肺气肿,并伴有实质性炎性灶。双肺门阴影对称性增大,随着病情发展还可发生支气管扩张及肺心病的 X 线及心电图改变。有肺心病时,心电图表现顺钟向转位,P 波高而尖,QRS 综合波多数出现右心室肥厚图形等改变。

三、诊断与鉴别诊断

病史极为重要。患儿往往有反复发生鼻窦炎、支气管炎或肺炎的病史,或曾患过麻疹、百日咳、流感或腺病毒肺炎。确诊应结合病史、症状及 X 线检查。注意与结核病鉴别,有肺门或支气管旁淋巴肿大,PPD 阳性,结核接触史及结核中毒症状支持结核的诊断。

四、防治

（一）预防

急性肺炎解剖学上的恢复比临床慢,因此重症肺炎恢复期应继续坚持理疗和体格锻炼,增强体质,提高抵抗力。积极治疗佝偻病、贫血、营养不良和上感。反复呼吸道感染小儿可采用免疫调节剂治疗(参阅第五章第九节)。出院后应加强随访和继续治疗,直至彻底治愈为止。按时预防接种,积极防治麻疹等呼吸道传染病。

（二）治疗

长期坚持综合防治措施。

1.一般治疗

同急性肺炎。加强支持疗法。

2.去除病灶

如积极治疗鼻窦炎、支气管扩张症等。

3.中医药方法

补益全身,恢复肺功能,如沙参麦门冬汤、百合固金汤等。气虚卫外不固者可用玉屏风散治疗。

4.抗生素雾化吸入

适当抗生素,恶化期选用敏感抗生素控制急性感染。

5.其他疗法

①激素可促进病灶吸收和抑制增生,但大剂量、长期应用则抑制免疫功能,故仅可酌情短暂应用;②按摩、超短波等均可促进炎症吸收,可酌情选用。

附:机化性肺炎

本症是肺炎消散吸收不全而发生机化所致的少见的肺炎。我们曾遇一例 10 岁男孩。

1.临床表现

主要在急性肺部感染后反复或持续发热、咳嗽、咳痰、咯血及消瘦等。偶可见大咯血而致失血性休克,甚至死亡。抗生素治疗效果不佳。X线表现:胸片示肺叶或肺段性的密度较高的实变影,有的则为肿块状阴影,与正常肺野分界清楚。实变区外围有粗长的条索状阴影向外扩散。在加深曝光和加用滤器的 X 线片上可显示多发性透亮区,相当于扩张的支气管或空腔。

2.诊断与鉴别诊断

根据上述症状和 X 线表现,可考虑本病。但必须排除其他肺内器质性病变,尤其肺结核和肺肿瘤,体层摄片和痰液细胞学检查有助鉴别。确诊需靠支气管镜取活组织行病理学检查。

3.防治

对急性肺炎必须彻底治疗,以免炎症消散不全而发展成本病。一旦确诊先进行系统内科治疗,若无效或反复大咯血,应行肺叶或肺段切除术。

第十节　机会性肺部感染

机会性肺部感染指小儿原来常驻体内或环境中寄存的、一般情况下不致病的微生物,在机体防御功能降低时引起的肺部感染。

【病因】

引起小儿机会性肺部感染的微生物及高危因素很多。机会性感染多见于新生儿、极度营养不良的婴幼儿、先天免疫缺陷或后天免疫功能降低的小儿,亦可见于器官移植、先天畸形、外伤、外科手术及机械性治疗等。近 10 年 AIDS 出现后机会性感染愈加受到重视。此感染的临床表现、诊断、防治均参阅有关章节。

第十一节 呼吸机相关肺炎

呼吸机相关肺炎即 VAP,是指患者在接受机械通气治疗 48h 以后所形成的肺炎,或原有肺部感染经机械通气 48h 以上而发生的新的感染,并经病原学证实者。病死率较高。

一、流行病学特征

国外报道其发病率在给予呼吸支持的呼吸衰竭病人中达 9%～70%,死亡率高达50%～69%。严纯雪等报道 301 例机械通气患儿,VAP 发生率为 35.88%,其中新生儿的发生率为 40.50%,儿童为 28.90%。机械通气时间愈长,发生率愈高,是 HAP 中病死率最高的一种。其主要致病菌为 G^- 杆菌,其中以绿脓杆菌占首位,流感杆菌、克雷白杆菌和不动杆菌亦常见。其次为 G^- 球菌如金葡菌和肺炎链球菌,少数为厌氧菌感染。VAP 的发生与以下因素有关:①频繁多次更换气管内插管或输氧管、鼻饲管同用;②胃内容物反流并吸入气道;③机械通气时间有较大的影响,>5 天者,发生率达 51.06%,绝大多数在 2 周内发病;④COPD 为其基础疾病,体弱、免疫缺陷及大剂量激素等也易发生;⑤PEEP 的应用。

二、临床表现

发热,多为不规则热型,伴有畏寒、寒战。气道分泌物明显增多,呈黄绿色黏痰。肺部广泛湿啰音。胸片显示肺部斑片状或片状阴影,双下肺多见。周围血白细胞增多,中性粒细胞核左移。当患者伴有以下情况时预后不佳:①呼吸衰竭进一步恶化;②脓毒血症的出现;③终末性或者快速致死性基础疾病;④抗生素使用不当。

三、诊断

使用机械通气的病人,治疗过程中出现发热、脓性气管分泌物、外周血白细胞增多,特别是胸部 X 线检查呈现新的炎性浸润病灶,应高度怀疑本病,结合以下病原生物学检查可确诊。BALF 中含菌细胞检测:Dotson 等发现,灌洗液中含菌多形核粒细胞(PMN)≥7%时,对诊断呼吸机相关肺炎有益,在未接受抗生素治疗患者尤为有用。Torres 等认为,含菌 PMN 和巨噬细胞≥5%时,是呼吸机相关肺炎的特异性标志。BALF 定量培养,细菌数≥10^4 cfu/mL 为阳性标准。保护标本刷盲法取样定量培养:细菌数≥10^3 cfu/mL 为阳性标准。依此法培养结果选用抗生素的成功率为 81%左右。

四、治疗与预防

①积极治疗原发病,积极预防和纠正其他并发症,尽量缩短机械通气持续时间;②根据微生物学检查及药敏结果,选择敏感的抗生素,注意联合使用抗生素以防耐药菌株出现;③改善机体营养状态,保证机体营养供给,提高自身抗病能力。采用能更迅速提高机体免疫活性的被动免疫法,高免疫活性的免疫球蛋白静脉注射,可减少 G^- 菌肺炎的发生率。γ-干扰素雾化吸入可提高肺部防御能力;④每次更换气管内套管前必须充分吸引套管气囊周围分泌物,减少咽喉和声门下分泌物渗漏。Rello 等指出:持续声门下气道分泌物吸引,并保持适当的气囊内压是防止 VAP 发生的重要措施,兼顾到减少损伤和渗漏两个方面,应定期监测气囊内压,以保

持压力在 $25\sim30cmH_2O$ 为宜。使用持续镇静措施有可能增进预防效果；⑤清除气道分泌物：支气管树黏膜纤毛运动在正常状态下能清除外侵微生物，但在危重病人，纤毛运动减弱起了隐蔽病菌的作用。可选择传统的清除气道分泌物方法，包括廓清技术（体位引流、胸部叩拍、咳嗽训练等）、胸部理疗、支气管扩张剂及吉诺通等黏液促动剂的应用等；⑥减少胃内细菌定植，防止胃内容物吸入。除取半卧位外，还应尽量避免使用制酸剂和 H2 受体阻断剂。选择性消化道去污染（SDD）包括全身用药（即在最初几天静注广谱抗生素）和局部用二性霉素 B、多黏菌素 E、妥布霉素等（也称作选择性口咽腔去污染）。可显著减少 VAP 的发生、住院日和抗生素费用；⑦各种操作严格无菌（吸痰、雾化、导管更换等）。

第十二节　肺化脓症

肺化脓症又称肺脓肿，由多种病原菌引起。早期表现为化脓性肺炎，继而坏死、液化，形成空洞，内含脓液。各年龄组都可发病。由于抗生素的广泛应用，其发病率已显著降低。

一、病因与分类

（一）病因

引起肺化脓症的病原菌与一般口腔上呼吸道常驻细菌一致，包括需氧、兼性厌氧菌（肺炎链球菌、金葡菌、溶血性链球菌、克雷白菌、大肠杆菌、绿脓杆菌、变形杆菌等）和厌氧菌（消化链球菌、消化球菌、核梭杆菌、口腔类杆菌、韦荣球菌等）。急性肺化脓症常为一种以上的细菌混合感染。现已证实吸入性肺炎近 90% 为厌氧菌感染。

（二）分类

肺化脓症的形成可由多种原因引起，一般分继发性、吸入性和血源性肺化脓症三种。儿童继发性多见，成人吸入性占 60%。

1.继发性

常继发于某些细菌性肺炎，也可继发于支气管扩张、支气管囊肿、肿瘤或异物压迫支气管引起化脓性感染，偶见卫氏并殖吸虫、蛔虫及阿米巴等引起肺化脓症。病原菌多为需氧或兼性厌氧菌。

2.吸入性

当吸入口腔或上呼吸道分泌物以及呕吐物、异物等时，可引起肺化脓症。如有齿槽溢脓、鼻旁窦炎、扁桃体炎、拔牙、扁桃体摘除术等，吸入感染性分泌物及呕吐物、手术血块等均可致病。临床上 23%～29% 的肺化脓症并无明显诱因，可能与患儿在睡眠中不自主吸入口腔、上呼吸道感染性分泌物有关。好发于上叶后段或下叶背段，右侧多见。病原菌以厌氧菌为多，或混合感染。

3.血源性

身体其他部位的感染灶如皮肤感染、骨髓炎等引起败血症，脓毒菌栓经血行播散到肺，导致小血管栓塞，引起肺炎，继而坏死、液化，发生肺化脓症。血源性肺化脓症多发生在两肺，散在分布。病原菌以金葡菌为主。

二、临床表现

（一）症状与体征

起病急剧,有畏寒,发热无定型,多为持续高热或弛张型,也可为间歇型,咳嗽大都持续或阵发性;如炎症波及胸膜可发生胸痛,也可发生腹痛,可有多汗、盗汗、乏力、体重下降、脉率增快、食欲减退、气急等。婴幼儿可出现呕吐、腹泻。早期咳黏液痰或黏液脓性痰,1~2周后脓肿溃破至支气管,可突然咳出大量脓痰。如痰极臭,与厌氧菌感染有关。偶带血丝。如脓肿破溃与胸腔相通,形成脓胸及支气管胸膜瘘。慢性肺化脓症经常咳嗽、咳脓痰、不规则发热、反复咯血、贫血、消瘦等,病程在3个月以上迁延不愈。早期可因病变范围小,部位深而无异常体征。脓肿形成后,其周围有大量炎性渗出,出现语颤增强,呼吸音减弱及湿啰音,叩浊或实音。脓腔较大时可有空瓮声。慢性病例多呈消耗病容,并出现杵状指(趾)。少数病例因脓性栓子经体循环或椎前静脉丛逆行至脑,发生脑脓肿,并出现相应表现。

（二）X线检查

早期与细菌性肺炎相似。脓腔形成后X线片见脓腔,如与支气管相通脓液咳出,则见液平,周围环以炎性阴影。脓腔多呈圆形,内壁光滑。慢性肺脓肿见腔壁增厚,周围炎症消散不全,纤维组织增生及邻近胸膜增厚,可伴有支气管扩张。

（三）实验室检查

急性期白细胞可高达$(20\sim30)\times10^9$/L,中性粒细胞也偏高;慢性期可接近正常,可见贫血。痰液培养可明确病原菌。

三、诊断与鉴别诊断

（一）诊断

根据起病急、高热、阵咳,咳出大量脓性痰等症状及有相应体征,白细胞总数及中性粒细胞数增多,结合X线后前位及侧位胸片,临床诊断多不困难。血培养(包括厌氧菌培养)和药敏实验,对病因诊断及合理治疗都有很大价值。使用纤支镜检查可协助诊断,并可吸痰引流。

（二）鉴别诊断

1.细菌性肺炎

X线易与早期未形成脓腔前的肺化脓症混淆。体层摄片可资鉴别。形成空腔后需与肺大疱鉴别,但肺大疱在X线片上边缘很薄,形成迅速.大小易变,并可短时间内自然消失之特点可与洞壁厚,周边有炎性浸润,常有液平面的肺化脓症相鉴别。

2.支气管扩张症继发感染

常呈慢性过程,长期典型的早晨、晚间咳嗽,咳痰,反复咯血,并可借助X线胸片及支气管造影与之相鉴别,造影时扩张的支气管易被碘油填满,而肺化脓症则由于支气管与脓肿之间有肉芽组织,常阻碍碘油进入。

3.肺结核

有时易与肺化脓症相混淆,肺结核在痰或胃液中可找到抗酸杆菌或结核菌培养阳性;X线胸片上肺结核的空间周围炎性浸润较少,一般无液平,同侧或对侧常有结核播散灶。此外肺结核多有结核接触史,PPD阳性等。

4.先天性肺囊肿继发感染

囊内液体多,囊外浸润少,两者不成比例,炎症吸收后出现薄壁囊腔。

四、预后

早期使用强有力的抗生素,必要时进行支气管引流,辅以其他治疗,一般预后良好。死亡率已降至 5% 以下,如迁延不愈,可形成慢性肺脓肿。也可并发支气管扩张、败血症、迁徙性脓肿或脓胸。

五、治疗

(一)一般疗法

应注意休息,给高蛋白、高维生素易消化食品。对重症或体质弱者予静注用丙种球蛋白或血浆;呼吸困难者可给氧;咳嗽过多、过剧时适当镇咳;痰液过稠时可给胰蛋白酶或吉诺通、富露施、沐舒坦等口服;根据病变部位做体位引流,详见第五章第十一节。

(二)抗生素

首选青霉素,根据病情给 10 万～20 万 U/(kg·d),分次静滴;如耐药可给力百汀、苯唑西林或 2、3 代头孢菌素静滴;对青霉素过敏者可给红霉素、阿奇霉素;厌氧菌感染给克林霉素或甲硝唑治疗。病情严重者可联合用药,最好根据细菌培养及药敏选用抗生素。疗程要足,一般 1～2 个月。对异物引起者,应及时用支气管镜取出异物。

(三)中药治疗

中药治疗本病可获较好疗效。祖国医学称本病为肺痈。早期多属热证、实证,一般常用千金苇茎汤、桔梗汤加清热解毒中药如鱼腥草、黄芩、银花、连翘等及当归、桃仁、赤芍、丹皮、丹参等。北京儿童医院使用脓肿散(青黛 9g,乳香 6g,牙皂 6g,寒水石 9g)治疗肺化脓症获得了较好效果。

(四)手术疗法

经积极内科治疗无效的慢性脓肿、并发的支气管扩张或反复感染、大量咯血者,可考虑手术治疗。一般发病 4 个月至 1 年之内施行。

第八章　胸膜疾病

胸膜病变在小儿时期并不少见,多继发于肺部感染,原发于胸膜或其他原因者较少见。胸膜是介于胸壁和胸内脏器之间的浆膜组织,覆盖在肺脏表面者为脏层胸膜,其贴在胸壁一层者为壁层胸膜。二者之间形成一不含气体,但有微量液体的间隙即胸膜腔。在小儿胸膜病变中,最常见疾病为胸膜炎,由于胸膜炎的病因复杂,有时诊断较困难。现分述于下。

第一节　浆液性胸膜炎

浆液性胸膜炎又称渗出性或浆液纤维素性胸膜炎。为小儿胸膜病变较常见的一种类型。如有不能查出的少量积液,称为干性胸膜炎,这只是胸膜炎病程中的一个阶段,以后多发展为湿性的,但也有在此阶段经治疗而愈的。若有较多积液则成为湿性胸膜炎。本章主要介绍湿性胸膜炎。其积液量的多少及理化性质与病原微生物的种类和原发病灶有关。

一、病因

①感染:细菌、支原体、病毒和立克次体、真菌、寄生虫等病原体感染;②恶性病变:霍奇金淋巴瘤、非霍奇金淋巴瘤、淋巴瘤、白血病、胸膜肿瘤、转移癌;③心血管疾病:充血性心衰、肺栓塞、心包炎、上腔静脉栓塞、心室—腔静脉活瓣;④其他:淋巴管阻塞或刺入性损伤或手术引起的血胸。

二、临床表现

初发时症状与干性胸膜炎相仿。主要表现胸痛、有时可放射到腹部或肩部,深呼吸及咳嗽时加剧,呼吸运动受限。有时听诊可闻及胸膜摩擦音。数天后出现胸腔积液。随着液体的积聚,上述症状逐渐减轻或消失。当大量积液时,可出现咳嗽、呼吸困难、端坐呼吸或发绀。体征以渗出液量多少而定。可见患侧肋间隙饱满,呼吸运动减弱;气管、纵隔及心脏向对侧移位。语音震颤降低;叩浊或实音;听诊呼吸音减低或消失,积液若在右侧,可使肝脏向下移位。婴儿患本病时体征不明显,有时听到支气管呼吸音。病变多限于一侧。积液位于肺叶之间时,体征更不明显。X线检查可见密度均匀的阴影,在正位片上其上界呈弧形曲线,自积液区达胸腔上方,外侧高于内侧,只在空气进入胸腔后才可出现气液平面。大量积液时见一侧肺呈致密阴影,患侧肋间隙增大,气管、心脏向健侧移位及膈肌下降,如同时拍正、侧位胸片,更可确定积液的位置和包裹性积液的存在。超声检查对诊断帮助大。

三、诊断及鉴别诊断

结合病史与典型症状和体征以及X线检查所见,不难做出诊断。但进一步明确胸膜炎的性质,则要胸腔穿刺吸出积液,进行实验室检查,详见第二章第八节。

四、治疗

主要对原发病治疗。原发病为细菌性肺炎时,应用敏感的抗生素。若疑为结核病,则用抗结核药物。积液过多而发生压迫症状时,可穿刺排液。此外,对症及支持治疗,如吸氧、止咳、增加富有维生素及蛋白质的饮食等。

第二节　化脓性胸膜炎

化脓性胸膜炎又称脓胸,是指胸膜腔内有脓液积聚。本病在小儿时期较为多见。尤其在冬春季节,肺部感染性疾病高发期。近年来由于抗生素的广泛应用,因肺炎而发生脓胸者明显减少。

一、病因

脓胸多由于下列疾病引起。①肺部感染:细菌性肺炎、肺脓肿、支气管扩张症等;②纵隔感染:纵隔炎、食管瘘、淋巴结溃破;③膈下感染:阑尾炎并发腹膜炎、肝脓肿、膈下脓肿、肾周脓肿;④败血症;⑤胸膜穿刺性创伤或异物损伤、外科创伤等。上述病因所引起的胸膜化脓性炎症中,其病原菌最多的是葡萄球菌,另外,可见流感杆菌、克雷白杆菌、绿脓杆菌以及某些厌氧菌,也可见结核杆菌、放线菌、阿米巴、包囊虫等。

二、临床表现

发病早期表现为急性中毒症状,如面色灰白、食欲不振、精神萎靡;持续高热,或一度下降复又升高,频咳、胸痛、呼吸困难、有时发绀。晚期则多见贫血、消瘦、呼吸增快、脊柱侧凸,并有杵状指(趾)等。积脓多时,患侧肋间隙饱满、呼吸运动减弱、呼吸音消失、心脏及支气管受压而移向对侧。积脓量不多时,可在肺底部一定范围听到湿啰音,或在脓液面上方听到管状呼吸音。少量积脓时可无明显体征,仅叩诊浊音、呼吸音减低。婴幼儿肺炎时若在肺底部叩诊有浊音,应考虑合并脓胸的可能性。新生儿脓胸的临床表现缺乏特征性,有呼吸困难、口周发绀时应仔细检查胸部,叩诊出现浊音,表示有肺实变或胸腔积液,需进一步检查。

三、辅助检查

①血常规:白细胞增多,可达$(15\sim40)\times10^9/L$,中性粒细胞达80%以上,白细胞中可见中毒颗粒、核左移,可伴贫血;②胸腔积液常规检查:脓液作涂片染色寻找细菌,并进行培养,常可找到病原菌。胸腔积液比重常>1.018,蛋白质$>30g/L$,Rivalta 试验阳性;③X 线检查:小量胸腔积液只能在 X 线透视下确诊。立体透视可见肋膈角变钝或填平,患侧膈肌运动减弱,仰卧位透视因积液散开,肋膈角仍然锐利。中等量胸腔积液,X 线透视下患侧胸部的下部或中部显示密度较高的均匀阴影,上缘斜凹,由纵隔引向腋部,外侧高于内侧。大量胸腔积液者,X 线下显示患侧胸部大部分成均匀的致密阴影,肺尖仍可见到含气的肺组织,纵隔器官向健侧移位,膈肌下降,患侧肋间隙增宽。包裹性积液和叶间胸膜积液者,需结合临床表现给予诊断,有条件者可作 CT 检查;④超声波检查:不仅可以确定胸腔积液的有无、部位及多少,还可确定胸膜的厚度以及有无气体存在。在超声或 CT 引导下进行诊断性和治疗性穿刺可提高成功率。

四、诊断与鉴别诊断

根据临床症状和体征,尤其叩诊实音,结合 X 线检查多可确诊。再行胸腔穿刺抽脓,作涂片检菌,并进行培养以确定病原。一般脓液的性质与病原菌有关。金葡菌引起者,脓液极为黏稠,呈黄色或黄绿色。肺炎链球菌引起者亦较稠厚而呈黄色。链球菌引起者脓液稀薄,呈米汤样。绿色有臭味常为厌氧菌或绿脓杆菌。还可参阅第二章第八节。脓胸应与大范围肺萎陷或肺炎、巨大肺大疱及肺脓肿、膈疝、巨大膈下脓肿等鉴别。

五、防治

(一)预防

积极防治引起脓胸的各种疾病,以防止并发脓胸。

(二)治疗

原则是控制全身和局部感染,排除脓液,并关闭脓腔。

1.一般疗法

卧床休息,给予高热量、富含蛋白质、维生素的饮食,纠正水、电解质紊乱,必要时少量多次输血,高热、剧咳、缺氧等对症处理。

2.抗生素治疗

在未获得病原结果之前,主要根据流行病学资料和临床经验选用抗生素治疗。虽然引起脓胸和脓气胸的致病菌仍以金葡菌为多,但革兰阴性杆菌有所增加。对葡萄球菌尤其是金葡菌感染者,若青霉素敏感,仍可选用青霉素 G,每日 $10\sim30$ 万 U/kg,每 $4\sim6h$ 1 次,静脉给药,或用 P_{12}、氯唑西林等,或头孢曲松、力百汀等。对青霉素或头孢菌素过敏者,可选用红霉素,每日 $20\sim40mg/kg$,加氯霉素每日 $25\sim50mg/kg$,疗程 $3\sim4$ 周,为防止复发,体温正常后应再给药 $2\sim3$ 周。对耐甲氧西林金葡菌(MRSA),可选用万古霉素,每日 $20\sim40mg/kg$,分 2 次静脉滴注。同时口服利福平 $20mg/(kg \cdot d)$,分 3 次服用,也可选用泰能。对流感杆菌感染可选用复方替卡西林、头孢曲松。针对耐药菌株的马斯平、安美汀等等对大肠杆菌、肺炎杆菌、流感杆菌和厌氧菌有效。

3.穿刺排脓

脓液稀薄者,可每日或隔日用粗针穿刺抽脓。若效果不明显,可安置肋间硅胶管或导尿管行水封瓶闭式引流。每日另用注射器从引流管排尽脓液。有时也可连通吸引装置进行排脓。黏稠脓液可用无菌生理盐水低压冲洗脓腔,直至流出液体不再混浊时,注入适量抗生素。对因胸膜黏连形成多囊性包裹性脓胸者,宜手术开放引流。小儿脓胸发病后 $3\sim5$ 周,胸膜即可形成厚的纤维板,影响肺的膨胀,因此,主张早期施行纤维板剥离术。在手术引流的同时,还应及时采用体位引流。

第三节　气胸与脓气胸

气胸是指胸膜腔内有气体蓄积。根据病因可分为创伤性气胸及自发性气胸两大类。若胸膜腔内同时有脓液存在则称为脓气胸。

一、病因与分类

(一)病因

①胸部创伤:如肺部穿通伤、外科手术、肺或胸膜穿刺误伤等;②呼吸道严重梗阻:如新生儿窒息、百日咳、呼吸道异物等;③肺部化脓性病变:如化脓性肺炎(特别是金葡菌性肺炎)、肺脓肿、肺囊肿感染及肺结核等;④弥漫性肺间质病变:如弥漫性肺间质纤维化、结节病、肺朗格汉斯细胞增生症等;⑤机械通气:主要为 PEEP 及 CPAP;⑥胸膜恶性肿瘤;⑦吞咽腐蚀性药物:可使食管溃烂,使空气进入胸腔。

(二)分类

临床上根据胸腔内压力及胸膜破裂情况,将气胸分为:①闭合性气胸:气体进入胸膜腔后,胸膜裂口已经闭合,一次或数次抽气后压力不再上升;②开放性气胸:胸膜裂孔开放,气体随呼吸进出胸腔,胸腔内压力与大气压相等;③张力性气胸:胸膜裂口小并形成活瓣性阻塞,在吸气时气体进入胸腔,而呼气时气体不易排出,致胸腔内压力不断增加而形成。在整个呼吸周期胸腔内压力均高于大气压,抽气后不久压力即再升高,对心肺功能影响极大,属儿科危急症。

二、临床表现

(一)气胸

其表现与起病急缓、气量多少及临床类型有关。小儿气胸多急性起病,一般在原发病的基础上突然出现烦躁、咳嗽、气急及呼吸困难等或原有的呼吸困难等症状突然加重,年长儿可诉胸闷、胸痛。闭合性气胸积气量少且局限时,症状可不明显。张力性气胸时,由于大量气体积聚,不但肺组织受压,且纵隔重度移位,致腔静脉回流障碍,易引起严重的心肺功能障碍,患儿烦躁、发绀、全身冷汗、脉搏细速、血压下降等休克症状,甚至出现意识不清、昏迷等表现,须立即进行抢救。典型体征为患侧胸部饱满,呼吸运动减弱或消失,叩诊呈鼓音,气管及纵隔移向对侧,语颤及呼吸音减弱或消失。

(二)脓气胸

可有明显的中毒症状,体检患侧叩鼓音或浊音,且随体位的变化而有变化,脓液稀薄者摇动患儿胸部时可闻及拍水声,但非所有患者均出现,特别在病侧胸腔发生黏连时更难查见,需用 X 线检查证实。

三、X 线表现

气胸部分透光度增加,不见肺纹理,肺组织被压向肺门呈团状,可见气胸线(即肺边缘),纵隔可向对侧移位。脓气胸可见气液面。

四、诊断与鉴别诊断

根据症状、体征及 X 线检查,本病不难诊断。本病应与肺大疱、大叶性肺气肿、先天性含气肺囊肿或横膈疝等鉴别。

五、治疗

对于少量闭合性或开放性气胸,肺压缩程度<20%者,可让患儿卧床休息,气体大多在4~8周内被吸收。对张力性气胸或肺压缩程度较大者,须立即进行抢救。一般多用胸腔闭式引流,若效果不好,可用胸腔连续吸引法引流。对于脓气胸者,治疗同脓胸。

第四节　血胸

一、病因

即出血性胸膜炎,是指血液积存于胸膜腔内。主要由胸部创伤(包括胸部手术)引起,也可由胸腔的恶性肿瘤(如间皮瘤、淋巴瘤、成神经细胞瘤等)以及结核性脓胸时血管破裂引起。全身出血性疾病所致的血胸也有报道。合并胸腔积气者称为血气胸。

二、临床表现

积液量少时,症状、体征可不明显,量多时可出现气急、胸闷及呼吸困难等,体检有胸腔积液征。血气胸者叩诊上胸部呈鼓音,下胸部呈实音。重者因大量失血,可出现面色苍白、脉搏细速、血压下降等低血容量休克的表现。X 线表现同渗出性胸膜炎。

三、诊断与鉴别诊断

根据病史、症状、体征及 X 线检查,胸腔穿刺抽得血性液,即可诊断。但需进一步查找原因,以便做出病因诊断。

本病应与胸腔血性渗出液鉴别。血性渗出液一般血红蛋白 $<10g/L$,血细胞比容 $<10\%$ 可与本病鉴别。

四、治疗

一般积血量少时,可作胸腔穿刺抽液;中等量以上时,可作胸腔闭式引流,这样既有利于有效的引流,又可以观察有无活动性出血,为剖胸手术提供依据。对于进行性出血及血液在胸膜腔内凝固不能抽出者,需进行剖胸手术。同时给予镇静、吸氧、抗生素及输血、补液、纠正低血容量休克等治疗。

第五节　乳糜性胸腔积液

乳糜性胸腔积液是指各种原因所造成的胸导管破裂或阻塞,使乳糜液溢入胸膜腔。临床很少见,但近年来随着心胸手术的增多及中心静脉营养疗法的应用,本病也呈增多趋势,且新生儿乳糜胸也见增多。

一、病因

(一)创伤性

胸部的各种损伤、开放性肋骨骨折、爆炸伤等,新生儿产伤、新生儿窒息和呼吸暂停进行人工呼吸及体外心脏按压,使颈胸部压力过高导致胸导管破裂以及心胸手术引起的医源性损伤。有时脊柱过度伸展也可导致胸导管破裂。

(二)阻塞性

良、恶性肿瘤波及压迫左锁骨上静脉及淋巴干管或胸导管以及中心静脉疗法时,插入的导管留置于静脉内导致导管栓塞或血栓形成,使淋巴回流障碍,胸导管破裂所致。极少数肝硬化门静脉高压病例,因血栓或其他原因产生身体上部大静脉梗阻或者肺淋巴管瘤引起胸膜下淋巴液的渗出。在丝虫病流行地区,可为丝虫所致。

(三)先天性

与淋巴系统发育不良有关。如胸导管缺如、闭锁、胸导管胸腔瘘、多发性小淋巴管扩张等。

(四)自发性

原因不明,以新生儿多见,且多为男性足月儿。

二、临床表现

可发生于单侧或双侧,多见于右侧。与胸导管受损部位有关,上段受损发生在左侧,下段受损发生在右侧,心包内手术后可出现双侧乳糜胸。其症状的轻重与乳糜积液量和其聚集的速度有关。量多时有咳嗽、气急、呼吸困难,可诉心悸、头晕、乏力等症状,体检患侧呼吸音降低、叩诊浊音并有纵隔移位等。新生儿乳糜胸多见于男性,约 3/4 病例发生在生后 1 周内,其中半数发生在后 24h 以内,有时并 Down's 综合征及母亲羊水过多等。乳糜液能抑制细菌生长,故乳糜胸伴发胸膜腔感染较为少见。

三、诊断与鉴别诊断

(一)诊断

①具有胸腔积液的症状体征;②X 线及超声等检查:呈胸腔积液征,另外某些患儿坐位或卧位胸透或胸片时,可显示积液的反常现象,立位时液面在肺尖部较宽,卧位时则肺底部变宽,此现象与其他胸腔积液有所不同,可能与胸腔积液在胸腔后间隙较多及其比重特点有关。进一步检查可行放射性核素淋巴管显像或淋巴管造影术,以观察淋巴管阻塞及淋巴管外溢部位。胸腹部 CT 检查可了解胸导管沿途有无肿大淋巴结或其他肿物;③胸腔液乳白色,比重 $1.012\sim1.025$,WBC$>0.5\times10^9$/L,淋巴细胞常在 90% 以上。pH7.4~7.8,总蛋白 30~80g/L,脂肪 4~40g/L。胸水苏丹Ⅲ酒精染色可见红色脂肪颗粒。

(二)鉴别诊断

①胸腔积液乙醚实验:胸腔积液加少量乙醚振荡均匀静置片刻,可见乳糜溶于乙醚中,胸腔积液变清亮,而假性乳糜胸(多为慢性脓胸,脓细胞发生脂肪变性而呈乳糜样外观)的胸腔积液无变化,可与之鉴别。此外,乳糜液中的甘油三酯大于血浆中的含量,胆固醇低于血浆含量,胆固醇/甘油三酯比值<1;②丝虫所致者除丝虫病的临床表现(淋巴象皮肿等)外,胸腔积液中可查到微丝蚴。

四、治疗

经内科保守治疗多数能够治愈。胸穿是治疗小儿乳糜胸的有效方法,它可以使受压的肺组织扩张,扩张的肺组织反过来可以压迫胸导管,使其漏出液减少。若反复胸穿效果不够理想,可改为胸腔闭式引流,持续引流 1~2 周无乳糜液流出可以拔管。多数学者主张,乳糜胸患者都应该禁食,并且在疑诊时就开始。禁食可以减少乳糜液的生成。Hashim 提出用 MCT 治疗乳糜胸。MCT 是一种含 8~10 个碳原子的脂类,在体内水解由小肠黏膜直接吸收进入门静脉,不参加乳糜微粒的形成,从而可以减少乳糜液的漏出。在禁食期间可给静脉高营养,或周围静脉补给葡萄糖、血浆、白蛋白以及各种维生素等营养物质和输血以减少乳糜液的外溢而促使治愈。若内科保守治疗 3～4 周无效，可行手术治疗，通过手术方法结扎破裂的胸导管及其分支。

第六节　漏出性胸腔积液

漏出性胸腔积液系全身或肺循环毛细血管内压增高、血浆中胶体渗透压降低及水钠潴留等原因所造成的胸腔积液，而胸膜本身无明显病理性改变，与胸膜病变或胸膜淋巴引流障碍引起的渗出液不同。

一、病因

①体循环或肺循环内压增高：见于充血性心力衰竭、缩窄性心包炎，血容量增加、上腔静脉或奇静脉受阻等原因；②血浆胶体渗透压明显降低：肾病综合征、肝硬化、营养不良、黏液性水肿及严重贫血等。肝硬化腹腔积液时，腹腔积液可以经过淋巴引流或通过横膈先天性缺损进入胸膜腔，有人报道肝硬化腹腔积液时可有 6％并发胸腔积液。

二、临床表现

胸腔积液量少时症状、体征不明显，当积液量大时可出现咳嗽、气急及呼吸困难等。体检患侧肋间隙饱满，呼吸运动减弱，气管、纵隔移向对侧，局部呼吸音低或消失，叩诊呈浊音或实音等。同时有原发病的表现。如充血性心力衰竭一般均有水肿、肝脏大及颈静脉怒张等体循环淤血的表现。肾病综合征有重度"三高一低"的表现等。

三、诊断与鉴别诊断

有胸腔积液的症状、体征和 X 线表现及胸腔穿出液符合漏出液的特征，即可诊断。胸腔漏出液的特征及与渗出液的鉴别见第二章胸腔积液节。

四、治疗

针对病因，积极治疗原发病。若积液量大，可行胸腔穿刺放液或胸腔闭式引流。

第七节　嗜酸性粒细胞性胸膜炎

正常胸水中嗜酸性粒细胞不超过 5％。本病指胸腔积液内嗜酸性粒细胞超过 5％，甚至达 10％以上，同时常伴外周血嗜酸性粒细胞增高。

一、病因

本病见于多种疾病，包括肺结核、阿米巴肺脓肿、卫氏并殖吸虫病、支气管肺癌、肺棘球蚴病、霍奇金淋巴瘤、大叶性肺炎、肺栓塞、过敏性肺炎、人工气胸术等。

二、临床表现

有原发病的临床表现，同时可有咳嗽、胸痛、气促等。体检有胸腔积液体征。

三、诊断

X 线检查:呈胸腔积液征象及原发病的相应征象;实验室检查:本胸腔积液属渗出液,有时为血性。涂片镜检见嗜酸性粒细胞增多。

【防治】

主要为原发病的治疗,胸腔积液可分次抽出。

第八节　胆固醇性胸膜炎

一、病因

本病可能为结核性包裹性胸膜炎引起,由于胸膜增厚致包裹性胸膜炎长期不吸收,胸腔积液中析出的胆固醇逐渐浓缩所致。胆固醇可能由结核杆菌破坏及其类脂体成分变化所形成。

二、临床表现

本病多发生在青壮年,大多数以往有数年至十数年慢性胸膜炎的病史,常有轻微咳嗽、胸痛、胸闷,严重者发生胸廓畸形和呼吸困难、疲倦、乏力等。

三、辅助检查

X 线检查:为包裹性胸腔积液征象;实验室检查:胸腔积液肉眼观察见有大量鱼鳞状结晶,胸腔积液比重 1.018 以上,黏蛋白定性试验阳性;镜检细胞数多或稍多,有大量胆固醇结晶。

四、诊断

根据病史、症状、体征和 X 线检查及胸腔积液化验即可确诊。

五、治疗

由于为结核性胸膜炎的后遗症,一般已无活动性结核,故不需用抗结核治疗,主要为抽出积液,促使肺复张而治愈。治疗困难者可外科手术切除。如已多年,又无不适,则可不治疗,继续观察。对并有活动性结核时可抗结核治疗。

第九节　胸膜肿瘤

胸膜肿瘤可分为原发性和转移性两大类。转移性肿瘤十分多见,来源以肺为多。可直接侵犯或血循环转移而发生。胸膜原发性肿瘤较为少见,主要为间皮瘤,从临床和病理角度通常分为局限型和弥漫型两大类,国外资料发病率为 2.2/百万,国内调查占所有肿瘤的 0.04%。此处重点介绍胸膜间皮瘤。

一、病因

一般认为,胸膜间皮瘤的发生与吸入石棉微尘有关,另外放射线、沸石、二氧化钛等也被认为可能与间皮瘤有关。山东省立医院儿科曾报告 5 例恶性胸膜间皮瘤,均无石棉接触史。

二、临床表现

(一)局限型胸膜间皮瘤

较少见,多为良性,生长缓慢,早期多无症状,常在体检或 X 线检查时发现。壁层胸膜瘤有时可引起胸痛。巨大肿瘤可压迫支气管,引起肺不张,有咳嗽、胸闷和气促等,但病人无血痰症状。少数病例有关节疼痛、杵状指(趾)及低血糖的表现。多无异常体征。X 线表现为孤立性圆形或椭圆形密度增高的阴影,有时呈分叶状,有时肿瘤部分呈囊性变或钙化。若局限型胸膜间皮瘤发生于叶间裂,肿瘤呈卵圆形,在侧位片上可见肿瘤长轴与叶间裂的走向一致。体层摄片可能见到肿瘤基底部紧贴于胸膜上,局限性间皮瘤一般不伴有胸腔积液和肋骨破坏。

(二)弥漫型胸膜间皮瘤

均为恶性。生长快,且常浸润胸壁和纵隔器官,伴有血性胸腔积液。患侧胸壁常有剧痛,呈持续性,有明显胸闷、干咳、气促和呼吸困难。病情发展迅速,症状逐渐加重。此外尚有消瘦、乏力、食欲不振、低热、体重减轻等恶病质表现,少数有咯血。关节痛和杵状指(趾)少见。后期胸腔积液和胸膜增厚的体征日趋明显,受累一侧呼吸运动减弱,肋间饱满或膨出。大量胸腔积液可压迫肺组织并把纵隔推向健侧。胸廓活动受限,叩诊呈浊音,听诊呼吸音减低,可闻及摩擦音,抽液后胸液增长迅速。X 线检查:主要为胸膜明显增厚及胸腔积液,密度常不均匀。可伴有肋骨、脊椎骨等骨质破坏。有时同时伴有腹膜间皮瘤。

三、诊断与鉴别诊断

根据症状、体征及 X 线检查示胸内肿块或胸膜增厚或伴有胸腔积液可做出初步诊断。另外,应做以下检查以确诊:①痰脱落细胞检查;②纤维支气管镜检查;③胸腔积液者作诊断性胸穿,若为血性,高度可疑。应送胸腔积液查瘤细胞;④胸膜穿刺活检;⑤胸腔镜检查;⑥胸部 CT 或磁共振检查;⑦必要时开胸探查。

本病需与下列疾病相鉴别:①周围型肺癌;②肺部良性肿瘤;③包裹性胸腔积液;④纵隔肿瘤。

四、治疗

恶性间皮瘤及转移性胸膜肿瘤尚缺乏有效的治疗方法,化疗、放疗及手术治疗效果均不满意。前者病程 8.4～44 个月,平均 14 个月。内科治疗主要是控制胸腔渗液,促进胸膜黏连,避免胸液再生与减轻病人症状。恶性胸腔积液的治疗方法多样,可单用胸腔闭合引流,或引流后胸膜腔内注射各种硬化剂如四环素,也可腔内注射各种化疗药物,还有报告阿霉素可延长存活期 1 倍。良性局限型间皮瘤可用手术切除,但有一定局部复发率,肿瘤切除范围应包括肿瘤周围 2cm 以上的正常胸膜组织,如肿瘤已累及肺叶,应同时做肺叶切除术。如肿瘤向外生长,突入胸壁,应将部分肋骨和胸壁软组织一并切除,造成的胸壁缺失可通过胸壁改形或重建术加以纠正。局部复发可考虑再次手术。

第九章 胸壁疾病

第一节 感染性胸壁疾病

一、带状疱疹

带状疱疹是脊神经后根神经节或脑神经髓外神经节的病毒性疾病,以单侧的一个或几个连接的皮区出现成簇疱疹和疼痛为其特征,俗称"缠腰蛇"。

(一)病原学

病原体是水痘—带状疱疹病毒(VZV),是疱疹病毒的成员,通过细胞与细胞之间的接触直接播散。使用多种人类和猿猴来源的连续或不连续细胞培养系统,易于分离出此病毒。VZV感染后8~10h,在受感染邻近的细胞内即可证实有此病毒存在。此病毒只有带囊膜者才有感染性。其囊膜对去垢剂、乙醚和干燥空气敏感。在电镜下检查疱疹液,可见病毒小体。

(二)流行病学

带状疱疹是因体内VZV再激活引起的,在儿童中不常见。一生中发生带状疱疹的概率约为10%;其中75%在45岁以后发病。带状疱疹在10岁以下儿童,除了在宫内或1岁以内患水痘者之外,很少见。病者的病情偏轻,但倾向于多次发病。在接受免疫抑制治疗的儿童和有HIV感染的儿童,则病情严重,病死率可达15%。传染性较水痘差,多为散发。接触过带状疱疹的小儿15%发生水痘,我们曾遇数例。

(三)临床表现

带状疱疹通常累及躯干或脑神经皮区。皮疹不越过中线。胸、背、腰、颈及面部均可发生。局部淋巴结多肿大。水疱样疹呈密集分布,常可融合。伴有剧烈刺痛和烧灼感。发病3~4天后,水疱内容物由透明变为混浊,部分疱疹含血液,一周后干燥结痂。眼部带状疱疹可累及角膜,角膜出疹后形成溃疡,可致失明。在儿童疱疹后神经痛不常见。在HIV感染的儿童或免疫受损儿童,带状疱疹是常见的难题。在婴儿期曾患水痘或其母亲在妊娠期患过水痘的儿童中,带状疱疹常见,还可累及脑和脊髓,引起脑膜炎和脊髓炎症状,有的致弛缓性瘫痪。CSF中可以分离出病毒。

(四)诊断和鉴别诊断

注意以往水痘病史,幼儿出疹前可有局部痛感以及皮疹局限一侧。偶见单纯疱疹的分布与带状疱疹相似,应注意鉴别。疱疹性荨麻疹多为全身性分布,痒重,不难区分。

(五)治疗

对无并发症、无其他疾病的儿童带状疱疹,因疾病本身一般不严重、疼痛发生的可能性不大,抗病毒治疗并不总是必要的。有人主张口服阿昔洛韦(每次20mg/kg,每日4次)治疗,以缩短病程。对免疫受损的带状疱疹,当病情严重时应当静脉内 ACV 治疗。必要时可口服伐昔洛韦或泛昔洛韦治疗或静脉滴注更昔洛韦等。近年我们加用肌注转移因子,每次 3U,肌内注射,连用 3~5 天,可减轻症状,缩短疗程。有人以康洛素治疗本病,亦取得良好效果。含有薄荷和(或)樟脑的扑粉或炉甘石洗剂可保护皮肤,并稍有止痒作用。也可用雄黄 6g、寒水石 6g、生白矾 24g,调成水液,振荡后外用。磺胺软膏可防止继发感染。但特别注意的是,禁忌局部或全身用激素。

(六)预防

对所有水痘易感的儿童和成人都应进行水痘减毒活疫苗的接种。国产水痘疫苗接种后全身和局部反应轻微,血清抗体阳转率为 94.1%,几何平均效价为 1:84000,证明了该疫苗有良好的有效性和安全性,可用作水痘带状疱疹病毒主动免疫预防。对于高危易感个体(免疫受损者、妊娠、接受免疫抑制治疗者等)暴露于水痘病人后的预防,可选用以下三种办法之一:①VZIG;②阿昔洛韦,在暴露后 8~9 天内开始,持续用药 7 天;③用水痘减毒活疫苗,需在暴露后 3 天内接种。

对轻度的 HIV 感染(按 CDC 诊断标准属于 N1 或 A1)的儿童接种水痘减毒活疫苗 2 次,CD4 阳性 T 细胞略有降低,以后恢复。对病程无影响,能在 60% 的接受接种者引起抗体产生,故对轻度 HIV 感染儿童,水痘减毒活疫苗是安全有效的。

二、非特异性肋软骨炎

一般认为非特异性肋软骨炎(即 Tietze 病)是一种非化脓性肋软骨肿大。女性发病略多。多位于第 2~4 肋软骨,单侧较多。病因不明。有人认为可能与劳损、慢性损伤、病毒感染有关。病理切片肋软骨多无异常改变,但可见肋软骨膜纤维增生或骨组织增生。

(一)临床表现

局部肋软骨肿大隆起,表面光滑,伴有钝痛或锐痛,触之疼痛加剧,皮肤正常。咳嗽、上肢活动或转身时疼痛加剧。极少出现全身症状,偶有低热。病程长短不一,可自数月至数年不等,时轻时重,反复发作。有的时久后肿大缩小,疼痛消失,预后良好。X 线片因肋软骨不能显影,故对诊断无帮助,但可排除胸内病变、肋骨结核或骨髓炎症及肿瘤等。

(二)治疗

一般采用对症治疗,如局部利多卡因加氢化可的松封闭或肋软骨肿大处骨膜刺孔减压等,有一定效果。一般对理疗和抗生素疗效不明显。若长期应用各种抗生素无效,且症状较重或不能排除肿瘤的可能时,可将肋软骨切除。

三、流行性胸痛

(一)病因与流行病学

又称 Bornholm 病,可流行或散发。由 B 组柯萨奇病毒感染所致的世界性疾病,四季均见,以夏秋为多。消化道传染为主,亦可通过吸入带病毒的空气飞沫直接传播。各年龄组均可罹患,但以儿童、青壮年多见。

(二)临床表现

1.疼痛

突发的胸、腹部肌痛为突出症状,轻重不等。重者可有烧灼、刀割、压榨样痛或痉挛性痛,常剧烈难忍。咳嗽、翻身时加剧。尚可累及颈、四肢、腰部肌肉,并可累及膈肌。儿童期腹痛更为常见,可伴恶心、呕吐等。患部肌肉可压痛,但腹部压痛多表浅。

2.发热等感染中毒症状

常有高热、寒战,呈间歇热,平均 3~4 天,少数可无发热或微热。发热后数小时出现肌痛,随肌痛消失体温降至正常。

3.其他表现

可有头痛、咽痛、全身酸痛不适、食欲不振、腹泻或便秘及咳嗽、呼吸困难等,罕有眼痛。

4.体征

口唇疱疹、颊黏膜出血点、咽充血、淋巴结肿大、腱反射减退等。少数可出现肝脾肿大。

5.辅助检查

血象一般正常,淋巴细胞可相对增多,偶见不典型淋巴细胞或单核细胞增多。血沉正常或轻度增快。咽拭子或粪便中可分离出病毒。

6.并发症

少见。可有胸膜炎、心包炎、睾丸炎、视神经炎及脑膜脑炎等。

(三)诊断与鉴别诊断

凡突然发生的胸、腹部痉挛性肌痛,伴发热、头痛、咳嗽、呼吸浅快并反复发作者,应想到此病。确诊需分离出病毒或恢复期血清抗体效价显著升高。应与肋间神经痛、肺炎、胸膜炎、风湿热、流感等鉴别。

(四)治疗

确诊后应用抗病毒感染药物,如双黄连针、炎琥宁、清开灵、利巴韦林、干扰素等,亦可用清瘟败毒饮煎服。疼痛明显者可用解热镇痛药。还可用局部热敷或封闭疗法。

四、胸壁化脓感染

(一)病因

可因外伤或疖、痈、骨髓炎、脓胸、急性淋巴腺炎及脓毒败血症等所引起。

(二)临床表现

1.胸肌下蜂窝织炎

沿胸壁呈弥漫性肿胀,早期即出现畏寒、发热症状,随脓肿增大,胸肌部膨隆,乳房膨起,局部疼痛及肩部运动受限。

2.肩胛骨下蜂窝织炎

开始局部症状不明显,随病情进展,沿肩胛骨缘出现肿胀及波动。

(三)治疗

这些胸壁化脓感染,经穿刺抽出脓液而明确诊断。治疗原则和一般化脓性感染相同。早期选用抗生素治疗。已形成局限性脓肿时,应及时做切开引流,切口要够大,以便排脓通畅。

第二节　胸壁肌肉和骨骼肿瘤

胸壁肿瘤一般是指胸廓深部软组织、肌肉、骨骼的肿瘤。可分为原发性和转移性两类。原发性肿瘤又分为良性和恶性两种。原发于骨组织者,20％发生于胸骨,80％发生于肋骨。发生于前胸壁及侧胸壁者多于后胸壁。常见的骨骼良性肿瘤有骨纤维瘤、骨瘤、软骨瘤、骨软骨瘤等。恶性肿瘤则多为各种肉瘤,其中软骨肉瘤占30％～40％。起源于深部软组织者,有神经原肿瘤、脂肪瘤、纤维瘤、血管瘤及各类肉瘤等。转移性胸壁肿瘤以转移至骨骼最为多见,常造成肋骨的局部破坏或骨折。

一、临床表现

胸壁肿瘤的临床症状因肿瘤的位置、大小、生长速度和对邻近器官的压迫程度而异。良性肿瘤一般生长缓慢,除在胸壁查到肿块外,可无其他症状。肿瘤也可向胸腔内生长,较大时可压迫胸内脏器而产生相应的症状,也可出现隐痛。恶性肿瘤在早期也无症状,不易被发现,但其生长速度快,常有局部疼痛,全身虚弱等恶病质,且可破坏胸壁骨组织,引起骨质缺损,破坏血管而致血肿,破坏皮肤而成溃疡和继发感染等。恶性肿瘤常有局部淋巴结肿大和远处脏器转移。转移性肿瘤患者多数全身状况较差。

二、诊断

主要根据病史、症状和肿块性质进行诊断。生长速度、肿瘤外形、边界和移动度对良、恶性肿瘤的鉴别可有一定帮助。X线有助于诊断和鉴别诊断。必要时可作肿瘤的针刺活检或切取活检明确诊断。

三、治疗

原发性胸壁肿瘤不论是良性或恶性,在条件许可的情况下均应及早作切除治疗。转移性胸壁肿瘤若原发病变已切除,亦应采取手术疗法。放疗和化疗对某些不能手术的恶性肿瘤有一定缓解作用,一般多作为综合治疗的一部分。

第三节　乳腺肿块

一、乳腺发育

由于两侧乳腺发育不对称,较早发育的一侧易被误认为乳腺肿瘤。多见于7～9岁的女孩,偶见于早至2～3岁者。增生的乳芽呈圆饼状,位于乳头之下,2～3cm大小,厚1～2cm,常有轻压痛。肿块于深部组织无黏连,且发现后并无明显增大是其特点。一般一年内对侧也开始发育。男孩青春期后也常见双侧乳房发育,通常1～2年即自行消退,与内分泌激素变化有关。

发现上述特点的包块者应密切观察,切忌匆忙做肿块切除活检,因为切除肿块相当于乳腺切除。

二、乳腺纤维瘤

乳腺纤维瘤为良性肿瘤,偶见,常为单发,有完整的包膜,好发于乳房的外上象限。除肿块外,病人常无明显自觉症状。肿块增大缓慢,表面光滑,质如橡皮球,与周围组织无黏连,易于推动,无触痛。乳房纤维瘤虽属良性,癌变可能性很小,但有肉瘤变的可能,故手术切除是唯一有效的方法。

三、乳腺恶性肿瘤

乳腺癌在儿童期很罕见。肿块质硬,生长迅速,边缘不规则,表面凸凹不平,易与周围组织黏连而活动性差。晚期可出现恶病质和转移。疑此病时应行活检,确诊后手术切除,并配合放疗和化疗。乳腺转移瘤中横纹肌肉瘤及成神经细胞瘤等均罕见。淋巴肉瘤则系全身淋巴瘤的局部表现。确诊后给予手术或相应治疗。

第四节　胸部外伤

一、分类和病理生理

一般根据是否穿过全层胸壁包括胸膜,造成胸膜腔与外界沟通,而分为闭合性和开放性两大类。闭合性或开放性胸部损伤,不论膈肌是否穿破,都可能同时伤及腹部脏器。这类胸和腹连接部同时累及的多发性损伤统称为胸腹联合伤。

(一)闭合性损伤

多由于暴力挤压、冲撞或钝器碰击胸部引起。轻者只有胸部软组织损伤或(和)单纯肋骨骨折,重者多伴有胸膜腔内器官或血管损伤,导致气胸、血胸,有时还造成心脏挫伤、裂伤而产生心包腔内出血。十分猛烈的暴力挤压胸部,传导至静脉系统,尚可迫使静脉压骤然升高,以致头、颈、肩、胸部毛细血管破裂,引起创伤性窒息。此外,高压气浪、水浪冲击胸部尚可引起肺爆震伤,可引起小支气管和肺泡破裂以及肺组织毛细血管出血,可产生严重的肺气肿和肺出血等。

(二)开放性损伤

平时多因利器、刀锥、战时则有火器弹片等穿破胸壁所造成,如进入胸膜腔,可导致开放性气胸和(或)血胸,影响呼吸和循环功能,伤情多较重。

二、临床表现

胸部损伤的主要症状是胸痛,常位于受伤处,并有压痛,呼吸时加剧,尤以肋骨骨折者为甚。其次是呼吸困难。疼痛可使胸廓活动受限,呼吸加快,如气管、支气管有血液或分泌物堵塞,不能咳出,或肺挫伤后产生出血、淤血或肺水肿,则更易导致或加重缺氧和二氧化碳潴留。如有多根、多处肋骨骨折,胸壁软化,影响正常呼吸运动,则呼吸更加困难,出现胸廓反常呼吸运动、气促、端坐呼吸、发绀、烦躁不安等。肺或支气管损伤者,痰中常带血或咯血;大支气管损伤者,咯血量较多,且出现较早。肺爆震伤后,多咳出泡沫状血痰,胸膜腔内大量出血将导致血容量急剧下降。大量积气特别是张力性气胸,除影响肺功能外,尚可阻碍静脉血液回流。心包腔内出血则引起心脏压塞。这些都可使病人陷入休克状态,危及生命。

局部体征按损伤性质和伤情轻重而有不同,可有胸挫裂伤,面、颈、胸壁淤血、黏膜出血、胸廓畸形、反常呼吸运动、皮下气肿、局部压痛、骨摩擦音和气管、心脏移位征象。胸部叩诊:积气呈鼓音,积血则呈浊音。听诊:呼吸音减低或消失或可听到痰鸣音、湿啰音。

三、诊断

根据外伤史,结合上述临床表现,一般不难做出初步诊断。对疑有气胸、血胸、心包腔积血的病人,在危急的情况下,应先作诊断性穿刺。胸膜腔穿刺和心包腔穿刺是一简便而又可靠的诊断方法。抽出积气或积血,既能明确诊断,又能缓解症状。胸部 X 线检查,可以判断有无肋骨骨折、骨折部位和性质,确定胸膜腔内有无积气、积血及其容量,并明确肺有无萎陷和其他病变。

四、预防

加强安全宣传教育,严格遵守交通规则,避免发生车祸等意外损伤。

五、治疗

一般的胸部损伤,只需镇痛和固定胸廓。胸部伤口未进入胸腔者,应清创缝合。有气胸、血胸者,须作胸腔引流术,并应用抗生素防治感染。重度胸部损伤而有积气、积血者,应迅速抽出或引流胸腔内积气、积血,解除肺等脏器受压,改善呼吸和循环功能,并输血、补液、防治休克。有胸壁软化,反常呼吸运动者,需局部加压包扎固定胸廓。开放性气胸应及时封闭伤口。同时,必须清除口腔和上呼吸道分泌物,保证呼吸道通畅。呼吸困难者,经鼻孔或面罩供氧,必要时可行气管内插管术或气管切开术,以利排痰和辅助呼吸。

下列情况应及时剖胸探查:①胸腔内进行性出血;②经胸腔引流后,持续大量漏气,呼吸仍很困难,提示有较广泛的肺裂伤或支气管断裂;③心脏损伤;④胸腹联合伤;⑤胸内存留较大的异物。

第十章　纵隔疾病

第一节　纵隔的解剖及纵隔疾病概述

一、纵隔的解剖

纵隔是胸腔内的一个间隙,位于胸廓中央,左右两侧纵隔胸膜之间,上界为胸腔上口,下至横膈,前界为胸骨,后界为脊椎胸段。由于两侧胸腔内压平衡使纵隔保持在中央位置。正常纵隔是可动的。小儿胸膜较薄,胸膜囊大于肺脏而有贮备间隙,纵隔较成人相对为大,柔软而富弹力,其周围组织柔软而疏松,所以当胸膜有病变时,常引起纵隔移位,甚至纵隔扑动。

二、纵隔的划分

纵隔的划分在解剖学、放射学和临床上大致相同。纵隔中含有心脏、血管、气管、支气管、神经和淋巴等重要的器官和组织。

三、纵隔病变好发部位及诊断方法

(一)纵隔病变的好发部位

纵隔在胚胎学上极为复杂,内可有各种类型的肿瘤和囊肿、大多数系因胚胎时期发育异常,故有其好发部位。

(二)纵隔疾病的诊断方法

①纵隔病变最重要的诊断方法是X线检查。体层片可显示肿块的密度和边缘情况。侧位片可明确病变位置。CT扫描在显示纵隔内的肿瘤、淋巴结肿大及鉴别纵隔内由脂肪组织所组成的肿瘤和脂肪堆积形成的纵隔增宽,显著优于常规X线检查;②食管吞钡摄片,可发现食管移位和狭窄情况、食管憩室、食管失弛缓症和膈疝等;③纤维支气管镜可证实气管、支气管受压情况;④疑及血管病变应作血管造影术;⑤纵隔镜检查用于淋巴结病变;⑥各种检查未能明确性质者,应作组织活检;⑦必要时行开胸探查。

第二节　纵隔内淋巴结炎和淋巴结结核

一、纵隔淋巴结炎

可分为化脓性和非化脓性两类,从X线上不能鉴别。多由原发感染灶引起,X线上小的淋巴结一般无异常可见,淋巴结肿至相当大时显示向肺内突出的致密阴影,斜位或侧位更易检出。临床上肿大的淋巴结可引起压迫症状。淋巴结炎症可发展成脓肿或自愈。

二、纵隔淋巴结结核

多见于儿童、青少年,当肺原发结核病灶吸收后,常留下纵隔淋巴结肿大,是 X 线上肺门阴影增大的最常见原因。鉴别诊断时,应与急性支气管淋巴结炎以及纵隔良、恶性肿瘤相鉴别。

第三节　纵隔炎

一、急性纵隔炎

急性纵隔炎是指外伤、手术和感染引起的纵隔结缔组织的急性化脓性炎症,多为继发。小儿金黄色葡萄球菌败血症偶可引起急性纵隔感染。病情严重可发展成脓肿。

(一)病因

常见的病因为贯通性胸部外伤,食管或气管破裂,异物侵蚀,食管镜及活检创伤等所引起的食管穿孔,食管手术后吻合口瘘,食管癌坏死穿孔等;有时腹膜后感染向上蔓延,口腔、颈部感染向下蔓延;偶因邻近组织如食管后、肺、胸膜腔淋巴结、心包膜等感染灶的直接蔓延而致。败血症也偶可引起。

(二)临床表现

胸骨后疼痛,可放射到颈部,畏寒、发热、吞咽困难、气急、上腔静脉压迫症状。可发现颈部皮下气肿,触诊有握雪感,听诊可闻及纵隔摩擦音,如有纵隔气肿,可听到与心脏同步的"碎裂音"。X 线表现为纵隔增宽,上部更明显。如为食管穿孔所致者,可见纵隔气肿及颈部软组织积气,并常伴气胸或液气胸,多在左侧。若治疗不及时,炎症可发展为脓肿,破溃到食管形成食管瘘。

(三)治疗

根据细菌培养及药敏试验结果选用抗生素治疗,必要时可行包括原发感染部位在内的间隙引流。

二、慢性纵隔炎

慢性纵隔炎可分为肉芽肿样纵隔炎和硬变性纵隔炎。

(一)肉芽肿样纵隔炎

1.病因

病因多不明,文献报道结核或组织胞质菌感染是最常见的病因,此外有结节病、硅沉着病(矽肺)、土壤丝菌等,偶为淋巴肉芽病愈后或分枝杆菌感染所引起。

2.临床表现

大多无症状,淋巴结肿大严重时压迫食管、气管、支气管引起阻塞,晚期可出现上腔静脉梗阻综合征症状,X 线检查常见上半部纵隔增宽,气管分叶状块影,内可有钙化灶。

(二)慢性纤维性纵隔炎

也称慢性硬化性纵隔炎

1.病因

不十分明了,大多认为是慢性肉芽肿感染的后果,文献报道过的病因有结核、梅毒、组织胞质菌病、放线菌病、纵隔血肿和气肿、化脓性感染、放射治疗后等。

2.临床表现

起病早期症状不明显,晚期常见上腔静脉梗阻综合征症状。本病特征:纵隔纤维极度增生的同时,常伴其他部位的纤维化症如腹膜后、眼眶假瘤,纤维性甲状腺炎,硬化性胆管炎。X线表现与肉芽肿样纵隔炎相似。

3.诊断

根据症状体征、纵隔镜或剖胸纵隔活检可明确诊断。

4.治疗

抗生素控制炎症,激素促进吸收,利尿剂减轻水肿,低分子右旋醣酐促进静脉侧支循环建立等治疗,预后较好,外科手术难度较大,也能收到一定效果。

第四节　纵隔气肿

纵隔气肿是纵隔胸膜内结缔组织间隙积有气体。婴儿较常见,发病率为 $0.4\% \sim 1\%$。

一、病因

①肺泡破裂气体侵入肺间质形成间质性肺气肿,再沿血管周围间隙经肺门渗入纵隔内,如新生儿肺炎时肺泡壁严重损伤破裂,儿童多见于用力、剧咳、哮喘等;②气管、支气管、食管破损致空气通过间隙组织达肺门及纵隔,如气管切开术、结核性淋巴结溃烂、食管异物损伤、施行支气管镜检查偶然损伤;③张力性气胸、人工气腹、后腹膜和纵隔注气;④颈部气肿下行扩散。

二、临床表现

纵隔气肿的症状随气体量多少、有无继发感染而不同。单纯纵隔气肿或少量气胸,则有气短、胸闷、不适等症状,偶可在胸前听到少许啰音;积气量多可压迫胸腔内大血管,影响回心血流,常于诱因之后突然呼吸困难、胸前疼痛、疼痛随呼吸或吞咽而加剧,体检见颈部软组织与胸壁有皮下气肿,约 50% 患儿左侧卧时心尖部可听到与心跳同步的"咔嗒"声(Hamman 征,此征在气胸或左膈抬高时也可听到)。症状严重者可出现颈静脉怒张、发绀、脉搏弱快、低血压。X线检查有决定诊断意义。

三、治疗

单纯性轻度纵隔气肿包括自发性和造影注气所致的,多不需特殊治疗,约在一周内自行吸收。呼吸困难可用吸氧疗法,不但可治疗缺氧,且能增高气肿的氧分压,使气肿加速消退;同时应积极治疗原发病,使空气不再流入纵隔组织内。张力性气胸应尽早施行闭式引流术减压排气;如同时有感染休克,应采取控制感染、输液、输血等急救措施。

第五节　纵隔疝

纵隔疝是一侧肺脏部分通过纵隔突出于另一侧胸腔的病理状态,与纵隔移位不同,后者系整个纵隔连同内容物向对侧移位。最常发生纵隔疝的部位为前纵隔胸骨与心脏及大血管之间的间隙,此处组织较疏松,中纵隔在心脏与主动脉之间也可发生疝,但少见。

一、病因

肺脏过度膨胀如肺大疱;肺代偿性气肿致部分突入对侧胸腔,或一侧胸膜严重肥厚、肺结核纤维化和肺不张将纵隔和对侧部分肺脏牵引至同侧胸腔。

二、治疗

主要治疗原发疾病。

第六节　胸腺疾病

一、胸腺肥大

(一)胸腺的解剖生理功能

胸腺在胚胎学上起源于第 3、4 腮凹,最后降到胸骨上部的后方,是上纵隔和前纵隔中的重要器官。正常小儿时期胸腺大于成人。出生时;胸腺平均重量为 10g;两个月时,平均为 20g;2～5 岁时,平均为 25g;6～11 岁时,平均 30g,为一生最高的绝对值。随着年龄增长,胸腺逐渐萎缩,20 岁时平均 20g,老年人降至平均 10g。胸腺极易受饥饿及疾病的影响而萎缩。胸腺是重要的中枢免疫器官,由骨髓多能干细胞发育成的淋巴干细胞随血流进入胸腺,在胸腺激素作用下分化、成熟为 T 淋巴细胞,发挥细胞免疫作用。

(二)胸腺肥大的原因

小儿病理性胸腺增大,大多为白血病、淋巴肉瘤、淋巴肉芽肿或胸腺畸胎瘤所致,同时常可见纵隔淋巴结增大。常伴肾上腺皮质增生,偶伴性早熟现象。重症肌无力常伴胸腺肥大及增生。儿童胸腺瘤少见。

(三)X 线表现

2 岁以内的婴儿胸部透视中,胸腺常显影,尤其在呼气时比较明显,吸气时由于肺部压力增加而变小或消失,2 岁以上就不能见到。胸腺显影时,在正位使上纵隔影向一侧或两侧增宽,并可伸入颈部,其外缘呈直线或弧形,侧位在胸骨后方;增大的胸腺应用促皮质激素可很快缩小,但停药后又很快复原,此法可用以与其他疾病所致的胸腺增大相鉴别。

二、胸腺炎

宫内感染可致胎儿胸腺炎、先天性胸腺发育不全,此病患儿大多在新生儿期出现手足搐搦,以后易患反复呼吸道感染、腹泻、鹅口疮等。体液免疫正常而细胞免疫减弱;饥饿及各种严重感染可致胸腺炎,使胸腺萎缩功能不足。

三、胸腺瘤

(一)病理生理

胸腺瘤是前纵隔最常见的肿块。国内报道,胸腺瘤仅次于畸胎瘤或神经源性肿瘤。但儿童期少见。它为实质性淋巴上皮瘤,大多有完整的包膜,呈结节分叶状,肿瘤大小不等,从 2～

30cm 之间,大多为 5~10cm。根据其主要细胞成分可分为淋巴细胞型、上皮细胞型、混合型和梭形细胞型四类,各型的发生率相似,梭形细胞型含有成熟的 Hassell 小体。多认为淋巴细胞型预后较好。胸腺瘤内有大量脂肪者为淋巴脂肪胸腺瘤,系良性肿瘤,占胸腺瘤的 2%~9%,肉眼示肿瘤为黄色柔韧的分叶状,在增生或萎缩的胸腺组织中散在大量脂肪组织,很少引起症状,常在体检时发现。恶性胸腺瘤占胸腺瘤的 25%~50%。

(二)临床表现

可发生于任何年龄,无性别差异。约半数病人无症状。肿瘤长大压迫邻近气管,可出现咳嗽、气急、胸痛;压迫食管可出现吞咽困难;上腔静脉压迫综合征少见。肿瘤迅速增大者应高度怀疑有恶变。胸腺瘤与重症肌无力有密切关系,约 15% 的重症肌无力患者伴胸腺瘤,而胸腺瘤 25%~50% 伴有重症肌无力,约 5% 胸腺瘤患者伴有单纯性红细胞再生障碍,可发生在检出的同时或之前,也可在手术切除后发现,部分患者伴有血小板减少、白细胞数减少和自身免疫性溶血性贫血及恶性贫血等。4%~12% 合并内分泌失调和免疫缺陷,如低丙种球蛋白血症(IgG 和 IgA 低下)或其他免疫功能低下等,常有反复感染或持续性念珠菌感染的表现。

(三)X 线表现

典型胸腺瘤在心脏和大血管连接处可见弧形或椭圆形均匀致密阴影,内可有钙化灶,边缘清楚,呈分叶状。块影可在纵隔的一侧或双侧,心脏和血管向后移位。偶可见心脏肥大和心包积液。

(四)鉴别诊断

胸腺囊肿:多数胸腺囊肿和胸腺瘤均位于前上中纵隔,胸腺囊肿 X 线阴影边缘分叶较大,密度较淡,CT 扫描可区别二者。

(五)治疗

以手术切除为主。恶性胸腺瘤侵犯周围组织者,术后应辅以放疗和(或)化疗。

(六)预后

与肿瘤的侵蚀性和是否伴有重症肌无力和免疫缺损有关,良性肿瘤预后好。恶性肿瘤不伴有重症肌无力者,预后不一定很差。国内报道手术病例 5 年生存率 75%。10 年生存率为 60%。

第七节　纵隔内肿瘤

一、畸胎瘤

(一)病因与分类

病因未明。多为良性。可分为实质性和囊性(即皮样囊肿)两类。实质性畸胎瘤恶性率占 70%,多为肉瘤,偶为绒毛膜上皮癌。含有人体三种胚层的各种组织。囊性的恶性率为 2%~5%。可单房,也可为多房,含多种外胚层组织。

(二)临床表现

多无症状。及至发生感染或恶变时才出现发热、刺激性咳嗽等症状。如穿入支气管或胸膜腔后,则有较多脓性痰及胸痛、呼吸困难等。少数皮样囊肿病者可咯出豆渣样物、毛发等。良性畸胎瘤多在健康查体时发现,有的因肿瘤长大压迫周围器官,产生吞咽、呼吸困难、心悸或肺动脉收缩期杂音等相应症状。恶性变时可浸润和压迫邻近支气管而致梗阻性肺不张或肺炎，偶尔可致上腔静脉梗阻综合征。

（三）诊断

主要凭借 X 线检查。多位于前纵隔，呈圆形或椭圆形、边缘光滑之实变阴影，个别位于后纵隔。继发感染或恶变时则可见黏连或边缘毛糙的密度增高阴影，且在短期内增大。因含脂肪组织、牙齿、毛发、骨组织等，故密度不均匀为其特征。

（四）治疗

确诊后及早手术摘除。

二、淋巴瘤

（一）病因

不清。为全身淋巴系统的恶性病变。包括霍奇金淋巴瘤、淋巴肉瘤和网状细胞肉瘤。常侵犯气管旁、肺门及胸骨后淋巴结，多聚集成团。也可侵犯肺、胸膜和骨骼等。

（二）临床表现

儿童期不少见。主要为肿瘤压迫产生的症状，如纵隔血管受压，可见同侧颈动脉、桡动脉搏动减弱。下腔静脉受压可见肝大、下肢水肿、胸腹壁静脉曲张、腹腔积液、心律失常等。肺静脉、无名静脉受压时则出现肺循环高压、肺淤血、右心增大及胸闷、心悸、咳嗽、咯血等症状。胸导管受压可发生乳糜胸。此外，可有发热、肝脾及淋巴结肿大等。

（三）诊断与鉴别诊断

主要靠 X 线检查发现。肿瘤位于纵隔上、中部，晚期肺门及支气管淋巴结肿大融合后，致上纵隔增宽，呈波浪状，轮廓较清楚。淋巴瘤放疗后可见钙化影。肿瘤由肺门向肺野放射状浸润，达胸膜时可产生胸腔积液。霍奇金淋巴瘤累及肺时可见块状、结节状、粟粒状、片状浸润影及广泛索状阴影。侵犯骨骼后可发生单或多发的溶骨或成骨改变。确诊需靠淋巴结活检，霍奇金淋巴瘤可查到斯一瑞巨细胞。应与纵隔淋巴结结核、结节病及转移性纵隔淋巴结肿瘤等鉴别。

（四）治疗

放疗为主，可辅以化疗。

三、神经源性肿瘤

（一）病因

来源于脊椎旁沟的神经组织，为后纵隔上部常见肿瘤。多为良性，如神经纤维瘤、神经鞘细胞瘤等，亦可为恶性，如成神经细胞瘤、神经纤维肉瘤及嗜铬细胞瘤等。

（二）临床表现

可无症状，在查体胸透时发现。可有局部疼痛、咳嗽和呼吸困难等。还可以发生相应的压迫症状，如上肢疼痛麻木、霍纳综合征、声音嘶哑、呃逆、膈神经及肢体麻痹等。嗜铬细胞瘤可致高血压、多汗、怕热、心悸等。

（三）诊断与鉴别诊断

通过 X 线检查结合临床表现，可做出临床诊断。肿瘤多位于后纵隔或中纵隔（迷走神经肿瘤），均呈分叶状，并可引起胸腔积液。但良性多为圆形或卵圆形，密度高，边缘光滑。有时液化成囊腔或钙化。压迫椎体时可见椎间孔变大，肋骨、椎体呈压迫性损伤。恶性瘤则呈广泛骨质侵蚀、边缘不清,常有远隔转移。应与胸椎旁结核性脓肿、脊膜膨出症鉴别。

（四）治疗

手术切除。

四、脂肪瘤和脂肪肉瘤

（一）病因

起源于心包周围脂肪组织。脂肪瘤和脂肪肉瘤分别为分化成熟的脂肪细胞和分化不成熟的成脂肪细胞构成。

（二）临床表现

脂肪瘤除长至很大产生胸闷、呼吸困难、心悸、胸前压迫感、隐痛、乏力及上腔静脉阻塞征外,多无症状。脂肪肉瘤则发展快,并发生肺、肝、骨、中枢神经等部位转移和相应症状。

（三）诊断

脂肪瘤在 X 线上密度较淡,常贴于膈肌上,多位于前纵隔下部心膈角处。脂肪肉瘤可位于后纵隔,为分叶状的不规则团块影。生长较快,可见肺转移。

（四）治疗

恶性瘤或良性肿瘤有压迫症状时,均宜及早手术切除。

第八节　纵隔内良性肿块

一、胸内甲状腺肿块

胸内甲状腺肿块占甲状腺手术的 $1\%\sim3\%$,在前纵隔肿块中占重要比例。它可部分或全部位于胸腔内。

（一）分类

国内将其分为两类:一类为假性胸腔内甲状腺肿,它与颈部甲状腺有直接联系,又称胸骨后甲状腺;另一种为真性胸腔内甲状腺肿,与颈部甲状腺仅有血管和纤维索相连或无任何联系。

（二）病因

胸部甲状腺原位于颈部,因其下极或岬部的腺瘤或结节受重力作用,以及颈部屈伸、吞咽活动和胸腔负压作用,逐渐使甲状腺沿椎体下坠入胸骨后的上纵隔,多在右侧,且在气管前;少数位于气管后及食管前,也有少数在左上纵隔,使气管移向右侧。另一种甲状腺因胚胎发育异常而异位,位于上纵隔或下纵隔,很少见。

（三）临床表现

长时期逐渐加重的呼吸困难,并在颈部常伴胶体结节状的甲状腺体,其中少数有甲状腺功能亢进,或上腔静脉受压症状和体征。胸部 X 线片示气管移位,上纵隔阴影与颈部相连,肿块边缘清晰,可见囊性变和钙化点,侧位片可示块影与气管的关系,胸透时,可见胸内甲状腺随吞咽而上下移动;当胸骨后甲状腺瘤小时,X 线纵隔阴影不增宽;当瘤体大时,上纵隔影可向一或两侧增宽,同时肿大的甲状腺可压迫主动脉弓向左下方移位,气管两侧受压呈剑鞘状变形。

（四）诊断

确诊依靠同位素^{131}I扫描。

（五）治疗

有症状者可手术切除。

二、心包囊肿

（一）病因与分类

多认为是胚胎期组成心包膜的残余组织形成，内壁衬以单层间皮细胞，外壁为纤维组织，囊内金黄色澄清液体。常贴附于心包外壁，多在心包横膈角附近（70％位右心膈角）。离开心包膜者为胸膜囊肿，位于心包膜者称心包囊肿。心包与囊肿相通者为心包憩室（占10％）。

（二）临床表现

绝大多数无任何症状，在查体时发现。无恶变，极少继发感染。个别有胸闷及隐痛。

（三）诊断与鉴别诊断

X线检查可见肿瘤位于中纵隔、右心膈角处（1/3位左心膈角），圆形或椭圆形，边缘光滑，密度均匀，深呼吸（伐耳沙尔瓦及苗勒试验）及改变体位时，囊肿大小、形态可变化。

需与畸胎瘤、支气管肺肿瘤、心包外脂肪垫等鉴别，必要在B超定位后试验穿刺。此外应与膈疝鉴别；胸骨旁疝可有液气平或实质性阴影。

（四）治疗

手术切除。

三、食管囊肿

（一）病因

来源于胚胎期前肠道，故亦称前肠道囊肿。由黏膜层、黏膜下层和肌层组成。黏膜层细胞可为食管上皮，囊内黏液则为酸性。

（二）临床表现

囊肿增大压迫邻器官或与附近组织黏连，则产生气促、咳嗽、发绀、咳痰、吞咽困难、呕血、水肿、胸背痛等。甚至伴发肺炎、肺不张、胸膜炎等症状、体征。当囊内黏液为酸性时，可发生溃疡。一旦穿孔可形成气管及支气管瘘管，发生咳嗽、咳痰等。痰液酸性为其特征。

（三）诊断与鉴别诊断

X线检查对诊断意义大。可在食管任何部位发现圆形、密度均匀、轮廓光滑的阴影。食管钡餐可见食管受压征。囊肿随呼吸及体位改变而变形有助诊断。

位于上纵隔时，应与胸骨后甲状腺肿、主动脉瘤鉴别；位于后纵隔时，要和神经源性肿瘤和脊膜膨出症鉴别。

（四）治疗

手术切除。

第十一章 膈肌与横膈膜疾病

第一节 膈疝

一、先天性膈疝

见第八章先天畸形第十八节。

二、获得性膈疝

获得性膈疝少见,系生后由外伤或手术等损伤所致,其临床表现除膈疝的症状、体征外,尚有外伤史及其相应的表现。确诊后宜手术修复治疗。

第二节 膈膨升、固定或移位

一、先天性膈膨升

见第八章先天畸形第十七节。

二、继发性膈膨升

(一)病因

多因膈神经损伤引起,新生儿常因臀位助产,使第 3~5 颈神经根被拉伤,或产钳助产直接压迫颈部膈神经致伤。脊髓、膈肌病变或外伤、肿瘤及颈部或胸腔手术也可致膈神经损伤。

(二)临床表现

轻度膈神经损伤无明显症状,严重膈神经麻痹可有呼吸急促、呼吸困难和发绀等呼吸窘迫症状。一侧病变通气量下降 20%,肺活量下降 25%~50%,常有轻度缺氧表现。当肺活量＜预计值 25%时,可见通气衰竭表现。

(三)治疗

症状较轻的可保守治疗,如用弥可保等使损伤之膈神经逐渐恢复。呼吸症状较重或有反复呼吸道感染者均应行膈折叠术。

三、膈肌固定

(一)病因

胸腔感染如脓胸、结核性胸膜炎、血胸或气胸继发感染引起胸膜增厚、横膈膜增厚及钙化,导致膈肌活动受限。

(二)临床表现

多无症状或有胸部胀闷不适。在活动时出现呼吸困难,深呼吸时患侧胸痛等。

（三）诊断

X线检查示严重胸膜增厚征象，呼吸时膈肌移动范围显著减少或消失。

（四）治疗

做呼吸体操以增强肺功能，防止感冒以减少本病发生。增厚的胸膜可用离子透入等物理疗法及活血化瘀中药治疗。

四、膈肌移位

（一）病因

小儿少见。肥胖、妊娠、腹腔积液、间位结肠等腹压增高时，或肺不张、肺纤维化、肺容积缩小等致胸腔内压降低时，均可造成膈高位。大的胸内肿瘤、张力性气胸、大量胸腔积液等使胸膜腔内压增高的疾病，可致患侧膈低位；而阻塞性肺气肿时可致两侧膈低位。

（二）临床表现

活动后呼吸困难、胸闷、心悸、发绀加重。间位结肠引起膈肌移位，尚有右季肋部疼痛、胀气、叩鼓，甚至肝浊音界消失。

（三）诊断

主要依靠X线检查，可以明确膈肌的位置，移位的程度和活动度。并帮助寻找引起膈肌移位的原因。

（四）治疗

针对膈肌移位的病因进行治疗及对症治疗。

第三节　呃逆

呃逆为膈肌痉挛伴吸气期声门关闭的一种症状。原因可能为：①一过性胃肠功能障碍，如吃冷食、饮食过多等；②中枢神经系统疾病，如脑炎、脑脓肿以及脑压升高的患儿；③周围膈神经受激惹，如恶性肿瘤、心包炎、纵隔炎等。

（一）临床表现

除引起本症的原发病表现外，尚有：①间断性的膈肌痉挛：为本病最为常见的现象，多由胃肠功能暂时障碍所引起，大部分可自行缓解，偶由发作较频繁者，则使病人精神不安和感觉不适；②阵发性痉挛：为一侧或两侧膈肌有节奏的收缩，每分钟频率100次以上，也称为膈肌扑动，常由中枢神经系统疾病或膈肌受激惹引起，临床表现为上腹部痛和呼吸困难；③强直性痉挛：如狂犬病、破伤风、士的宁中毒、脑炎和癫痫等疾患，临床表现有上腹痛和膈肌强直，因而严重影响呼吸动作，可导致呼吸衰竭。

（二）诊断

①X线检查：透视可确定有无膈肌痉挛；②临床诊断：有呃逆表现即可确诊，应进一步做出病因诊断。

（三）治疗

①轻者令患者喝一口水，分多次咽下，即可使呃逆停止发作；②胃肠胀气或胃肠功能明显

障碍者,可行洗胃;③用纸袋置于口部,以使二氧化碳重复吸入而停止发作;④也可按摩或封闭锁骨上、胸锁乳突肌后的膈神经部位;⑤严重病例,上述疗法无效时,可应用膈神经压扎术;⑥可用苯妥英钠、氯丙嗪或地西泮等口服或注射,有一定效果;⑦针刺劳宫穴。

第四节　横膈膜炎症

一、膈肌炎症

(一)病因病理

膈肌的局限性炎症,常由胸膜炎性渗出液浸润膈肌所致,也可由心包或膈下炎症直接侵及。

(二)临床表现

本病除感染中毒症状外,主要为呼吸时疼痛。疼痛部位与所侵及膈肌的部位有关。炎症位于膈肌中部时,可通过膈神经传导产生沿胸锁乳突肌、颈肩部放射痛;炎症位于横膈边缘时,下胸部、心窝部、季肋下放射痛;另外,由于炎症致膈肌活动受限,发生呼吸困难。

(三)诊断

①X线检查:本病显示膈肌活动受限,或有黏连及位置改变,常同时伴有胸膜炎、心包炎和膈下炎症征象;②临床诊断:全身感染征象及深呼吸时,患侧季肋部痛。

(四)治疗

按病因治疗,并给予镇痛剂。下胸部痛时可用橡皮膏固定。

二、膈下脓肿

(一)病因

膈下脓肿常见病原体为大肠杆菌、产气杆菌、链球菌、葡萄球菌、溶组织阿米巴等。常由下述感染继发而来:①腹腔的化脓性感染,如肝脓肿、阑尾炎、肾周围炎、胆道化脓性炎症、胃十二指肠溃疡、穿孔性腹膜炎等;②腹腔恶性肿瘤继发感染,如胃癌、结肠癌、胰腺癌等,小儿少见。

(二)临床表现

呈弛张型高热,大多数具有全身毒血症状,可出现嗜睡或烦躁、头痛、全身酸痛、心悸、腹胀、食欲不振、多汗以致迅速衰竭等。膈下脓肿以右侧多见,故多有右季肋部疼痛,呼吸变浅,感染常通过膈肌侵入胸膜及肺实质,形成脓胸、肺脓肿,出现胸痛、刺激性咳嗽,咳出脓臭痰,甚至形成支气管胸膜瘘。体检:呈慢性消耗病容,膈下局部有肿胀、触痛,局部叩浊,或有胸膜炎体征。本病有三个压痛点:①膈前点:位于第10肋下缘与锁骨中线处,为前侧肝上或肝下间隙脓肿;②膈后点:位于最下肋间之后端,为后侧肝上与腹膜外间隙脓肿;③膈上点:为膈神经压痛点,位于锁骨上胸锁乳突肌后缘处,常提示膈肌受累。

(三)诊断

据弛张热等感染征象,季肋部疼痛常随深呼吸而加重,X线检查有膈肌升高,活动受限或膈下有液平面等可诊断。确诊困难时,酌情行气腹检查或B超检查等。应与肝脓肿及下肺实变、占位病变及肺下积液等鉴别。

（四）治疗

凡诊断明确,经 X 线检查确定脓肿位置,行试验穿刺抽出脓液时,应行切开排脓术,同时应用抗生素。如为阿米巴感染(脓液为巧克力色),可行穿刺抽脓及应用依米丁等药物。若合并心肌病变、低血压等禁忌证者,则服用甲硝唑等抗阿米巴药物治疗。

三、膈肌旋毛线虫病

（一）病因病理

本病少见,因食未煮熟的含旋毛虫幼虫包囊的猪肉或其他肉食动物的肉而感染。幼虫经淋巴管或血管,通过肺由左心至全身,到达膈肌及其他横纹肌者,则形成包囊,可生存数年。病初组织可呈急性炎症,后渐消退;当包囊死后可发生钙化。

（二）临床表现

幼虫侵入血液后发热,常呈弛张热,可持续 1 周至 1 月左右;偶尔皮肤发生荨麻疹和斑丘疹。全身肌肉均可累及,有酸痛感,多见于腓肠肌、三角肌、肱二头肌和眼部肌肉,其次见于膈肌、胸腹部肌肉、吞咽、咀嚼肌等。患部肌肉有水肿及疼痛,常见有眼睑水肿。膈肌、肋间肌受侵时则呼吸无力及胸痛,重者可导致呼吸衰竭。旋毛虫也可侵及肺发生咳嗽、咯血。病初(感染后 2～7 天)常有腹泻、腹痛、恶心、呕吐等。本病也可累及心肌及中枢神经系统,引起相应症状。

（三）诊断

病前有吃未煮熟猪肉史,起病后发热,患部肌痛、水肿。由于膈肌受侵而有呼吸困难、咳嗽、呃逆。肋间肌受侵时,则患部有触痛、肿胀。常应用特异性抗原等免疫检查帮助诊断。严重病人在病程早期,血、脑脊液内可找到幼虫,也可作肌肉活检查幼虫包囊。

（四）防治

猪肉冷藏于零下 18℃,经 24h 即可杀死幼虫。生肉和熟肉要分板切食,不吃未煮熟的猪肉。患病后通常无须治疗,因此病有自限性,可以自愈,或者选丙硫苯咪唑,15～30mg/(kg·d),分 3 次服,连服 5 天。

第五节　横膈膜肿瘤和囊肿

（一）病因

横膈膜肿瘤多继发于胸腹部恶性肿瘤,原发者很少见,原发良性肿瘤有脂肪瘤、间皮细胞瘤、神经纤维瘤、软骨瘤、淋巴瘤、血管纤维瘤、血管内皮瘤等。恶性肿瘤有来源于纤维组织的纤维肉瘤及纤维肌肉瘤、纤维血管内皮瘤和未分化肉瘤等。膈肌的囊肿可分为先天性和继发性。先天性者有畸胎样囊肿及衬有间皮细胞的囊肿,继发性者有单纯性或外伤性囊肿。

（二）临床表现

儿童期少见。恶性多于良性,良性膈肌肿瘤常无症状。可有上腹痛和在呼吸时胸痛,如为肺肿瘤浸润所致,则常有咳嗽、血痰。子宫内膜异位症常位于右侧膈肌,因涉及胸膜,有反复发生的月经期自发性气胸。继发性膈肌肿瘤常由腹部恶性肿瘤直接侵及膈肌引起。多有原发性肿瘤的征象。

(三)诊断

因季肋部疼痛等症状可有可无,故主要靠 X 线检查。透视见有和膈肌不能分开、壁光滑、密度大的圆形肿块阴影。当气腹或气胸检查时更为清楚,并有助于和膈疝及肺、胸膜疾病鉴别。腹部恶性肿瘤侵蚀膈肌时,边界不清。仍不能确诊时,可在透视或 B 超下穿刺或在 CT 引导下进行穿刺活检。

(四)治疗

手术切除,将围绕肿瘤的膈肌一并切除,再以阔筋膜进行修补。

参考文献

[1]蔡伯蔷,李龙芸.协和呼吸病学[M].北京:中国协和医科大学出版社,2005.

[2]胡亚美,江载芳,诸福棠.实用儿科学[M].7版.北京:人民卫生出版社,2002.

[3]Taussig LM,Landau Louis.Pedjatric Respiratory Medicine[M].Louis:Mosbv,1999.

[4]Victor Chernick.Ken dig's Disorders of the Respiratory Tract in Children[M].Seth ed.
Philadelphia:Saunders Elsevier.2006.

[5]Julis H.Comroe Jr.呼吸生理学[M].北京:人民卫生出版社.1981.

[6]孙秀泓,罗自强.肺的非呼吸功能基础与临床[M].北京:人民卫生出版社,2003.

[7]朱蕾,刘又宁,于润江.临床肺功能[M].北京:人民卫生出版社,2004.

[8]俞森洋,张进川.当代呼吸疗法[M].北京:北京医科大学中国协和医科大学联合出版
社,1994.

[9]Schwartz J.Air pollution and daily mortality:a review and meta analysis[J].Environ Res,
1994,64:36-52.

[10]王少利,郭新彪,张金良.北京市大气污染对学龄儿童呼吸系统疾病和症状的影响[J].环境
与健康杂志,2004,21:41-44.

[11]高竹,郭新彪.大气 PM10 与 PM2.5 的健康效应比较[J].中国卫生工程学,2006,5:52-55.

[12]刘英,李保东,彭瑞玲,等.内蒙古扬沙天气与人群健康效应关系的初步研究[J].卫生研究,
2006,35:276-278.

[13]刘力,杜银梅,张晓平,等.太原市儿童急性呼吸系统症状与大气中颗粒物等环境因素的关
系[J].环境与健康杂志,2007,24:132-135.

[14]王燕侠,牛静萍,丁国武,等.空气污染对中小学生呼吸系统健康状况影响[J].中国公共卫
生,2007,23:666-668.

[15]Hertz-Picciotto I,Baker RJ,Yap PS,et al. Early childhood lower respiratory illness
and air pollution[J]. Environ Health Perspect,2007,115:1510-1518.

[16]范广勤,冯昶,邹时朴.儿童反复呼吸道感染影响因素的多因素分析[J].现代预防医学,
2007,34:2058-2062.